国家医师资格考试用书

U0746386

口腔执业助理医师资格考试
通关2000题

主编　刘　颖　　王　悦

编委　王成海　　王海云　　尹彩霞　　史慧栋
　　　付　涛　　刘艳清　　刘德清　　齐国海
　　　李　沙　　张凤兰　　张晓慧　　邰晨燕
　　　赵素斌　　胡基刚　　董晓辉　　谢素萍
　　　魏　云　　魏保生

中国健康传媒集团
中国医药科技出版社

内 容 提 要

为帮助考生高效突破临床执业助理医师资格考试的堡垒，本书力求集高效性和针对性为一体，参照历年考题，精心挑选了 2000 余道题，并针对难题、偏题做出解析，以帮助考生强化记忆、提高答题技巧，灵活应对考试。本书适合参加口腔执业助理医师资格考试的考生参阅刷题使用。

图书在版编目（CIP）数据

口腔执业助理医师资格考试通关 2000 题/刘颖，王悦主编. —北京：中国医药科技出版社，2024.11.
（国家医师资格考试用书）.
ISBN 978 - 7 - 5214 - 4907 - 5

Ⅰ. R78 - 44

中国国家版本馆 CIP 数据核字第 2024SZ0156 号

美术编辑　陈君杞
责任编辑　张欢润
版式设计　友全图文

出版　**中国健康传媒集团**｜中国医药科技出版社
地址　北京市海淀区文慧园北路甲 22 号
邮编　100082
电话　发行：010 - 62227427　邮购：010 - 62236938
网址　www. cmstp. com
规格　889×1194mm $^1/_{16}$
印张　12
字数　431 千字
版次　2024 年 11 月第 1 版
印次　2024 年 11 月第 1 次印刷
印刷　北京印刷集团有限责任公司
经销　全国各地新华书店
书号　ISBN 978 - 7 - 5214 - 4907 - 5
定价　46.00 元

获取新书信息、投稿、为图书纠错，请扫码联系我们。

编 写 说 明

国家医师资格考试是评价申请医师资格者是否具备执业所必需的专业知识与技能的考试，是一项行业准入性考试。

医师资格考试分为两级：执业医师资格考试和执业助理医师资格考试。四个类别：临床、中医（包括中医、民族医、中西医结合）、口腔、公共卫生。两个部分：实践技能考试和医学综合考试。

实践技能考试每年举行一次，一般在 6 月举行，采用多站考试的方式，医师资格考试实践技能考试总分值为 100 分，合格分数线为 60 分。实践技能考试合格者才能参加医学综合考试。

医学综合考试一般于每年 8 月举行，实行计算机化考试。执业医师考试分 4 个单元，总题量为 600 题；执业助理医师考试分 2 个单元，总题量为 300 题。全部采用选择题，分为 A1、A2、A3、A4、B1 型题。助理医师适当减少或不采用 A3、A4 型题。每单元考试时长为 2 小时。

为了帮助广大考生轻松复习，提高成绩，我们组织多年从事国家医师资格考试考前辅导的专家老师，对近 10 年考试的命题规律和考试特点进行了缜密研究，精心编写本套丛书。

本丛书各个系列紧扣新版考试大纲，内容的安排既考虑知识点的全面性，又重点针对历年考试的高频考点与易错难点，从而使考生在有限时间内扎实掌握考试重要知识点。

口腔执业助理医师资格考试用书所含品种的特色分述如下：

《口腔执业助理医师资格考试通关 2000 题》力求集高效性和针对性为一体，按照大纲和考试要求，参照历年考题，精心编选 2000 余道考前冲刺夯基试题，并针对难题、偏题做出解析，以帮助考生强化记忆，提高答题技巧，灵活应对考试。

《口腔执业助理医师资格考试全真模拟试卷与解析》是在仔细研析历年高频考点的基础上，根据编者多年的考前辅导经验，对重要知识点进行预测。通过该试卷检测复习效果，查漏补缺，提高应试能力。

愿更多的考生秉承一颗精诚勤勉、孜孜不倦的敬畏之心，顺利通过考试，取得国家医师资格证书，做一名博极医源、敬德修业的医师，为国家医学事业贡献力量！

目　录

通关试题

通关试题

第一章　口腔组织病理学

1. 牙本质龋的病理变化不包括
　　A. 透明层　　　　　　　　B. 脱矿层
　　C. 细菌侵入层　　　　　　D. 钙化层
　　E. 坏死崩解层

2. 有关慢性增生性牙髓炎的叙述，错误的是
　　A. 表面为炎性渗出物和坏死组织
　　B. 深部为新生的毛细血管、成纤维细胞
　　C. 慢性炎症性的牙龈组织过度增生，又称牙髓息肉
　　D. 表面可覆盖上皮
　　E. 多见于老年人

3. 牙周炎的发展不包括
　　A. 进展期　　　　　　　　B. 溃疡形成期
　　C. 病损确立期　　　　　　D. 早期病变
　　E. 始发期

4. 患牙有较大的穿髓孔并且根尖孔粗大，炎性牙髓组织呈息肉状经穿髓孔突出，探之不易出血。镜下见息肉由大量成纤维细胞和胶原纤维构成，伴散在的慢性炎细胞浸润，其表面被覆复层扁平上皮。该疾病是
　　A. 牙髓钙化
　　B. 慢性溃疡性牙髓炎
　　C. 溃疡型慢性增生性牙髓炎
　　D. 上皮型慢性增生性牙髓炎
　　E. 牙髓纤维性变

5. 出现 Birbeck 颗粒的疾病是
　　A. 嗜酸性肉芽肿　　　　B. 汉－许－克病
　　C. 勒－雪病　　　　　　D. 组织细胞增生症
　　E. 艾滋病

6. 上皮异常增生不出现
　　A. 上皮基底细胞极性消失
　　B. 核浆比例缩小
　　C. 上皮层次紊乱
　　D. 上皮浅表1/2出现有丝分裂
　　E. 细胞黏着力下降

7. 对于口腔鳞状细胞癌的叙述，错误的是
　　A. 是口腔中最常见的恶性肿瘤
　　B. 肿瘤呈菜花状
　　C. 无细胞间桥
　　D. 形成角化珠

　　E. 侵入结缔组织内呈蟹足状

8. 牙周膜主纤维不包括
　　A. 牙槽嵴组　　　　　　　B. 水平组
　　C. 斜行组　　　　　　　　D. 根间组
　　E. 根底组

9. 有关牙周膜细胞的叙述，错误的是
　　A. 成纤维细胞是数量多、功能上最重要的细胞
　　B. 成牙骨质细胞分布在临近牙骨质的牙周膜中
　　C. 成骨细胞受炎症刺激可形成颌骨囊肿和牙源性肿瘤
　　D. 当骨吸收停止时，破骨细胞消失
　　E. 未分化间充质细胞在牙周膜的更新中起重要作用

10. 有关口腔黏膜的舌背黏膜的叙述，错误的是
　　A. 丝状乳头数量最多
　　B. 菌状乳头位于舌尖和舌侧缘
　　C. 轮廓乳头体积最大
　　D. 味蕾主要分布于轮廓乳头靠近轮廓沟附近的侧壁上皮
　　E. 叶状乳头位于舌侧缘后部

11. 关于非牙源性囊肿的叙述，错误的是
　　A. 鼻腭管囊肿特征为结缔组织囊壁内含有较大的血管和神经束
　　B. 鼻唇囊肿 X 线检查不易发现
　　C. 甲状舌管囊肿特征为纤维囊壁含甲状腺滤泡
　　D. 鳃裂囊肿上皮可癌变
　　E. 球状上颌囊肿的衬里上皮一致

12. 患牙可见较深的龋洞，牙冠变色，无自觉症状。镜下见牙髓结构消失，牙髓细胞核固缩碎裂，整个牙髓呈无结构的红染颗粒。该疾病是
　　A. 牙髓钙化
　　B. 慢性溃疡性牙髓炎
　　C. 成牙本质细胞空泡变性
　　D. 牙髓纤维性变
　　E. 牙髓坏死

13. 作为关节功能面，许多关节病最早破坏的髁突关节斜面是
　　A. 前斜面　　　　　　　　B. 后斜面
　　C. 内侧斜面　　　　　　　D. 外侧斜面
　　E. 左斜面

14. 以下哪项不是牙源性角化囊肿易复发的原因

A. 衬里上皮生长活跃　　　　B. 生长方式特殊
C. 囊肿部分恶变　　　　　　D. 囊壁内有卫星囊
E. 口腔黏膜基底细胞增殖

15. 俗称"马牙"的是
A. 剩余导管上皮　　　　　　B. 缩余釉上皮
C. 根鞘上皮　　　　　　　　D. "马氏"上皮
E. 牙板上皮剩余

16. 腮腺床不包括哪种结构
A. 颈内动脉　　　　　　　　B. 颈外动脉
C. 迷走神经　　　　　　　　D. 颈内静脉
E. 舌咽神经

17. 关于牙周膜错误的叙述是
A. 牙周膜的厚度为 0.15～0.38mm
B. 在根中 1/3 处最厚
C. 纤维丰富，常排列成纤维束
D. 由致密的结缔组织构成
E. 细胞以成纤维细胞为主

18. 支配咀嚼肌运动的神经是
A. 舌咽神经　　　　　　　　B. 面神经
C. 上颌神经　　　　　　　　D. 下颌神经
E. 副神经

19. 牙釉质和牙骨质在牙颈部相连的关系是
A. 约70%牙釉质和牙骨质端端相连
B. 约30%牙骨质少许覆盖在牙釉质上
C. 约10%牙釉质和牙骨质并不相连
D. 全部为牙釉质和牙骨质端端相连
E. 约30%牙釉质少许覆盖在牙骨质上

20. 根管系统的描述中不正确的是
A. 成为牙髓病和牙周病互相传播的途径
B. 根尖孔、副孔，使牙髓和牙周组织的联系密切
C. 可使牙髓病和牙周病互为因素
D. 复杂的根管系统可影响根管治疗的效果
E. 根管系统的存在使得循环丰富，有助于防龋治龋

21. 下列关于髓角的描述哪项是错误的
A. 下颌第一前磨牙颊侧髓角最高
B. 下颌第一磨牙近中颊侧髓角最高
C. 上颌第一磨牙近中颊侧髓角最高
D. 上颌第一前磨牙颊侧髓角最高
E. 上颌第二前磨牙颊侧髓角最高

22. 颌下区舌骨舌肌浅面，自上而下依次排列是
A. 舌神经、颌下腺导管和舌下神经
B. 颌下腺导管、舌神经和舌下神经
C. 颌下腺导管、舌下神经和舌神经
D. 舌神经、舌下神经和颌下腺导管
E. 舌下神经、舌神经和颌下腺导管

23. 牙胚哪一部分形成牙骨质
A. 牙板　　　　　　　　　　B. 牙蕾
C. 牙乳头　　　　　　　　　D. 牙囊
E. 造釉器

24. 关于颈内动脉的描述，错误的是
A. 颈内动脉在颈部可有分支
B. 是营养脑、眶内结构及额鼻部的动脉主干
C. 穿颞骨岩部颈动脉管进入颅内
D. 于颈动脉三角内起自颈总动脉
E. 颈内、外动脉之间隔以茎突和茎突舌肌等

25. 基底细胞腺瘤发生率由高到低的排列顺序是
A. 腮腺、舌下腺、颌下腺
B. 腮腺、上唇、腭
C. 腭、下唇、颊
D. 上唇、腮腺、腭、颊
E. 腭、腮腺、颊

26. 根尖脓肿最不常见的排脓方式是
A. 龋洞排脓　　　　　　　　B. 颊侧牙龈排脓
C. 舌腭侧牙龈排脓　　　　　D. 牙周袋排脓
E. 唇侧牙龈排脓

27. Spee 曲线是
A. 连接上颌切牙的切缘、尖牙的牙尖、前磨牙的颊尖以及磨牙的近远中颊尖的连线，该线从前向后是一条凹向上的曲线
B. 连接下颌切牙的切缘、尖牙的牙尖、前磨牙的颊尖以及磨牙的近远中颊尖的连线，该线从前向后是一条凹向上的曲线
C. 连接下颌切牙的切缘、尖牙的牙尖、前磨牙的颊尖以及磨牙的近远中颊尖的连线，该线从前向后是一条凹向下的曲线
D. 连接上颌切牙的切缘、尖牙的牙尖、前磨牙的颊尖以及磨牙的近远中颊尖的连线，该线从前向后是一条凹向下的曲线
E. 连接双侧同名牙磨牙颊、舌尖，形成的一条凸向下的曲线

28. 来源于缩余釉上皮的囊肿是
A. 牙龈囊肿　　　　　　　　B. 发育性根侧囊肿
C. 萌出囊肿　　　　　　　　D. 残余囊肿
E. 炎性根侧囊肿

29. 恶性成釉细胞瘤不包括
A. 成釉细胞瘤累及颅底而危及生命
B. 成釉细胞瘤发生恶变
C. 转移性成釉细胞瘤
D. 原发性恶性成釉细胞瘤
E. 具有异型性特点的成釉细胞瘤

30. 成釉细胞瘤的基本组织类型是
A. 滤泡型和丛状型
B. 滤泡型、丛状型和棘皮瘤型
C. 多囊型
D. 滤泡型、丛状型、棘皮瘤型和基底细胞型
E. 单囊型

31. 牙体脱钙切片下不能观察到的是
A. 髓周牙本质　　　　　　　B. 继发性牙本质

C. 骨样牙本质　　　　　　D. 前期牙本质

E. 球间牙本质

C. 囊肿和良性肿瘤　　　　D. 良性和恶性肿瘤

E. 错构瘤

32. 关于黏液表皮样癌的叙述正确的是

A. 多为恶性　　　　　　　B. 均为恶性

C. 少有复发　　　　　　　D. 少有恶性

E. 不发生转移

33. 甲状舌管囊肿最常发生于

A. 咽部　　　　　　　　　B. 舌盲孔

C. 甲状舌骨区　　　　　　D. 甲状腺

E. 颈根部

34. 关于根尖肉芽肿的叙述错误的是

A. 可有胆固醇晶体沉积及多核巨细胞反应

B. 可见吞噬脂质的泡沫细胞

C. 可以转变成根尖周囊肿

D. 可见增生的上皮团块或条索

E. 病变范围不会自动缩小

35. 符合牙本质龋中透明层特点的是

A. 牙本质小管受到细菌产酸的酸蚀

B. 牙本质小管内空虚，充满空气

C. 病变区无脱矿

D. 牙本质基质钙化

E. 细菌酶的作用导致成牙本质细胞突变性

36. 牙髓是一种

A. 神经组织　　　　　　　B. 疏松结缔组织

C. 黏液组织　　　　　　　D. 致密结缔组织

E. 脂肪组织

37. 下列不表达 S100 蛋白的细胞是

A. 角质形成细胞　　　　　B. 黑色素细胞

C. 肌上皮细胞　　　　　　D. 朗格汉斯细胞

E. 神经细胞

38. Pindborg 瘤是指

A. 牙源性纤维瘤　　　　　B. 牙源性钙化囊肿

C. 牙源性腺样瘤　　　　　D. 牙源性钙化上皮瘤

E. 牙源性鳞状细胞瘤

39. 舌体起源于

A. Ⅲ 对鳃弓　　　　　　　B. Ⅱ 对鳃弓

C. Ⅳ 对鳃弓　　　　　　　D. Ⅰ 对鳃弓

E. Ⅱ、Ⅲ 对鳃弓

40. 上皮异常增生不会出现下列哪种变化

A. 上皮基底细胞极性消失　B. 基底细胞液化变性

C. 有丝分裂象增加　　　　D. 上皮钉突呈滴状

E. 细胞核浓染

41. 离上颌窦下壁最近的牙根是

A. 上颌第一前磨牙　　　　B. 上颌第一磨牙

C. 上颌第二磨牙　　　　　D. 上颌第二前磨牙

E. 上颌第三磨牙

42. 牙源性钙化囊肿是一种特殊的牙源性病损，其性质为

A. 发育异常　　　　　　　B. 囊肿

43. 伴有诱导现象的牙源性肿瘤是

A. 牙源性钙化囊肿　　　　B. 成釉细胞瘤

C. 牙源性钙化上皮瘤　　　D. 牙源性透明细胞癌

E. 牙源性鳞状细胞瘤

44. 关于口腔毛状白斑，以下哪项是错误的

A. 与 HIV 感染密切相关的口腔病变

B. 通常发生于舌背

C. 上皮过度不全角化可形成刺状突起

D. 肉眼观察为白色毛绒状表现

E. 表层 1/3 的棘细胞层常可见肿大的气球样细胞

45. 细菌脂多糖在牙周病损中的作用错误的是

A. 抑制成纤维细胞的生长

B. 主要损伤牙周组织的细胞成分

C. 促进骨组织的吸收

D. 抑制吞噬细胞释放溶酶体，促进炎症反应

E. 检测牙周病损中细菌作用的一项标志

46. 牙髓间质内主要是

A. 弹力纤维　　　　　　　B. 胶原纤维

C. 嗜银纤维　　　　　　　D. 胶原纤维和弹力纤维

E. 胶原纤维和嗜银纤维

47. 成牙本质细胞的形成是由于

A. 分泌性成釉细胞诱导

B. 星网状层和中间层细胞诱导

C. 内釉上皮和星网状层诱导

D. 内釉上皮或上皮根鞘诱导

E. 外釉上皮诱导

48. 关于牙髓息肉，叙述正确的是

A. 又称慢性牙髓脓肿

B. 主要表现为慢性炎症性牙髓组织的过度增生

C. 神经纤维少，对刺激不敏感

D. 表面均有上皮覆盖

E. 表面均无上皮覆盖

49. 下列不属于牙本质龋的特点的是

A. 存在有机质的分解

B. 脱矿层牙本质小管形态破坏严重

C. 最先侵入的细菌可能是厌氧菌

D. 沿牙本质小管细菌侵入

E. 牙髓牙本质复合体的防御性反应可形成修复性牙本质

50. 牙周膜中上皮剩余的组织学来源于

A. 口腔上皮　　　　　　　B. 牙板上皮

C. 成釉器上皮　　　　　　D. 根鞘上皮

E. 缩余釉上皮

51. 牙源性腺样瘤的好发年龄为

A. 10 岁以下　　　　　　　B. 10～19 岁

C. 30～49 岁　　　　　　　D. 20～29 岁

E. 50 岁以上

52. 关于牙本质的形成，正确的是
    A. 其矿化形态是层板状钙化
    B. 先形成牙釉质，后形成牙本质
    C. 其矿化是由牙乳头细胞完成的
    D. 牙本质基质主要是Ⅲ型胶原
    E. 在成牙本质细胞层和矿化牙本质之间总有一层有机基质

53. 属于炎症性囊肿的是
    A. 切牙管囊肿   B. 球颌囊肿
    C. 牙旁囊肿   D. 含牙囊肿
    E. 萌出囊肿

54. 成熟牙釉质的基本结构是
    A. 釉柱、釉丛和釉梭等
    B. 釉柱釉质和无釉柱釉质
    C. 釉柱和柱间质
    D. 釉柱和釉护膜
    E. 釉柱

55. 下列有关牙周炎病损确立期的描述，正确的是
    A. 浆细胞和中性粒细胞少见
    B. T淋巴细胞减少，B淋巴细胞增多
    C. 可见牙周袋形成
    D. 骨吸收明显
    E. 大部分病损处于活动状态

56. 釉梭多见于
    A. 乳牙和第一恒磨牙   B. 牙尖部
    C. 新生线周围   D. 乳牙牙尖部
    E. 牙釉质牙本质界

57. 关于结合上皮，错误的是
    A. 无上皮钉突
    B. 是无角化的鳞状上皮
    C. 以半桥粒方式与牙面连接
    D. 从龈沟底向根尖方向逐渐变薄
    E. 与牙面结合紧密，位置恒定

58. 唾液中的有机物主要是
    A. 黏蛋白   B. 角蛋白
    C. 白蛋白   D. 球蛋白
    E. 糖蛋白

59. 早期牙釉质龋透明层的表现是
    A. 晶体孔隙增加，约占釉质容积的0.1%
    B. 镁和碳酸盐含量降低
    C. 釉柱排列改变
    D. 釉柱晶体从核心处开始溶解
    E. 脱矿明显

60. 皮样囊肿与表皮样囊肿的不同在于
    A. 囊内容物   B. 衬里上皮特点
    C. 好发部位   D. 囊壁内有无皮肤附属器
    E. 组织来源

61. 角化鳞状上皮中，由2~3层扁平细胞组成，细胞质内含嗜碱性透明角质颗粒，表面为正角化时，此层明显；

表面为不全角化时，此层不明显，该层是
    A. 棘层   B. 基底层
    C. 粒层   D. 角化层
    E. 中间层

62. 涎腺上皮形成的结构是
    A. 腺泡和间质   B. 实质和间质
    C. 导管和间质   D. 导管和细胞
    E. 浆液、黏液和混合性腺泡

63. 牙周炎始发期上皮下结缔组织内的炎细胞浸润主要为
    A. T淋巴细胞   B. B淋巴细胞
    C. 浆细胞   D. 中性粒细胞
    E. 巨噬细胞

64. 缩余釉上皮的最终结局是
    A. 成为上皮珠残留于牙龈内
    B. 消化吸收
    C. 演变为结合上皮
    D. 形成釉小皮
    E. 形成"马牙子"，排入口内

65. 下列哪项不是慢性根尖周脓肿瘘管壁上皮的来源
    A. 牙周袋袋壁上皮   B. 口腔上皮
    C. Serres上皮剩余   D. 呼吸道上皮
    E. Malassez上皮剩余

66. 引起外渗性黏液囊肿的原因是
    A. 外伤   B. 炎症
    C. 感染   D. 过敏
    E. 化学刺激

67. 导致牙髓坏疽的直接原因是
    A. 牙髓供血
    B. 急性化脓性牙髓炎未经治疗
    C. 成牙本质细胞空泡性变
    D. 牙髓坏死伴有腐败菌感染
    E. 牙髓受到刺激被肉芽组织取代

68. 下列不属于被覆黏膜特点的是
    A. 粒层不明显
    B. 表层无角化
    C. 上皮与结缔组织界交比较平坦
    D. 有较疏松的黏膜下组织
    E. 胶原纤维粗大，排列紧密

69. 牙釉质中无机物主要成分是
    A. 碳酸钙   B. 氯化钙
    C. 氟化钙   D. 磷酸钙
    E. 磷酸镁

70. 牙尖数目的多少是由什么决定的
    A. 成釉器   B. 牙乳头
    C. 生长中心   D. 牙囊
    E. 牙板

71. 关于牙釉质龋的叙述，正确的是
    A. 牙釉质龋脱矿主要发生在透明层

B. 平滑面龋早期表现为棕色色素沉着区

C. 窝沟龋的损害程度与平滑面龋相同

D. 微晶的溶解一般从晶体的中央开始

E. 扫描电镜下见病损区釉柱间隙和晶体间微隙增宽

72. Warthin 瘤又称

A. 腺样囊腺瘤　　　　　　B. 乳头状淋巴囊腺瘤

C. 淋巴样腺瘤　　　　　　D. 乳头状腺瘤

E. 管状腺瘤

73. 形成腮腺鞘的筋膜来自于

A. 颈深筋膜浅层　　　　　B. 颈深筋膜中层

C. 颈浅筋膜　　　　　　　D. 颈脏器筋膜

E. 椎前筋膜

74. 牙本质龋最早出现的改变是

A. 细菌侵入

B. 脱矿

C. 透明牙本质形成

D. 成牙本质细胞突起脂肪变性

E. 再矿化

75. 成釉器的形成是由哪一种组织诱导的

A. 原口上皮　　　　　　　B. 外胚层上皮

C. 内胚层　　　　　　　　D. 轴旁中胚叶

E. 外间充质

76. 扁平苔藓的病理表现不包括

A. 基底细胞液化变性　　　B. 上皮钉突不规则伸长

C. 胶原纤维变性　　　　　D. 上皮下疱形成

E. 胶样小体出现

77. 牙本质、牙髓、牙骨质和牙周膜均来源于

A. 牙囊　　　　　　　　　B. 牙乳头

C. 外间充质　　　　　　　D. 间质

E. 成釉器

78. 关于唾液腺的排泄管，描述正确的是

A. 又称纹管

B. 与闰管相延续

C. 可穿行于小叶间结缔组织中

D. 管壁均为单层柱状上皮

E. 为最细小的终末分支部分

79. 下述哪处黏膜下方无黏膜下层，固有层与其深部骨膜直接紧密相连

A. 唇　　　　　　　　　　B. 颊

C. 舌腹　　　　　　　　　D. 口底

E. 牙龈

80. 牙瘤是

A. 良性肿瘤　　　　　　　B. 恶性肿瘤

C. 发育异常或畸形　　　　D. 囊肿

E. 以上皆不正确

81. 不属于牙釉质龋超微结构改变的是

A. 晶体间孔隙增大

B. 牙釉质晶体排列无改变

C. 晶体边缘溶解

D. 矿物质再层积于釉柱边缘的晶体表层

E. 部分羟磷灰石中心溶解

82. 关于口腔白斑病，说法错误的是

A. 是指发生黏膜表面的白色斑块，不能擦掉

B. 是一个组织学名词

C. 临床和病理上不能诊断为其他疾病

D. 分均质型和非均质型

E. 可表现不同程度上的上皮异常增生

83. 坏死性涎腺化生可能是由于下列哪项原因所致

A. 急性化脓　　　　　　　B. 慢性化脓性溶解

C. 干酪样坏死　　　　　　D. 局部缺血

E. 细菌感染

84. 下列哪项不属于牙源性纤维瘤的广义概念范畴

A. 牙源性龈上皮错构瘤　　B. 周边性牙源性纤维瘤

C. 牙源性颗粒细胞瘤　　　D. 非肿瘤性牙滤泡增生

E. 先天性颗粒细胞瘤

85. 成釉细胞瘤中，低复发者是

A. 丛状型

B. 单囊型

C. 单囊型和外周型

D. 单囊型、外周型和促结缔组织增生型

E. 外周型

86. 在口腔黏膜上皮细胞中，一种细胞体积大，呈多边形，细胞质伸出许多小的突起与相邻的细胞相接，此突起称细胞间桥，这种细胞是

A. 角化细胞　　　　　　　B. 扁平细胞

C. 粒细胞　　　　　　　　D. 棘细胞

E. 基底细胞

87. 在下颌隆突处注射麻醉剂可以麻醉的神经是

A. 仅颊神经和下牙槽神经　B. 仅下牙槽神经

C. 仅舌神经和下牙槽神经　D. 仅颊神经和舌神经

E. 颊神经、舌神经和下牙槽神经

88. 单囊型成釉细胞瘤Ⅰ型的组织学特点是

A. 囊腔衬里上皮基底细胞层极性消失

B. 基底细胞呈栅栏状排列，核远离基底膜

C. 基底层以上的细胞的细胞质出现空泡变

D. 中心部细胞类似于成釉器的星网状层

E. 周边部细胞呈柱状

89. 牙支持组织包括

A. 牙周膜、牙槽骨和牙龈

B. 牙周膜、牙骨质、牙槽骨和牙龈

C. 牙本质、牙周膜、牙骨质和牙槽骨

D. 牙本质、牙骨质和牙髓

E. 牙周膜、牙骨质和牙槽骨

90. 在生理情况下，牙骨质的变化是

A. 只增生而不吸收　　　　B. 受压侧增生

C. 只吸收而不增生　　　　D. 不断地改建

E. 不断地重塑

91. 牙根尖部完全发育形成是在萌出后的

    A. 0.5 ~ 1 年   B. 2 年

    C. 2 ~ 3 年   D. 4 年

    E. 4 ~ 5 年

92. 关于面神经的论述，错误的是

    A. 为混合神经   B. 含运动纤维

    C. 含交感纤维   D. 含副交感纤维

    E. 含味觉纤维

93. 慢性龈炎沟内上皮深层的炎性细胞浸润主要是

    A. 中性粒细胞   B. 浆细胞

    C. T 淋巴细胞   D. B 淋巴细胞

    E. 巨噬细胞

94. 牙龈因失去食物按摩而废用萎缩是由于

    A. 牙冠轴面凸度过大   B. 牙冠轴面凸度过小

    C. 牙冠轴面无凸度   D. 牙冠𬌗外展隙不明显

    E. 牙冠𬌗面副沟排溢道不明显

95. 牙本质龋脱矿层形成的原因是

    A. 成牙本质细胞突变性所致

    B. 细菌侵入的结果

    C. 细菌和酸共同作用

    D. 细菌进入前，酸作用的结果

    E. 蛋白酶作用

96. 患者，女，15 岁，上颌包块逐渐增大，无痛。X 线片表现为界线清楚的放射透光区，含钙化物。组织学上为单囊性病损。部分衬里上皮为非肿瘤，部分上皮似早期成釉细胞瘤，可见影细胞和牙齿硬组织成分，其最适合的诊断是

    A. 牙源性腺样瘤   B. 牙瘤

    C. 牙源性钙化囊肿   D. 牙源性钙化上皮瘤

    E. 牙成釉细胞瘤

97. 患者牙龈缘红肿、松软，易出血。镜下见上皮下纤维结缔组织水肿明显，其间大量淋巴细胞和中性粒细胞浸润，毛细血管增生、扩张、充血。该疾病是

    A. 炎症水肿型慢性龈炎   B. 纤维增生型慢性龈炎

    C. 剥脱性龈病损   D. 急性坏死溃疡性龈炎

    E. 药物性龈炎

98. 患牙病理形态上是一个累及范围较广的三角形病损，三角形的顶指向髓腔，底向着釉牙本质界，按病变的组织形态、脱矿程度、细菌侵入情况的不同，由深层至表层病变可分为透明层、脱矿层、细菌侵入层和坏死崩解层。该疾病是

    A. 平滑面釉质龋   B. 遗传性乳光牙本质

    C. Turner 牙   D. 窝沟釉质龋

    E. 牙本质龋

99. 患牙釉质上出现不规则的凹陷，呈黄色改变。镜下见牙釉质发育不良，但釉质表层过度矿化，釉柱方向不规则，牙釉质牙本质界的弧形结构较正常牙更加明显。该疾病是

    A. 氟牙症   B. 四环素牙

    C. 先天性梅毒牙   D. Turner 牙

    E. 牙釉质浑浊症

100. 患牙浮起、松动，局部黏膜明显红肿，伴全身不适、发热及淋巴结肿大。X 线片示根尖周透射影。镜下见根尖周周膜坏死、液化形成大脓肿。周围牙槽骨骨髓腔中较多中性粒细胞浸润。这是

    A. 慢性根尖周炎急性发作

    B. 慢性根尖周肉芽肿

    C. 致密性骨炎

    D. 慢性根尖周脓肿

    E. 牙周脓肿

101. 肿瘤主要由中间细胞或表皮样细胞实性团块组成，黏液细胞不足 10%。病理诊断应为

    A. 中分化黏液表皮样癌   B. 高分化黏液表皮样癌

    C. 低分化黏液表皮样癌   D. 多形性腺瘤

    E. 以上都不是

102. 患者，女，67 岁，右腮腺肿块 4 年，逐渐增大，近半年来生长加快。镜下观察可见典型的多形性腺瘤结构，瘤细胞伴有明显的异型性，并呈浸润性生长，部分区域见坏死。最可能的诊断是

    A. 黏液表皮样癌   B. 腺样囊性癌

    C. 低度恶性多形性腺癌   D. 恶性混合瘤

    E. 涎腺导管癌

103. 患者，男，67 岁，腮腺无痛性肿块，界清、活动，肿瘤切面实性。镜下见肿瘤细胞形态一致，细胞体积较小，呈片状或条索状，核深染，团块周边部细胞呈单层柱状排列，基底膜增厚，PAS 阳性。最可能的诊断是

    A. 基底细胞腺瘤   B. 管状腺瘤

    C. 肌上皮瘤   D. 多形性腺瘤

    E. 多形性低度恶性腺瘤

104. 颌骨囊肿，内衬上皮为复层扁平上皮，部分区域上皮表层为嗜伊红立方状细胞，可见上皮球结构。上皮内见有黏液池，最可能的病理诊断是

    A. 根侧囊肿   B. 含牙囊肿

    C. 牙旁囊肿   D. 腺牙源性囊肿

    E. 黏液囊肿

105. 患者，女，45 岁，左腮腺肿块多年，边界清楚，有包膜，切面实性。镜下见肿瘤细胞呈圆形或多边形，大小一致，细胞质含嗜碱性颗粒，瘤细胞排列成片块或腺泡状，具有分泌功能，导管系统不明显。最可能的诊断是

    A. 黏液表皮样癌   B. 乳头状囊腺癌

    C. 颗粒细胞瘤   D. 腺泡细胞癌

    E. 多形性低度恶性腺癌

106. 镜下观察，患牙釉质呈三角形病损，三角形的顶部向着牙釉质牙本质界，底部向着牙釉质表面，由深层至表层病变可分为透明层、暗层、病损体部和表层。该病变是

    A. 氟牙症   B. 四环素牙

A. 牙釉质浑浊症　　　　　　B. 平滑面牙釉质龋

C. 窝沟牙釉质龋　　　　　　D. Turner 牙

E. 牙本质龋

107. 患者因右下颌磨牙突发剧烈疼痛就诊，疼痛呈放射性，不能定位。镜下见龋损下方牙髓血管扩张充血，血管通透性增加，液体渗出，组织水肿，沿血管壁周围大量中性粒细胞浸润。该疾病是

A. 急性化脓性牙髓炎　　　　B. 牙髓充血

C. 急性牙髓炎　　　　　　　D. 牙髓网状萎缩

E. 牙髓坏死

108. X 线摄片检查见颌骨囊肿包含 1 个恒牙牙冠，镜下内衬上皮为复层扁平上皮，上皮较薄，由 2 ~ 3 层扁平细胞构成，无角化，类似于缩余釉上皮。最可能的病理诊断是

A. 含牙囊肿　　　　　　　　B. 牙源性角化囊肿

C. 根尖周囊肿　　　　　　　D. 牙旁囊肿

E. 腺牙源性囊肿

109. 患者，女，40 岁，下唇反复糜烂 1 年。活检标本见上皮表面过度正角化，粒层明显，角化层可有剥脱，有时见角质栓塞，上皮钉突增生、伸长，基底细胞发生液化变性，上皮与固有层之间可形成裂隙和小水疱，基底膜不清晰，上皮下结缔组织内有淋巴细胞、浆细胞浸润，血管周围 PAS 阳性类纤维蛋白沉积，管周淋巴细胞浸润。病理诊断应为

A. 糜烂型扁平苔藓　　　　　B. 肉芽肿性唇炎

C. 慢性盘状红斑狼疮　　　　D. 非特异性肉芽肿

E. 慢性唇炎

110. 患牙咀嚼乏力，偶伴疼痛。X 线片示根尖区界限清楚的圆形透射影。镜下见根尖周组织破坏，代之以炎性肉芽组织。肉芽组织内见泡沫细胞，呈灶性分布，以及含铁血黄素和胆固醇结晶沉着。该疾病是

A. 慢性根尖周囊肿　　　　　B. 慢性根尖周肉芽肿

C. 致密性骨炎　　　　　　　D. 慢性根尖周脓肿

E. 慢性牙髓炎

111. 患者，女，60 岁，颌下包块 3 年伴疼痛。镜下见瘤细胞大致可分为腔上皮和肌上皮细胞，核着色深，核分裂象罕见。结构上有管状、实行小条索或团块，多数为筛状结构，可见瘤细胞浸润神经和血管。上述所见符合

A. 恶性混合瘤　　　　　　　B. 混合瘤

C. 多形性低度恶性腺癌　　　D. 腺样囊性癌

E. 乳头状囊腺瘤

112. 患者，男，59 岁，腭部无痛性渐进性肿大包块半年。肉眼观肿瘤无包膜，镜下见肿瘤细胞形态一致，无明显异型性，核分裂象少见。组织结构表现多样，如巢状、条索状、筛孔状、小梁状、管状和乳头状结构等，肿瘤周边可见单列的瘤细胞浸润。最可能的诊断是

A. 腺样囊性癌　　　　　　　B. 恶性多形性腺瘤

C. 恶性肌上皮瘤　　　　　　D. 上皮 - 肌上皮癌

E. 多形性低度恶性腺癌

113. 临床上无明显龋洞，镜下观察患牙釉质呈三角形病损，三角形的顶部向着牙釉质表面，底部向着牙釉质牙本质界，形态与釉柱排列方向一致。上述描述符合

A. 平滑面牙釉质龋　　　　　B. 牙釉质浑浊症

C. Turner 牙　　　　　　　D. 窝沟牙釉质龋

E. 龋白斑

114. 患者，男，20 岁，颈上部囊性肿物数年，可活动，无明显症状。镜检见囊肿内含物呈浓稠黏液样，囊肿内衬复层扁平上皮，部分区域似复层柱状上皮，纤维囊壁内见大量淋巴样组织并形成淋巴滤泡。最可能的病理诊断是

A. 皮样囊肿　　　　　　　　B. 甲状舌管囊肿

C. 畸胎样囊肿　　　　　　　D. 鳃裂囊肿

E. 表皮样囊肿

115. 下唇囊肿，直径约 0.5cm，镜下见囊肿无衬里上皮，由炎性肉芽组织和结缔组织包绕，其中见大量泡沫细胞。最可能的病理诊断是

A. 潴留性黏液囊肿　　　　　B. 外渗性黏液囊肿

C. 鼻唇囊肿　　　　　　　　D. 鳃裂囊肿

E. 表皮样囊肿

116. 患者，男，40 岁，腮腺区渐进性增大肿块，界限清楚，无其他不适。镜下见肿瘤细胞形成导管、实性片块、黏液样和软骨样结构；上皮与黏液样组织互相移行，肿瘤有包膜但不完整，且肿瘤细胞浸润包膜。上述所见符合

A. 多形性腺瘤

B. 多形性腺瘤恶变

C. 多形性低度恶性腺癌

D. 多形性腺瘤，有恶变倾向

E. 肌上皮瘤

117. 患者，女，43 岁，双侧腮腺区弥漫性肿大 8 年，反复发作，有胀痛感，唾液浑浊黏稠。病理检查见导管上皮增生，囊性扩张，周围有淋巴细胞浸润或形成淋巴滤泡。最可能的诊断是

A. 流行性腮腺炎　　　　　　B. 慢性复发性腮腺炎

C. 涎石病　　　　　　　　　D. 急性腮腺炎

E. 巨细胞病毒感染

118. 患者，女，48 岁，口底黏膜白色斑块 6 个月。镜下见黏膜上皮角化层增厚，棘层增生，粒层内透明角质颗粒明显，固有层有慢性炎症细胞浸润。病理诊断为

A. 口腔扁平苔藓　　　　　　B. 口腔白斑病

C. 上皮异常增生　　　　　　D. 单纯过度角化

E. 假上皮瘤性增生

119. 患牙疼痛不明显，进食时易出血或有轻微疼痛。镜下见增生的炎性肉芽组织充填于龋洞中，表面为炎性渗出物和坏死组织被覆，深层为新生的毛细血管、成纤维细胞和散在的淋巴细胞、浆细胞、巨噬细胞、中性粒细胞浸润。这是

A. 牙髓纤维性变

B. 急性牙髓炎

C. 慢性闭锁性牙髓炎

D. 上皮型慢性增生性牙髓炎

E. 溃疡型慢性增生性牙髓炎

120. 腮腺肿瘤，镜下见肿瘤由黏液细胞、鳞状细胞和体积较小、核深染的细胞组成，形成大小不等的囊性腔隙，有黏液聚积并有间质炎症反应。最可能的病理诊断是

A. 黏液表皮样癌　　　　B. 腺样囊腺癌

C. 多形性腺瘤　　　　　D. 单形性腺瘤

E. 肌上皮瘤

121. 患牙遇冷热刺激痛，刺激去除后疼痛仍然持续一段时间，食物碎片嵌入龋洞时出现剧烈疼痛。镜下见患牙有较大穿髓孔，表面覆盖食物残渣和炎性渗出物，其下方为炎性肉芽组织和新生的胶原纤维，深部有活力牙髓组织，表现为血管扩张及慢性炎细胞浸润，可见不规则钙化物沉积。该疾病是

A. 急性化脓性牙髓炎　　B. 牙髓钙化

C. 慢性增生型牙髓炎　　D. 慢性溃疡性牙髓炎

E. 牙髓坏死

122. 患者，男，50岁，腮腺区无痛性包块、界限清楚。镜下见肿瘤由腺上皮和淋巴样间质组成上皮成分，常形成腺管或囊腔，有乳头突入囊腔内。瘤细胞大致呈上下两排，细胞质内有嗜酸颗粒。间质内含有淋巴样组织，可见生发中心。另外部分区域见鳞状细胞代替嗜酸性细胞。上述所见符合

A. 乳头状囊腺瘤　　　　B. Warthin 瘤

C. 大嗜酸粒细胞增生　　D. 嗜酸性腺瘤

E. 腺泡细胞癌

123. 患者，男，38岁，右下颌角及升支处无痛性、渐进性颌骨膨大8年，X线片示多囊性损害，有受累牙的根吸收。镜下见病变由孤立的上皮岛组成，上皮岛的中心部细胞呈星形、排列疏松，其周边部围绕一层柱状细胞，核远离基底膜，呈栅栏状排列。最可能的病理诊断是

A. 滤泡型成釉细胞瘤

B. 丛状型成釉细胞瘤

C. 牙源性钙化上皮瘤

D. 牙源性腺样瘤

E. 牙源性鳞状细胞瘤

124. 患者因右下颌磨牙反复自发痛，近日疼痛突然加剧。镜下见中性粒细胞广泛浸润至整个牙髓组织，形成多处小脓肿。该疾病是

A. 牙髓充血　　　　　　B. 急性化脓性牙髓炎

C. 牙髓网状萎缩　　　　D. 急性浆液性牙髓炎

E. 牙髓坏死

125. 患者，男，11岁，左上颌前磨牙区膨大2年，X线片见边界清楚的透射区，其中有结节状钙化物。镜下见肿物由排列紊乱、互相混杂的牙组织构成，无典型的牙结构。病理诊断应为

A. 巨大型牙骨质瘤　　　B. 牙成釉细胞瘤

C. 混合性牙瘤　　　　　D. 组合性牙瘤

E. 成釉细胞纤维牙瘤

126. 腮腺肿瘤，镜下见癌细胞为立方状，形成大小不等的腺样结构，其中许多腺腔扩大呈囊状，癌细胞极度增殖，形成乳头状突起突入囊腔。部分区肿瘤组织侵袭周围腺体组织最可能的病理诊断是

A. 未分化癌　　　　　　B. 腺癌

C. 乳头状囊腺癌　　　　D. 黏液表皮样癌

E. 恶性乳头状淋巴囊腺瘤

127. 患牙有较大的穿髓孔，并且根尖孔粗大，炎性牙髓组织呈息肉状经穿髓孔突出。镜下见炎性肉芽组织充填于龋洞中，表面为炎性渗出物和坏死组织，深层为新生的毛细血管、成纤维细胞及散在的慢性炎细胞浸润。该疾病是

A. 慢性溃疡性牙髓炎

B. 牙髓钙化

C. 溃疡型慢性增生性牙髓炎

D. 上皮型慢性增生性牙髓炎

E. 牙髓坏死

128. 前牙区牙龈肿物，镜下见由纤维细胞和多核巨细胞构成，有出血灶并见少量炎症细胞。最可能的病理诊断是

A. 增生性牙龈炎　　　　B. 先天性牙龈瘤

C. 纤维性牙龈瘤　　　　D. 巨细胞性牙龈瘤

E. 肉芽肿性牙龈瘤

129. 牙骨质表面有许多小而浅的凹陷，内有大量细菌。牙骨质磷灰石晶体出现程度不同的溶解、破坏，胶原纤维断裂消失。病损相应髓腔处出现修复性牙本质。该疾病是

A. 慢性牙周炎　　　　　B. 牙骨质发育不全

C. 牙骨质过度增生　　　D. 牙骨质龋

E. 牙本质龋

130. 颌骨内最常见的牙源性囊肿是

A. 牙源性角化囊肿　　　B. 含牙囊肿

C. 萌出囊肿　　　　　　D. 成人龈囊肿

E. 根尖周囊肿

131. 下列不属于根尖周囊肿病理过程的是

A. 龋坏、牙髓炎症和坏死

B. 根尖周组织的炎症和免疫反应

C. Malassez 上皮剩余增殖

D. 增殖上皮团块中央液化、囊性变

E. 牙体缺失

B1 型题

1. （共用备选答案）

A. 舌腹、口底黏膜　　　　B. 硬腭黏膜

C. 口底、牙龈黏膜　　　　D. 舌背黏膜

E. 龈、颊黏膜

（1）属于被覆黏膜的是

（2）属于咀嚼黏膜的是

（3）属于特殊黏膜的是

2.（共用备选答案）

　　A. 成釉细胞增生突入牙乳头

　　B. 牙齿发育时牙乳头组织向成釉器突起

　　C. 牙釉质牙本质界平直

　　D. 釉基质合成、分泌或矿化障碍

　　E. 局限性釉质增生

（1）畸形中央尖

（2）釉珠

（3）牙釉质发育不全

（4）遗传性乳光牙本质

（5）先天性梅毒牙

3.（共用备选答案）

　　A. 龈牙组牙龈纤维　　　　B. 根间组牙周纤维

　　C. 牙骨膜组牙周纤维　　　D. 越隔组牙周纤维

　　E. 环行组牙龈纤维

（1）自牙颈部的牙骨质越过牙槽突外侧皮质骨骨膜，进入牙槽突

（2）自牙颈部牙骨质向冠方散开，广泛存在于龈固有层，牵引龈与牙齿紧密结合

（3）自根分叉处的牙根间骨隔顶，止于根分叉区牙骨质

4.（共用备选答案）

　　A. 可见于50%的釉质龋中

　　B. 可见于85%～90%的釉质龋中

　　C. 可见于所有釉质龋中

　　D. 可见于95%的釉质龋中

　　E. 可见于20%的釉质龋中

（1）平滑面牙釉质龋表层

（2）平滑面牙釉质龋透明层

（3）平滑面牙釉质龋病损体部

（4）平滑面牙釉质龋暗层

5.（共用备选答案）

　　A. 基底细胞腺瘤　　　　　B. 嗜酸性腺瘤

　　C. 管状腺瘤　　　　　　　D. Warthin瘤

　　E. 乳头状囊腺瘤

（1）组织发生来自闰管储备细胞的是

（2）组织发生最可能来自导管上皮细胞的是

（3）组织发生来自管细胞的是

（4）组织发生来自排泄管储备细胞的是

6.（共用备选答案）

　　A. 牙源性钙化囊肿　　　　B. 牙瘤

　　C. 单纯性骨囊肿　　　　　D. 根尖周囊肿

　　E. 鼻牙槽囊肿

（1）属牙源性真性肿瘤的是

（2）属牙源性囊肿的是

（3）属成牙组织的发育异常或畸形的是

（4）属假性囊肿的是

7.（共用备选答案）

　　A. 黑色素细胞　　　　　　B. 朗格汉斯细胞

　　C. 梅克尔细胞　　　　　　D. 成纤维细胞

　　E. 角质细胞

（1）与免疫功能有关的细胞是

（2）与压力触觉感受相关的

8.（共用备选答案）

　　A. 急性浆液性牙髓炎　　　B. 急性化脓性牙髓炎

　　C. 慢性闭锁性牙髓炎　　　D. 慢性增生性牙髓炎

　　E. 慢性溃疡性牙髓炎

（1）炎性增生的牙髓组织从露髓孔穿出可见于

（2）龋损下方牙髓血管充血，血管通透性增加，液体渗出，组织水肿，有纤维蛋白渗出，此时称为

（3）牙髓缓慢充血，髓角有脓肿形成，脓肿周围常有肉芽组织包绕，而其余牙髓组织正常，属于

9.（共用备选答案）

　　A. 甲状舌管囊肿　　　　　B. 含牙囊肿

　　C. 根尖周囊肿　　　　　　D. 鳃裂囊肿

　　E. 黏液囊肿

（1）衬里上皮类似缩余釉上皮的是

（2）由牙髓感染所引起的是

10.（共用备选答案）

　　A. 福代斯斑　　　　　　　B. 牙源性囊肿

　　C. 上皮剩余　　　　　　　D. 侧支根管

　　E. 牙颈部牙本质敏感症

（1）上皮根鞘在牙本质形成后如不断裂则引起

（2）上皮根鞘残留在牙周膜中称为

（3）上皮根鞘连续性遭到破坏可形成

第二章　口腔解剖生理学

A1/A2 型题

1. 磨牙的近中面、颊面与𬌗面相交处称为

　　A. 近颊𬌗点角　　　　　　B. 颊𬌗点角

　　C. 颊𬌗线角　　　　　　　D. 近颊𬌗线角

　　E. 近中颊面角

2. 下颌第一磨牙的最小牙尖是

　　A. 远中颊尖　　　　　　　B. 远中尖

　　C. 第五牙尖　　　　　　　D. 远中舌尖

　　E. 近中颊尖

3. 根管在根尖分出的细小分支称为

　　A. 根管系统　　　　　　　B. 根尖分歧

　　C. 副根管　　　　　　　　D. 根尖分叉

　　E. 根尖侧支

4. 全口牙中最小的牙是

    A. 下颌侧切牙　　　　　　　　B. 上颌侧切牙

    C. 上颌中切牙　　　　　　　　D. 下颌中切牙

    E. 下颌尖牙

5. 下列有关牙的演化规律的叙述，错误的是

    A. 牙形由异形到同形

    B. 替换次数由多到少

    C. 附着方式由端生至侧生至槽生

    D. 牙的分布从广泛到集中

    E. 牙根从无到有

6. 有关牙的外观叙述，错误的是

    A. 牙釉质莫氏硬度 2 度

    B. 牙骨质覆盖釉质 60%

    C. 牙本质有增龄性变化和反应性变化

    D. 牙釉质牙尖部最厚约 2.5mm

    E. 牙髓神经只接受痛觉且缺乏定位能力

7. 上颌尖牙与下颌尖牙的区别不包括

    A. 上颌尖牙体积较大，牙冠宽大，下颌尖牙体积较小，牙冠窄长

    B. 上颌尖牙轴嵴明显

    C. 上颌尖牙近远中斜缘相交近 90°，下颌尖牙成钝角

    D. 上颌尖牙牙根粗壮，下颌尖牙牙根细长

    E. 下颌尖牙舌窝深

8. 有关磨牙的叙述，错误的是

    A. 第一磨牙萌出早，沟裂点隙多容易龋坏

    B. 第二乳磨牙形态与第一恒磨牙相似

    C. 第三磨牙因阻生或错位常发生冠周炎

    D. 腮腺导管口位于上颌第三磨牙牙冠相对颊黏膜上

    E. 上颌第三磨牙可作为寻找腭大孔的标志

9. 有关恒牙髓腔的叙述，错误的是

    A. 上前牙开髓部位在舌面窝

    B. 上前牙根管粗，根管治疗效果好

    C. 活髓牙做针道时应避开牙髓

    D. 下颌双尖牙根管治疗时防侧穿

    E. 下颌磨牙髓室顶底相距较远

10. 上颌骨牙槽突不包括

    A. 牙槽窝　　　　　　　　　　B. 牙槽嵴

    C. 牙槽间隔　　　　　　　　　D. 牙根间隔

    E. 牙根管

11. 乳牙灵长间隙的位置是

    A. 乳尖牙区

    B. 乳中切牙区

    C. 上颌尖牙远中和下颌尖牙近中

    D. 上颌尖牙近中和下颌尖牙远中

    E. 切牙区与尖牙区

12. 不属于人类牙齿功能的有

    A. 撕裂　　　　　　　　　　　B. 咀嚼

    C. 捕捉　　　　　　　　　　　D. 发音

    E. 美观

13. 上颌第一前磨牙𬌗面中央窝内近远中向的发育沟称为

    A. 远中沟　　　　　　　　　　B. 近中沟

    C. 中央沟　　　　　　　　　　D. 中央近远中沟

    E. 近远中沟

14. 下列论述哪项是错误的

    A. 𬌗力是咀嚼时牙齿实际承受的咀嚼力

    B. 咀嚼力是咀嚼肌所能发挥的最大力

    C. 最大力为牙周膜的最大耐受力

    D. 各牙齿𬌗力大小的顺序不受年龄、性别影响

    E. 第一磨牙𬌗力最大，中切牙𬌗力最小

15. 下列不属于尖牙的特征的是

    A. 自洁作用好，龋齿发生率低

    B. 支撑口角，维持面容

    C. 牙根长，修复时多用作基牙

    D. 牙根呈三角形，拔除时不能用旋转力

    E. 主要功能为撕裂食物

16. 在后𬌗运动循环研磨食物的后阶段存在的杠杆作用为

    A. Ⅱ类杠杆作用　　　　　　　B. Ⅰ类杠杆作用

    C. Ⅲ类杠杆作用　　　　　　　D. Ⅰ类 + Ⅱ类杠杆作用

    E. Ⅱ类 + Ⅲ类杠杆作用

17. 牙𬌗可重复的基本的相对稳定的𬌗位有

    A. 前伸𬌗、侧𬌗位

    B. 牙尖交错𬌗位、下颌后退接触位

    C. 下颌姿势位

    D. 牙尖交错𬌗位、后退接触位、下颌姿势位

    E. 前伸𬌗、侧𬌗位、下颌姿势位

18. 属于描述三叉神经的是

    A. 以感觉根和运动根在桥延沟与脑相连

    B. 为头面部的感觉神经

    C. 在颞骨扩展成扁平的半月神经节

    D. 管理所有牙的感觉

    E. 运动根支配颌面部的肌肉运动

19. 与咽旁间隙不直接相通的间隙是

    A. 颊间隙　　　　　　　　　　B. 舌下间隙

    C. 腮腺间隙　　　　　　　　　D. 咽后间隙

    E. 翼颌间隙

20. Ⅳ属于牙位记录法的

    A. 部位记录法　　　　　　　　B. Palmer 记录法

    C. 国际牙科联合会系统　　　　D. 通用编号系统

    E. 标准编号系统

21. 关于乳牙的描述不正确的是

    A. 完整的乳牙列对促进儿童的健康成长具有重要意义

    B. 乳前牙牙根唇侧有恒牙胚，乳磨牙根分叉处有恒前磨牙胚，治疗乳牙时应避免误伤

    C. 通常下颌牙萌出早于上颌同名牙

    D. 乳前牙牙根舌侧有恒牙胚，乳磨牙根分叉处有恒前磨牙胚，治疗乳牙时应避免误伤

    E. 牙萌出都是左右对称同时萌出

22. 人类牙的分类中错误的描述是

A. 第二副为恒牙，共 32 个

B. 第一副为乳牙，共 20 个

C. 人类有两副牙，属于多牙列

D. 人类的牙属于异形牙

E. 根据部位可将人类的牙分为前牙和后牙

23. 有关乳牙的解剖特点，错误的是

A. 乳牙殆面缩窄，冠根分明

B. 宽冠窄根是乳前牙的特点，所以上颌乳中切牙的冠宽而根窄

C. 下颌第二乳磨牙三个颊尖等大

D. 上颌乳尖牙的近中牙尖嵴长于远中牙尖嵴，与恒尖牙相反

E. 乳牙牙冠短而宽

24. 牙尖交错殆（正中殆）正常的标志不包括

A. 上、下牙列（牙弓）中线正对，并与上唇系带和人中一致

B. 下颌尖牙的近中缘与上颌尖牙牙尖顶正对

C. 上颌第一恒磨牙的近中颊尖与下颌第一恒磨牙颊面沟正对

D. 上颌牙列（牙弓）的前牙超出下颌牙列（牙弓）的前端，并覆盖着下颌前牙冠

E. 一牙对两牙，牙尖交错接触

25. 上颌第一磨牙各根管口的形态是

A. 若近颊根分为颊、舌两根管口时，两根管口较扁

B. 近颊根管口较圆

C. 近颊根管的舌侧根管口距舌侧根管最近

D. 远颊根管口较扁

E. 舌侧根管口较窄

26. 上颌磨牙牙尖斜面中在牙尖交错殆时无殆接触的是

A. 颊尖的颊斜面　　B. 颊尖的舌斜面

C. 舌尖的舌斜面　　D. 舌尖的颊斜面

E. 斜嵴的近中斜面

27. 下列颌面部骨不成对排列的是

A. 上颌骨　　B. 下颌骨

C. 泪骨　　D. 腭骨

E. 鼻骨

28. 下列对中性殆判断标准描述正确的是

A. 下颌第一磨牙的颊面沟位于上颌第一磨牙近中颊尖的远中

B. 下颌第一磨牙的颊面沟正对上颌第一磨牙近中颊尖

C. 下颌第一磨牙的颊面沟位于上颌第二磨牙近中颊尖的近中

D. 下颌第一磨牙的颊面沟位于上颌第一磨牙近中颊尖的近中

E. 下颌第一磨牙的颊面沟位于上颌第二磨牙近中颊尖的远中

29. 固有口腔分界错误的是

A. 上界为腭　　B. 两侧为颊

C. 后界为咽门　　D. 下界为舌下区

E. 前界为牙列

30. 不属于测定咀嚼效率的方法是

A. 吸光度法　　B. 重量法

C. 溶解法　　D. 比色法

E. 依咀嚼面积的大小测定

31. 面神经的鼓索交通支分出处远端损伤表现为

A. 同侧面肌麻痹

B. 对侧面肌麻痹

C. 对侧面肌麻痹，对侧舌前 2/3 味觉丧失

D. 同侧面肌麻痹，同侧舌前 2/3 味觉丧失

E. 同侧面肌麻痹，同侧舌前 2/3 味觉丧失，听觉过敏

32. 关于翼静脉丛广泛交通的描述哪项是错误的

A. 向前经面深静脉汇入面前静脉

B. 向后外经颌内静脉汇入面后静脉

C. 向上经卵圆孔网和破裂孔导血管等，与海绵窦交通

D. 收集口腔颌面和眼的静脉血

E. 属口腔颌面部浅静脉

33. 不属于牙体解剖应用术语的是

A. 唇面　　B. 接触区

C. 中线　　D. 线角

E. 牙槽骨区

34. 上颌第一磨牙的解剖形态为

A. 近颊殆角、远舌殆角为锐角；远颊殆角、近舌殆角为钝角

B. 近颊殆角、远舌殆角为钝角；远颊殆角、近舌殆角为锐角

C. 近颊殆角、远颊殆角为锐角；远舌殆角、近舌殆角为钝角

D. 近颊殆角、远颊殆角为钝角；远舌殆角、近舌殆角为锐角

E. 近颊殆角为直角，远颊殆角为钝角

35. 下述髓腔形态的生理病理变化不正确的是

A. 乳牙髓腔比恒牙的相对大

B. 髓腔体积随年龄增长而不断缩小

C. 青少年恒牙的髓腔比老年者大

D. 随着磨耗，髓室顶、髓角、髓室底部不断降低

E. 外伤、龋病的刺激使髓腔缩小加快

36. 对下颌管描述错误的是

A. 可发出小管至各个牙槽窝

B. 为下颌骨骨松质间的骨密质管道

C. 在下颌体段由上向下前行

D. 与下颌第三磨牙根尖接近

E. 有下牙槽神经、血管通过

37. 下列对上颌第一前磨牙的描述中错误的是

A. 颊尖略偏远中，舌尖略偏近中

B. 外形高点在中 1/3 处

C. 有近中沟

D. 邻面是四边形

E. 有半数分为颊舌二根

38. 保存乳牙及乳牙列完整的最重要意义是
   A. 保证儿童能咀嚼进食
   B. 保证儿童能学会说话
   C. 乳牙的咀嚼力对颌骨的增长和恒牙的萌出起到刺激作用
   D. 保证儿童面容正常
   E. 保证儿童整个食物消化过程完整

39. 有关上颌第二前磨牙与上颌第一前磨牙形态区别中哪一项不正确
   A. 上颌第二前磨牙在近中面无近中沟
   B. 上颌第二前磨牙的颊尖比较圆钝
   C. 上颌第二前磨牙𬌗面近、远中点隙相距较远
   D. 上颌第二前磨牙多为扁形单根
   E. 上颌第二前磨牙远中接触区略偏舌侧

40. 乳牙牙髓治疗效果好，其原因是
   A. 髓角高   B. 乳牙髓腔大
   C. 根尖孔大   D. 根管粗
   E. 以上均是

41. 下颌神经前干中感觉神经是
   A. 翼内肌神经   B. 嚼肌神经
   C. 颞深神经   D. 翼外肌神经
   E. 颊长神经

42. 上颌第一磨牙远中接触区位于
   A. 𬌗 1/3 水平的颊 1/3 与中 1/3 交界处
   B. 𬌗 1/3 处
   C. 𬌗 1/3 水平的中 1/3 处
   D. 𬌗缘中 1/3 处
   E. 𬌗 1/3 水平的中 1/3 与舌 1/3 交界处

43. 上、下切牙的切端向唇侧倾斜的度数是
   A. 30°   B. 20°
   C. 50°   D. 60°
   E. 45°

44. 下牙槽神经阻滞麻醉的重要标志是
   A. 颊系带   B. 下唇系带
   C. 磨牙后区   D. 颊脂垫尖
   E. 腮腺导管口

45. 与腮腺毗邻的肌肉不包括
   A. 二腹肌后腹   B. 咬肌
   C. 翼外肌   D. 翼内肌
   E. 胸锁乳突肌

46. 牙根形态与稳固性的关系不包括
   A. 粗根牙较细根牙稳固
   B. 长根牙较短根牙稳固
   C. 扁根牙较圆根牙稳固
   D. 根尖所占面积大于𬌗面者稳固
   E. 单根牙较多根牙稳固

47. 上颌切牙唇舌剖面髓腔最厚处为
   A. 牙冠颈 1/3   B. 牙冠切 1/3
   C. 牙冠中部   D. 颈缘附近

   E. 牙根颈 1/3

48. 下述个体下颌运动型的生理意义哪项不正确
   A. 避免疼痛不适   B. 消耗能量少
   C. 保护性反射的结果 D. 发挥个人的最大效能
   E. 保持下颌运动型稳定不变

49. 下述乳前牙形态特点不正确的是
   A. 乳前牙冠宽根窄
   B. 乳前牙色灰白，牙冠短小
   C. 上颌乳尖牙尖顶偏远中
   D. 下颌乳切牙舌面边缘嵴较恒切牙平坦
   E. 从邻面看其唇舌侧颈嵴都较恒牙显著

50. 下颌向后运动参与收缩的肌肉是
   A. 翼外肌   B. 嚼肌
   C. 翼内肌   D. 颞肌中后份纤维
   E. 颞肌前份纤维

51. 下述下颌第一恒磨牙髓室形态特征中哪项是正确的
   A. 龈𬌗径最大   B. 近远中径大于颊舌径
   C. 颊舌径最大   D. 颊舌径大于近远中径
   E. 龈𬌗径大于颊舌径

52. 不属于根管系统部分的是
   A. 管间吻合   B. 根管
   C. 根管侧支和根尖分歧 D. 根分叉
   E. 副根管和根尖分叉

53. 影响侧方𬌗平衡的因素不包括
   A. 非工作侧的前伸与侧方髁道斜度
   B. 工作侧的前伸与侧方髁道斜度
   C. 牙尖斜度
   D. 横𬌗曲线曲度
   E. 工作侧的切导斜度

54. 咀嚼周期的速度变化是
   A. 开口慢，最大开口时快，闭口慢，咬合接触快
   B. 开口慢，最大开口时快，闭口快，咬合接触慢
   C. 开口快，最大开口时慢，闭口慢，咬合接触快
   D. 开口快，最大开口时慢，闭口快，咬合接触慢
   E. 开口时慢，闭口时快

55. 影响切道斜度大小的因素是
   A. 覆盖与覆𬌗的程度
   B. 上前牙向唇侧的倾斜度
   C. 颞下颌关节及节后斜面的斜度
   D. 补偿曲线的曲度
   E. 下前牙向舌侧的倾斜度

56. Monson 的球面学说是指
   A. 上颌牙弓𬌗面与以眉间点为中心，以 10.16cm 为半径所划出的球面一部分相吻合
   B. 下颌牙弓𬌗面与以眉间点为中心，以 10.16cm 为半径所划出的球面一部分相吻合
   C. 上颌牙弓𬌗面与以眉间点为中心，以 11.16cm 为半径所划出的球面一部分相吻合
   D. 下颌牙弓𬌗面与以眉间点为中心，以 11.16cm 为半

径所划出的球面一部分相吻合

  E. 上、下牙弓殆面均与以眉间点为中心，以 10.16cm 为半径所划出的球面一部分相吻合

57. 最先萌出的恒牙是

  A. 上颌中切牙   B. 上颌侧切牙

  C. 上颌第一磨牙   D. 下颌第一磨牙

  E. 下颌中切牙

58. 髓室由几个面组成

  A. 两个面   B. 三个面

  C. 四个面   D. 五个面

  E. 六个面

59. 息止颌位的生理意义是

  A. 升降下颌诸肌的张力平衡所产生，可使咀嚼肌得到充分休息

  B. 升降下颌诸肌不收缩，可使咀嚼肌得到充分休息

  C. 形成息止殆间隙，可以使舌位于此间隙内

  D. 便于下颌处于正中关系位

  E. 便于下颌由正中关系位自如地运动到非正中关系位

60. 上颌尖牙唇面的外形高点在

  A. 颈嵴处   B. 颈 1/3 处

  C. 颈 1/3 与中 1/3 交界处 D. 中 1/3 处

  E. 颈缘处

61. 上颌骨有

  A. 四个面、三个突 B. 四个面、四个突

  C. 四个面、五个突 D. 五个面、四个突

  E. 五个面、五个突

62. 左侧侧方咀嚼运动，研磨食物开始阶段的生物杠杆是

  A. 左侧髁突为支点，右侧降颌肌为力点，研磨食物处为重点

  B. 左侧髁突为支点，左侧降颌肌为力点，研磨食物处为重点

  C. 右侧髁突为支点，左侧升颌肌为力点，研磨食物处为重点

  D. 右侧髁突为支点，右侧升颌肌为力点，研磨食物处为重点

  E. 以上全是错误的

63. 下列描述中正确的是

  A. 舌背前 2/3 分布四种舌乳头

  B. 丝状乳头无味觉功能

  C. 轮廓乳头无味觉功能

  D. 菌状乳头无味觉功能

  E. 叶状乳头无味觉功能

64. 腮腺床的结构是

  A. 颈内动脉、颈内静脉与第 Ⅸ~Ⅻ 对脑神经

  B. 第 Ⅸ~Ⅻ 对脑神经

  C. 颈外动脉、颈内动脉、颈内静脉与第 Ⅸ~Ⅺ 对脑神经

  D. 茎突与茎突诸肌、颈内动脉、颈内静脉与第 Ⅸ~Ⅻ 对脑神经

  E. 茎突与茎突诸肌、颈外动脉、颈内动脉、颈内静脉、第 Ⅸ~Ⅻ 对脑神经

65. 面神经颞面干和颈面干的分支不包括

  A. 颧支   B. 颞支

  C. 颊支   D. 下颌缘支

  E. 二腹肌支

66. 下述上颌侧切牙与上颌中切牙区别中不正确的是

  A. 面较窄小、圆凸

  B. 舌窝窄而深

  C. 切嵴向远中舌侧的倾斜度较中切牙小

  D. 近中切角似锐角

  E. 牙根较中切牙细而稍长，颈部横切面为扁圆形

67. 作为寻找颏孔标志的牙是

  A. $\overline{65}|\overline{56}$ B. $\overline{43}|\overline{34}$

  C. $\overline{4}|\overline{4}$ D. $\overline{6}|\overline{6}$

  E. $\overline{5}|\overline{5}$ 或 $\overline{54}|\overline{45}$

68. 动物由低等向高等发展过程中牙齿的演化是

  A. 牙形由复杂变为单一同形

  B. 牙数由少变多

  C. 牙替换次数由双牙列变为多牙列、单牙列

  D. 由端生牙变为侧生牙、槽生牙

  E. 由侧生牙变为端生牙、槽生牙

69. 舌骨上肌群不包括

  A. 翼外肌   B. 二腹肌

  C. 下颌舌骨肌   D. 颏舌骨肌

  E. 茎突舌骨肌

70. 面神经颅外段及分支不包括

  A. 颞支   B. 颧支

  C. 颊支   D. 下颌缘支

  E. 上颌缘支

71. 关于大脑皮质与言语活动的叙述，错误的是

  A. 运动性言语中枢位于额下回后 1/3 处，又称 Broca 回

  B. 视运动性言语中枢（书写中枢）位于额中回后部

  C. 听觉性言语中枢位于颞上回后部

  D. 视觉性言语中枢（阅读中枢）位于顶下小叶的角回

  E. 感觉中枢位于中央前回

72. 属于腭神经特征的是

  A. 下行于翼腭窝内

  B. 直接由上颌神经分出

  C. 分为前、中、后 3 支

  D. 出腭大孔分布于腭侧黏膜与牙龈

  E. 终支为鼻腭神经

73. 下列关于颈动脉窦的描述，错误的是

  A. 窦壁内含有特殊压力感受器

  B. 是颈内动脉起始处或颈总动脉分叉处的膨大部分

  C. 可感受血液中二氧化碳的含量

  D. 可感受动脉压的刺激

  E. 手术不慎累及颈动脉窦可引起颈动脉窦综合征

74. 尖牙能起到保护骀作用的有利条件是
A. 根长且粗大, 支持力强
B. 具有适合作为制导的舌面窝
C. 尖牙位于牙列 (牙弓) 前部, 在咀嚼时构成 III 类杠杆
D. 尖牙牙周膜感受器丰富, 对刺激敏感, 能及时做出调整反应
E. 以上都对

75. 有关牙体形态的生理意义, 描述错误的是
A. 尖牙具有撕裂食物的作用
B. 切牙的切嵴具有切割食物的功能
C. 后牙具有穿透能力和磨细能力
D. 牙冠唇颊及舌面的正常凸度, 可使部分咀嚼过的食物擦过牙龈表面, 起按摩作用
E. 牙冠邻面的正常凸度, 可以维持正常的牙邻接

76. 不属于覆骀、覆盖生理意义的是
A. 便于咀嚼运动时保持骀接触关系
B. 减少侧方运动时骀干扰
C. 保护唇颊侧软组织
D. 有利于提高咀嚼效能
E. 保护舌的边缘

77. 下颌开颌运动不参与收缩的肌肉是
A. 翼外肌   B. 二腹肌
C. 翼内肌   D. 下颌舌骨肌
E. 颏舌骨肌

78. 下列说法中不正确的是
A. 关节翼肌窝为翼外肌下头附着处
B. 下颌小舌为翼下颌韧带附着处
C. 茎突下颌韧带附着于下颌角处
D. 翼肌粗隆为翼内肌附着处
E. 下颌棘为颏舌骨肌的起点

79. 腮腺内神经血管排列, 不属于纵行组的是
A. 耳颞神经   B. 颈外动脉
C. 面神经   D. 面后静脉
E. 颞浅静脉

80. 颞下颌关节的组成结构不包括
A. 髁突   B. 喙突
C. 蝶下颌韧带   D. 关节盘
E. 关节囊

81. 颈鞘内包裹的组织不包括
A. 颈外动脉   B. 颈内动脉
C. 颈总动脉   D. 迷走神经
E. 颈内静脉

82. 翼外肌在髁突上的附着处为
A. 后斜面   B. 前斜面
C. 髁突外侧的粗糙面   D. 髁突内侧
E. 关节翼肌窝

83. 在下颌隆突处, 从前向后依次排列的神经为
A. 颊神经, 下牙槽神经, 舌神经

B. 舌神经, 颊神经, 下牙槽神经
C. 颊神经, 舌神经, 下牙槽神经
D. 下牙槽神经, 颊神经, 舌神经
E. 舌神经, 下牙槽神经, 颊神经

84. 嚼肌起始或附着的骨不包括
A. 下颌骨   B. 上颌骨
C. 颧骨   D. 颞骨
E. 蝶骨

85. 有关在颈部鉴别颈外动脉与颈内动脉的描述中, 哪项是正确的
A. 颈外动脉初在颈内动脉的前内侧, 继而转至颈内动脉的前外侧
B. 颈外动脉无分支, 颈内动脉有分支
C. 暂时阻断颈内动脉, 则触不到颞浅动脉或者颌外动脉的搏动
D. 颈外动脉初在颈内动脉的后外侧, 继而转至颈内动脉的后内侧
E. 颈外动脉较颈内动脉粗

86. 颌下区的手术切口, 常取低于下颌角及下颌缘 1.5 ~ 2.0cm 处, 其目的是为了避免损伤
A. 面动脉   B. 面静脉
C. 面神经下颌缘支   D. 面神经颈支
E. 下颌下腺

87. 不属于决定髁道的结构是
A. 颞下颌关节窝后壁的形态
B. 颞下颌关节窝前壁的形态
C. 下颌运动肌群的牵引
D. 关节窝、关节盘和髁突顶面的形状
E. 骀接触状态

88. 下颌作侧方运动时, 同时收缩的肌肉不包括
A. 对侧的翼内肌   B. 对侧的翼外肌下头
C. 同侧的嚼肌   D. 对侧的嚼肌
E. 同侧的颞肌

89. 颌面部软组织的特点不包括
A. 颌面部血管密集, 血运丰富
B. 颌面部皮肤薄而软, 皮下组织疏松
C. 静脉与颅内静脉窦关系密切
D. 因为皮下层内含有面神经、血管等, 因此外伤缝合时可以不考虑皮肤皱纹和沟的走向
E. 皮下组织中有表情肌

90. 面前静脉接纳静脉血的区域不包括
A. 鼻背   B. 内眦
C. 眶下区   D. 上、下唇
E. 腮腺区

91. 下列哪条神经不是上颌神经的分支
A. 脑膜中神经   B. 上牙槽后神经
C. 翼腭神经   D. 颧神经
E. 颞深神经

92. 属于颈内静脉特征的是

A. 在颈静脉孔处于横窦

B. 位于颈内动脉与颈总动脉背侧

C. 在锁骨后方与锁骨下静脉汇合成无名静脉

D. 回流头面部所有的静脉血

E. 属支多在舌骨大角附近汇入

93. 与下颌管关系密切的牙齿是

A. 下颌第一前磨牙　　　　B. 下颌第二前磨牙

C. 下颌第一磨牙　　　　　D. 下颌第二磨牙

E. 下颌第三磨牙

94. 关于髁突的描述，哪项是错误的

A. 又称关节突，分髁、颈两部分

B. 关节面上一个横嵴将其分为前斜面和后斜面

C. 髁突长轴斜向内后，与下颌体长轴平行

D. 髁突颈部上前方有一个小凹陷称为关节翼肌窝

E. 髁突是下颌骨的主要生长中心之一

95. 下颌姿势位特点是

A. 颞肌、咬肌、翼外肌无电位活动

B. 上、下颌牙不接触时，下颌所处的位置称为下颌姿势位

C. 上、下颌牙之间从前向后有一个楔形间隙

D. 下切牙切缘之间的距离为 2~5mm

E. 髁突位于关节窝的后下位置

96. 属于翼颌间隙特征的是

A. 位于下颌支与翼外肌之间

B. 上界为翼外肌上缘

C. 下界为下颌骨下缘

D. 内有舌神经、下牙槽神经与下牙槽血管等神经血管

E. 后界为胸锁乳突肌

97. 关于双侧平衡𬌗说法哪项是正确的

A. 下颌在非正中颌位时，上、下颌后牙间存在着最广泛的、均匀的点、线和面的接触

B. 下颌由正中颌位依切导向前、下运动至前牙切缘相对时，后牙保持接触关系

C. 下颌做侧方咀嚼运动时，上、下颌牙列两侧不一定要有接触关系

D. 双侧平衡𬌗可分为正中𬌗平衡、前伸𬌗平衡和侧方𬌗平衡

E. 以上都不对

98. 下列关于腭大孔的描述，错误的是

A. 在硬腭后缘前约 0.5cm

B. 位于硬腭后部

C. 相当于腭中缝至龈缘的外、中 1/3 交界处

D. 是翼腭管的下口

E. 腭前神经和腭降血管由此孔穿出

99. 行于翼颌间隙内的神经是

A. 舌下神经　　　　　　　B. 下牙槽神经

C. 颊神经　　　　　　　　D. 下颌神经

E. 上颌神经

100. 临床上分腮腺为浅、深叶的依据是

A. 下颌后静脉穿行的平面

B. 颈外动脉穿经的平面

C. 面神经主干及其分支的平面

D. 咬肌的前缘

E. 下颌支的后缘

101. 下颌骨外斜线的起始是

A. 下颏棘至下颌支前缘

B. 上颏棘至下颌支前缘

C. 颏结节至下颌支前缘

D. 颏孔至下颌支前缘

E. 正中联合至下颌支前缘

102. 下列关于颈总动脉的描述哪一项是错误的

A. 为口腔颌面部血液供应的主要来源

B. 在舌骨水平分为颈内动脉和颈外动脉

C. 右侧颈总动脉起自无名动脉

D. 左侧颈总动脉起自主动脉弓

E. 左侧颈总动脉比右侧长

103. 下列关于点隙的定义说法正确的是

A. 龋病的好发部位

B. 副沟相交形成凹陷的部位

C. 牙冠上不规则的凹陷部位

D. 2 条或 2 条以上发育沟相交处的凹陷

E. 钙化不良形成的凹陷

104. 一对唾液腺中，下颌下腺分泌量约占总量的

A. 0.45　　　　　　　　　B. 0.55

C. 0.65　　　　　　　　　D. 0.75

E. 0.85

B1 型题

1.（共用备选答案）

A. 连接双侧眶下缘最低点和外耳道上缘的一个假想平面

B. 从一侧鼻翼中点到同侧耳屏中点的假想连线

C. 连接双侧眶下缘最低点和耳屏中点的一个假想平面

D. 从一侧口角到同侧耳屏中点的假想连线

E. 从上颌中切牙的近中邻接点到双侧第一磨牙的近中颊尖所构成的假想平面

（1）𬌗平面是指

（2）鼻翼耳屏线是指

（3）眶耳平面是指

2.（共用备选答案）

A. 鼻外侧之长形凹陷

B. 上唇和颊部间的斜行凹陷

C. 鼻面沟和唇面沟

D. 下唇与颏部之间的横行凹陷

E. 两侧前鼻孔之间的隆嵴

（1）唇面沟位于

（2）鼻面沟位于

（3）颏唇沟位于

3.（共用备选答案）

A. 分布于 321|123 腭侧黏膜和牙龈

B. 分布于 $\overline{8-1|1-8}$ 及牙周膜、牙槽骨

C. 分布于 $\overline{87|78}$ 和 $\overline{6|6}$ 的腭根及远中颊根、牙周膜、牙槽骨和颊侧牙龈

D. 分布于 $\overline{4321|1234}$ 的唇颊侧牙龈及下唇黏膜

E. 分布于 $\overline{321|123}$ 及牙周膜、牙槽骨、唇侧牙龈

（1）上牙槽后神经

（2）下牙槽神经

（3）上牙槽前神经

（4）鼻腭神经

（5）颏神经

4. （共用备选答案）

A. 唇舌径在牙颈部最大

B. 根管较小，根管侧壁薄，仅厚 1mm

C. 近远中径在𬌗面宽而近颈部窄

D. 髓室顶与髓室底相距较近

E. 牙冠向舌侧倾斜，髓室偏向颊侧

（1）下颌恒磨牙开髓部位应在𬌗面偏向颊尖处，因为

（2）上颌前牙开髓时应从舌面窝中央向牙颈方向钻入，因为

（3）上颌前磨牙开髓时要防止从近中面或远中面穿孔，因为

（4）下颌切牙根管治疗时应防止侧穿根管壁，因为

（5）下颌第一恒磨牙开髓时应防止穿通髓室底，因为

5. （共用备选答案）

A. 纵𬌗曲线   B. 横𬌗曲线

C. Spee 曲线   D. 补偿曲线

E. 𬌗曲线

（1）表示牙列𬌗面形态特征的曲线为

（2）连接下颌切牙的切缘、尖牙的牙尖、前磨牙颊尖及磨牙近远中颊尖的连线为

（3）连接上颌切牙的切缘、尖牙的牙尖、前磨牙颊尖及磨牙近远中颊尖的连线为

6. （共用备选答案）

A. 紧张腭帆，开大咽鼓管

B. 使软腭上提，咽侧壁向内运动

C. 下降腭帆，紧缩咽门

D. 上提咽喉，向前牵引咽腭弓，使两侧咽腭弓接近

E. 提悬雍垂

（1）舌腭肌作用为

（2）咽腭肌作用为

（3）腭帆提肌作用为

（4）腭帆张肌作用为

（5）悬雍垂肌作用为

7. （共用备选答案）

A. 舌骨大角稍下方，自颈外动脉起始部的前内侧壁发出的动脉

B. 平舌骨大角尖处自颈外动脉前壁发出的动脉

C. 舌骨大角稍上方、二腹肌后腹下缘自颈外动脉前壁发出的动脉

D. 自下颌骨髁突颈部的内后方起于颈外动脉的动脉

E. 自下颌骨髁突颈部平面，于腮腺深面起于颈外动脉的动脉

（1）舌动脉为

（2）颌外动脉为

（3）甲状腺上动脉为

（4）颌内动脉为

8. （共用备选答案）

A. 起自颞窝和颞深筋膜深面，止于喙突和下颌支前缘直至下颌第三磨牙远中的咀嚼肌

B. 起自颧弓深面，垂直向下止于下颌支上部和喙突的咀嚼肌

C. 起自上颌骨颧突和颧弓下缘的前 2/3，向下后行，止于咬肌隆突和下颌支外侧面下半部的咀嚼肌

D. 起于翼外板的内面、腭骨锥突和上颌结节，止于下颌角内侧面和翼肌粗隆的咀嚼肌

E. 起于蝶骨大翼的颞下面、颞下嵴及翼外板的外侧面，止于关节囊、关节盘和关节翼肌窝的咀嚼肌

（1）咬肌浅层为

（2）咬肌深层为

（3）颞肌为

（4）翼外肌为

（5）翼内肌为

9. （共用备选答案）

A. 颧弓的后续部分

B. 鼓鳞裂

C. 蝶骨嵴

D. 以薄骨板和颅中窝相隔

E. 关节结节

（1）颞下颌关节关节窝前界

（2）颞下颌关节关节窝后界

（3）颞下颌关节关节窝内侧

（4）颞下颌关节关节窝顶

（5）颞下颌关节关节窝外界

10. （共用备选答案）

A. 向前的动力   B. 向后的动力

C. 内外的动力平衡   D. 上下的动力平衡

E. 左右的动力平衡

（1）颞肌、咬肌和翼内肌的作用是建𬌗动力平衡

（2）舌体、颊肌的作用形成

（3）上、下牙弓密切面稳定的咬合接触关系

11. （共用备选答案）

A. 穿过棘孔的动脉分支

B. 穿过下颌孔的动脉分支

C. 穿过眶下孔的动脉分支

D. 穿过切牙孔的动脉分支

E. 穿过蝶腭孔的动脉分支

（1）蝶腭动脉是

（2）腭降动脉是

（3）眶下动脉是

（4）下牙槽动脉是

12.（共用备选答案）
    A. 与根管呈接近垂直角度，贯穿牙本质和牙骨质
    B. 根管在根尖分出的细小分支，根管仍存在
    C. 根管在根尖分散或 2 个或 2 个以上的分支，根管不存在
    D. 发自相邻根管间的交通支
    E. 发自髓室底至根分叉的管道
（1）根管侧支
（2）根管分歧
（3）副根管

13.（共用备选答案）
    A. 前、后牙均无接触
    B. 非工作侧多个后牙接触
    C. 工作侧多个后牙接触
    D. 工作侧和非工作侧均无接触
    E. 工作侧和非工作侧均有接触

（1）双侧平衡拾的咬合接触是指
（2）组牙功能拾的咬合接触是指

14.（共用备选答案）
    A. 上颌第一前磨牙　　　　B. 上颌第二前磨牙
    C. 上颌第一磨牙　　　　　D. 下颌第一前磨牙
    E. 下颌第一磨牙
（1）特有解剖标志是近中沟的是
（2）近中舌沟可见于
（3）远中舌沟可见于

15.（共用备选答案）
    A. 0.5mm　　　　　　　　B. 1mm
    C. 2mm　　　　　　　　　D. 3mm
    E. 1.5mm
（1）后退接触位至牙尖交错位的距离为
（2）侧向咬合运动，工作侧髁突向外侧运动幅度最大约

第三章　生物化学

A1/A2 型题

1. 有关 DNA 变性的叙述，错误的是
    A. 加热时可导致变性
    B. 变性时二级结构被破坏
    C. 变性时不伴有共价键断裂
    D. 变性时两条链解离
    E. 变性后 260nm 波长吸收不改变

2. α－酮酸可转变生成的物质是
    A. 维生素 A　　　　　　　B. 营养必需脂肪酸
    C. 营养必需氨基酸　　　　D. 维生素 E
    E. CO_2 和 H_2O

3. 多肽链中肽键的本质是
    A. 磷酸二酯键　　　　　　B. 疏水键
    C. 二硫键　　　　　　　　D. 糖苷键
    E. 酰胺键

4. 有关 DNA 碱基组成规律的叙述，错误的是
    A. 不受年龄与营养状态影响
    B. 主要由腺嘌呤组成
    C. 嘌呤与嘧啶分子数相等
    D. 适用于不同种属
    E. 与遗传特性有关

5. 维系蛋白质二级结构稳定的主要化学结构是
    A. 离子键　　　　　　　　B. 疏水作用
    C. 肽键　　　　　　　　　D. 氢键
    E. 二硫键

6. 关于 DNA 双螺旋结构的叙述，错误的是
    A. 两条链通过碱基之间的氢键维系
    B. 磷酸戊糖位于螺旋外侧，碱基位于内侧
    C. 为右手螺旋，每个螺旋为 10 个碱基对
    D. 碱基配对有摆动现象
    E. 螺旋的直径为 2nm

7. 稀有碱基常出现于
    A. rRNA　　　　　　　　　B. tRNA
    C. hnRNA　　　　　　　　D. 冈崎片段
    E. mRNA

8. 可将肝外组织胆固醇转运至肝的主要脂蛋白是
    A. LDL　　　　　　　　　　B. CM
    C. HDL　　　　　　　　　　D. IDL
    E. VLDL

9. 影响酶促反应速度的因素不包括
    A. 酶的浓度　　　　　　　B. 底物浓度
    C. 反应体系的 pH　　　　　D. 反应体系的温度
    E. 酶原的浓度

10. NAD^+ 和 $NADP^+$ 中所含的维生素是
    A. 维生素 PP　　　　　　　B. 生物素
    C. 维生素 C　　　　　　　D. 泛酸
    E. 硫胺素

11. 下述有关糖、脂肪、蛋白质互变的叙述中，不适当的是
    A. 蛋白质可转变为糖
    B. 脂肪可转变为蛋白质
    C. 葡萄糖可转变为非必需氨基酸的碳架部分
    D. 糖可转变为脂肪
    E. 脂肪中甘油可转变为糖

12. 在蛋白质分子中，下列氨基酸没有遗传密码子的是
    A. 脯氨酸　　　　　　　　B. 甲硫氨酸
    C. 羟脯氨酸　　　　　　　D. 赖氨酸
    E. 谷氨酸

13. 有抗氧化作用的脂溶性维生素是

A. 维生素 E
B. 维生素 K
C. 维生素 C
D. 维生素 D
E. 维生素 B₁

14. DNA 复制时的模板是

A. 原有的两股 DNA 链都是模板
B. 随后链是模板
C. 反意义链是模板
D. 有意义链是模板
E. 前导链是模板

15. 结合胆汁酸中的牛磺酸是下列哪一种氨基酸脱羧基的产物

A. 谷氨酸
B. 鸟氨酸
C. 天冬氨酸
D. 色氨酸
E. 半胱氨酸

16. 胆固醇生物合成的限速酶是

A. HMC – CoA 裂解酶
B. HMG – CoA 合酶
C. HMG – CoA 还原酶
D. MVA 激酶
E. 乙酰 CoA 羧化酶

17. 调节血糖水平最主要的器官是

A. 心
B. 肝
C. 脑
D. 肾
E. 肺

18. 下列不属于维系蛋白质三级结构的化学键是

A. 盐键
B. 氢键
C. 范德华力
D. 肽键
E. 疏水键

19. 下面的代谢反应中哪个反应同时脱氢与脱羧

A. 苹果酸→草酰乙酸
B. 异柠檬酸→α – 酮戊二酸
C. 琥珀酰辅酶 A→琥珀酸
D. 琥珀酸→延胡索酸
E. 延胡索酸→苹果酸

20. 下列辅酶不含维生素的是

A. FMN
B. FAD
C. NAD⁺
D. CoQ
E. NADP⁺

21. 维系蛋白质分子中 α – 螺旋结构的主要化学键是

A. 二硫键
B. 氢键
C. 疏水键
D. 离子键
E. 肽键

22. mRNA 上的四种核苷酸能组成多少组密码子

A. 16
B. 4
C. 61
D. 64
E. 81

23. 调节钙、磷代谢的活性激素是

A. 肾上腺素、胰岛素、生长素
B. 1, 25 – 二羟维生素 D₃、甲状腺素、降钙素
C. 甲状旁腺激素、降钙素、1, 25 – 二羟维生素 D₃

D. 糖皮质激素、甲状腺素、降钙素
E. 降钙素、去甲肾上腺素、1, 25 – 二羟维生素 D₃

24. 反密码子 IGG 的相应密码子是

A. GCC
B. ACC
C. CCA
D. UCC
E. CCG

25. 钙的生理作用不包括

A. 启动骨骼肌和心肌细胞的收缩
B. 启动胶原蛋白合成
C. 第二信使作用
D. 骨化作用
E. 降低神经肌肉的兴奋性

26. 有关竞争性抑制剂的论述，错误的是

A. 与酶的活性中心相结合
B. 结构与底物相似
C. 与酶的结合是可逆的
D. 抑制程度只与抑制剂的浓度有关
E. 该抑制不能解除

27. 翻译过程的产物是

A. DNA
B. mRNA
C. tRNA
D. 核糖体
E. 蛋白质

28. 与脂肪酸合成无关的物质是

A. ATP
B. 甘油
C. 乙酰 CoA
D. NADPH
E. CO₂

29. 蛋白质二级结构是指分子中

A. 氨基酸的排列顺序
B. 每一氨基酸侧链的空间构象
C. 局部主链的空间构象
D. 亚基间相对的空间位置
E. 每一原子的相对空间位置

30. 维生素 D₃ 完成 25 位羟化的器官是

A. 肝脏
B. 皮肤
C. 肾脏
D. 甲状腺
E. 前列腺

31. 氨基转移酶的辅酶中含有下列哪一种维生素

A. 维生素 B₆
B. 维生素 B₁
C. 维生素 B₁₂
D. 维生素 B₂
E. 维生素 C

32. Waston – Crick 的 DNA 结构模型

A. 是一个三链结构
B. 双股链的走向是反向平行的
C. 嘌呤和嘌呤配对，嘧啶和嘧啶配对
D. 碱基之间共价结合
E. 磷酸戊糖主链位于螺旋内侧

33. 某种脂蛋白中含较多的磷脂及胆固醇，载脂蛋白以 **ApoA** 为主，该脂蛋白的浓度与动脉粥样硬化发生率呈

负相关。该脂蛋白的主要合成部位应为

A. 血浆 　　　　　　　　B. 血管内皮细胞

C. 肝脏 　　　　　　　　D. 小肠黏膜

E. 脂肪组织

34. 一孕妇产前检查出胎儿苯丙氨酸羟化酶缺陷，婴儿出生后除药物治疗外，还必须严格控制苯丙氨酸的摄入，同时有一种非必需氨基酸成为必需，这种氨基酸是

A. 丝氨酸 　　　　　　　B. 天冬氨酸

C. 甘氨酸 　　　　　　　D. 酪氨酸

E. 赖氨酸

35. 四名中学生秋游时遇大雨，在农家用炉子取暖时，出现急性精神状态改变、疲劳、恶心和红唇，可能是一氧化碳中毒。除了形成碳氧血红蛋白以外，一氧化碳中毒的机制还包括抑制

A. 辅酶 Q 还原酶 　　　　B. 细胞色素氧化酶

C. NADH 脱氢酶 　　　　D. 细胞色素 c 还原酶

E. 琥珀酸脱氢酶

36. 恶性高热病出现突然高热，在 10 ~ 15 分钟或数小时内体温迅速升高，有时超过 43℃，造成体温上升的可能原因是

A. 肌肉收缩产生热量

B. 对外界冷的温度的反应

C. 氧化磷酸化解偶联

D. 脂肪动员产生热量

E. ATP 消耗增加

37. 佝偻病是婴幼儿缺钙的病症，维生素 D 可促进机体对钙的吸收，所以给患者补充足量的钙和维生素 D，维生素 D 的主要作用是

A. 促进小肠对钙磷的吸收，促进肾小管对钙磷重吸收

B. 刺激肝脏 25α - 羟化酶合成，抑制 24α - 羟化酶合成

C. 加快肝脏钙调蛋白降解，促进细胞摄取血钙

D. 抑制骨髓钙结合蛋白合成，抑制破骨细胞活性

E. 促进骨细胞摄取血钙，降低血钙浓度

38. 某患者就诊时有明显的巩膜和皮肤黄染，经检查诊断为溶血性黄疸，那么其血中胆红素变化情况是

A. 直接胆红素升高，间接胆红素改变不大

B. 间接胆红素升高，直接胆红素改变不大

C. 间接胆红素和直接胆红素两者都不升高

D. 间接胆红素和直接胆红素两者都升高

E. 不一定

39. 某 6 个月女婴，母乳喂养未添加辅食，面色苍白、嗜睡，诊断为巨幼细胞贫血，其主要原因是缺乏

A. 铁 　　　　　　　　　B. 蛋白质

C. 维生素 A 　　　　　　D. 维生素 B_2

E. 维生素 B_{12}

40. 位于糖酵解、糖异生、磷酸戊糖途径、糖原合成和糖原分解各条糖代谢途径交汇点上的化合物是

A. 1 - 磷酸葡萄糖 　　　B. 6 - 磷酸葡萄糖

C. 3 - 磷酸甘油醛 　　　D. 1，6 - 二磷酸果糖

E. 6 - 磷酸果糖

41. 链霉素抑制蛋白质合成，其结合的是

A. 真核生物核糖体小亚基

B. 原核生物核糖体小亚基

C. 原核生物核糖体大亚基

D. 真核生物核糖体大亚基

E. 氨基酰 - tRNA 合成酶

42. 下列直接抑制 HMG - CoA 还原酶基因表达的物质是

A. HMG - CoA 　　　　　B. 鲨烯

C. 羊毛固醇 　　　　　　D. 异戊烯焦磷酸酯

E. 胆固醇

43. 肝硬化患者机体多种功能受到影响，出现低血糖的主要原因是

A. 糖原分解能力降低 　　B. 肠道吸收糖减少

C. 糖异生减少 　　　　　D. 脂肪动员减少

E. 合成脂肪增加

44. 某患者食用新鲜蚕豆后引发溶血就诊，该患者可能缺乏的代谢酶是

A. 己糖激酶

B. 葡萄糖 - 6 - 磷酸脱氢酶

C. 磷酸果糖激酶

D. 磷酸戊糖异构酶

E. 3 - 磷酸甘油醛脱氢酶

45. 脑组织在正常情况下主要利用葡萄糖供能，只有在下述哪种情况下，脑组织主要利用酮体

A. 空腹 　　　　　　　　B. 剧烈运动

C. 短期饥饿 　　　　　　D. 长期饥饿

E. 轻型糖尿病

46. 患者，女，68 岁，因高血压危象几次入院治疗，静脉滴注硝普钠后引起呼吸抑制，考虑可能是硫氰化物蓄积性中毒。硫氰化物中的 CN^- 是呼吸链抑制剂，其作用位点在

A. 呼吸链复合体 Ⅰ 　　　B. 呼吸链复合体 Ⅱ

C. 呼吸链复合体 Ⅲ 　　　D. 呼吸链复合体 Ⅳ

E. 泛醌

47. 肝细胞以乙酰辅酶 A 为原料合成某类物质，是肝脏向外输出能源的一种形式，但是肝外组织利用低于肝脏外输速度时会导致酸中毒。下面有关该类物质的叙述错误的是

A. 其合成酶系在线粒体中

B. 只能在肝外组织利用

C. 可作为大脑的能源物质

D. 除丙酮外均为酸性物质

E. 是肝中病理性代谢产物

48. 某中年女性，体重超标，诊断患有胆囊疾病。胆囊的作用是存储肝脏分泌的胆汁。由于胆汁存在肝肠循环而含有多种形式的胆汁酸，属于初级结合胆汁酸的是

A. 牛磺胆酸 　　　　　　B. 鹅脱氧胆酸

C. 甘氨脱氧胆酸   D. 石胆酸

E. 牛磺脱氧胆酸

49. 下列物质含量异常时可作为痛风诊断特征的是

A. 嘧啶   B. 嘌呤

C. β－氨基丁酸   D. 尿酸

E. β－丙氨酸

50. 蛋白质变性的结果是

A. 溶解度增加   B. 化学性质不变

C. 生物活性丧失   D. 氨基酸序列重构

E. 肽键断裂

B1 型题

1.（共用备选答案）

A. 肽键   B. 磷酸二酯键

C. 磷酸酯键   D. 酯键

E. 糖苷键

（1）核酸中核苷酸间的连接键为

（2）蛋白质中氨基酸间的连接键为

（3）核苷中碱基与戊糖的连接键为

（4）氨基酰－tRNA 中氨基酸与 tRNA 的连接键为

2.（共用备选答案）

A. 甲状旁腺激素   B. 生长激素

C. 降钙素   D. 糖皮质激素

E. 去甲肾上腺素

（1）能降低血钙浓度的是

（2）促进肝糖原分解的是

（3）能提高血钙浓度的是

3.（共用备选答案）

A. tRNA   B. mRNA

C. hnRNA   D. snRNA

E. rRNA

（1）含较多稀有碱基的是

（2）能够用来转运氨基酸的是

（3）作为蛋白质合成的模板的是

4.（共用备选答案）

A. 酸性氨基酸   B. 碱性氨基酸

C. 支链氨基酸   D. 芳香族氨基酸

E. 含硫氨基酸

（1）天冬氨酸是

（2）酪氨酸是

（3）赖氨酸是

5.（共用备选答案）

A. 果糖二磷酸酶－1

B. 6－磷酸果糖激酶－1

C. HMG－CoA 还原酶

D. 磷酸化酶

E. HMG－CoA 合成酶

（1）糖原分解途径中的关键酶是

（2）糖异生途径中的酶是

（3）参与酮体和胆固醇合成的酶是

6.（共用备选答案）

A. 丝氨酸   B. 精氨酸

C. 苯丙氨酸   D. 半胱氨酸

E. 谷氨酸

（1）可产生 γ－氨基丁酸的是

（2）可产生一碳单位的是

（3）可产生硫酸根的是

第四章   医学微生物学

A1/A2 型题

1. 噬菌体属于

A. 支原体

B. 原核细胞型微生物

C. 真核细胞型微生物

D. 非细胞型微生物

E. 螺旋体

2. 血液中查到抗－HBs，下列说法正确的是

A. 乙型肝炎急性期患者

B. 乙肝病毒携带者

C. 既往感染或接种过疫苗

D. 慢性活动性乙肝患者

E. 具有传染性

3. 正常机体中的无菌部位是

A. 皮肤表面   B. 黏膜表面

C. 外耳道   D. 血液

E. 眼结膜

4. 下列病毒中，能引起潜伏感染的是

A. 狂犬病病毒   B. 甲型肝炎病毒

C. 单纯疱疹病毒   D. 流感病毒

E. 腮腺炎病毒

5. 地方性斑疹伤寒的传播媒介是

A. 蚊   B. 蜱

C. 鼠蚤   D. 恙螨

E. 鼠虱

6. 抗链"O"试验可辅助下述哪种疾病的诊断

A. 风湿热   B. 肠热症

C. 猩红热   D. 类风湿关节炎

E. 红斑性狼疮

7. 伤寒慢性带菌者的致病菌检出率高的标本是

A. 粪便   B. 血液

C. 胆汁   D. 咽漱液

E. 尿液

8. 人类鼠疫的传播媒介是
  A. 人虱　　　　　　　　B. 鼠蚤
  C. 蜱　　　　　　　　　D. 螨
  E. 蚊

9. 某患者食欲不振、乏力，血清学检查为：抗 – HAV –
IgG（＋），抗 – HBc – IgM（＋），HBsAg（＋）。诊
断为
  A. 甲型肝炎患者
  B. 乙型肝炎患者
  C. 乙型肝炎并发甲型肝炎
  D. 甲型肝炎并发乙型肝炎
  E. 丁型肝炎患者

10. 与立克次体有共同抗原成分的细菌是
  A. 大肠埃希菌　　　　　B. 痢疾志贺菌
  C. 铜绿假单胞菌　　　　D. 变形杆菌
  E. 产气杆菌

11. HSV – 2 可引起
  A. 宫颈癌　　　　　　　B. Kaposi 肉瘤
  C. 原发性肝细胞癌　　　D. Burkitt 淋巴瘤
  E. 白血病

12. 经呼吸道感染的病毒是
  A. 脊髓灰质炎病毒　　　B. 甲型肝炎病毒
  C. 轮状病毒　　　　　　D. 流感病毒
  E. HIV

13. 庆大霉素的适应证不包括
  A. 脑膜炎　　　　　　　B. 支气管肺炎
  C. 结核病　　　　　　　D. 烧伤感染
  E. 细菌性痢疾

14. 下列微生物中只含 1 种核酸的是
  A. 支原体　　　　　　　B. 噬菌体
  C. 螺旋体　　　　　　　D. 立克次体
  E. 衣原体

15. 耐药金黄色葡萄球菌感染应选用
  A. 青霉素 G　　　　　　B. 氨苄西林
  C. 苯唑西林　　　　　　D. 阿莫西林
  E. 羧苄西林

16. 适用于物体表面和空气消毒的方法是
  A. 干热灭菌法　　　　　B. 湿热灭菌法
  C. 紫外线灭菌法　　　　D. 电离辐射灭菌法
  E. 超声波杀菌法

17. 某患者，因铁钉深刺足底造成外伤送医院急诊，医生应
首先考虑注射
  A. 破伤风类毒素　　　　B. 破伤风抗毒素
  C. 白百破三联疫苗　　　D. 丙种球蛋白
  E. 破伤风菌苗

18. 抗铜绿假单胞菌感染的药物是
  A. 青霉素　　　　　　　B. 氨苄西林
  C. 磺胺甲噁唑　　　　　D. 红霉素

  E. 头孢噻肟

19. 与结核杆菌耐干燥有关的是
  A. 胞壁致密　　　　　　B. 胞壁中脂质多
  C. 含耐热酶　　　　　　D. 有芽孢
  E. 以上都不是

20. 治疗菌群失调症应使用
  A. 维生素　　　　　　　B. 纤维素
  C. 抗生素　　　　　　　D. 抗毒素
  E. 生态制剂

21. 消毒的含义是
  A. 杀死物体上所有微生物的方法
  B. 杀死病原微生物的方法
  C. 物体中无活菌存在
  D. 抑制微生物生长繁殖的方法
  E. 减少微生物的数量

22. 心肌炎主要由下列哪种病毒感染引起
  A. 脊髓灰质炎病毒　　　B. 柯萨奇病毒
  C. 埃可病毒　　　　　　D. 轮状病毒
  E. 甲型肝炎病毒

23. BCG 属于
  A. 死菌苗　　　　　　　B. 减毒活疫苗
  C. 类毒素　　　　　　　D. 抗毒素
  E. 荚膜多糖疫苗

24. 引起医院内交叉感染最常见的细菌是
  A. 肺炎杆菌
  B. 耐药性痢疾杆菌
  C. 耐药性金黄色葡萄球菌
  D. 乙型溶血性链球菌
  E. 肺炎链球菌

25. 灭菌的含义是指
  A. 杀灭物体中所有微生物的方法
  B. 杀灭病原微生物的方法
  C. 物体中无活菌存在
  D. 抑制微生物生长繁殖的方法
  E. 防止细菌进入人体的操作技术

26. 预防艾滋病的主要措施不包括
  A. 建立 HIV 感染的检测系统，掌握流行动态
  B. 开展广泛宣传教育杜绝吸毒
  C. 加强国境检疫，严防 HIV 传入
  D. 对供血者进行严格的 HIV 检测，确保血制品安全
  E. 严格注意空气质量，加强室内空气消毒

27. 下列关于 AIDS 的说法不正确的是
  A. 常伴发 Kaposi 肉瘤
  B. HIV 主要侵犯 CD4$^+$T 细胞
  C. 易发机会感染
  D. 疫苗预防有效
  E. 此患者 OT 试验常为强阳性

28. 对噬菌体的描述不正确的是

A. 体积微小，需用电子显微镜观察

B. 赋予宿主菌生物学性状的遗传物质

C. 具有细胞结构

D. 有严格的宿主特异性

E. 可以侵袭细胞

29. 关于支原体的生物学性状，下述哪项是错误的

A. 无细胞壁　　　　　　B. 多形态性

C. 能通过滤菌器　　　　D. 有独特的生长周期

E. 可用人工培养基培养

30. 下列病毒感染人体不引起病毒血症的是

A. 流感病毒　　　　　　B. 腮腺炎病毒

C. 风疹病毒　　　　　　D. 麻疹病毒

E. 脊髓灰质炎病毒

31. 我国卫生细菌学标准是每升饮水中大肠菌群数不得超过

A. 3 个　　　　　　　　B. 5 个

C. 300 个　　　　　　　D. 30 个

E. 50 个

32. 对病毒核酸的错误叙述是

A. 可以控制病毒的遗传变异

B. 可以决定病毒的感染性

C. RNA 可以携带遗传信息

D. 每个病毒只有一种类型的核酸

E. 决定病毒包膜所有成分的形成

33. 细菌合成代谢产物不包括

A. 内毒素　　　　　　　B. 外毒素

C. 类毒素　　　　　　　D. 色素

E. 侵袭性酶类

34. 无芽孢厌氧菌正常寄居的部位不包括

A. 阴道　　　　　　　　B. 尿道

C. 肠道　　　　　　　　D. 腹腔

E. 上呼吸道

35. 下列不直接对人或动物致病的微生物是

A. 螺旋体　　　　　　　B. L 型细菌

C. 噬菌体　　　　　　　D. 衣原体

E. 支原体

36. 麻疹病毒的致病特点不包括

A. 人是唯一自然宿主

B. 感染类型多为隐性感染

C. 飞沫或接触传播

D. 有两次病毒血症

E. Koplik 斑有早期诊断意义

37. 有关质粒的叙述不正确的是

A. 是细菌染色体外的遗传物质

B. 是闭合环状的双链 DNA

C. 具有自主复制的能力

D. 是细菌必不可少的结构

E. 可自行丢失或人工处理消除

B1 型题

1.（共用备选答案）

A. 脊髓灰质炎病毒　　　B. 柯萨奇病毒

C. 轮状病毒　　　　　　D. 埃可病毒

E. 杯状病毒

（1）秋冬季婴幼儿腹泻常见的病原体是

（2）小儿麻痹症的病原体是

2.（共用备选答案）

A. 细菌灭活疫苗　　　　B. 细菌减毒活疫苗

C. 类毒素疫苗　　　　　D. 亚单位疫苗

E. 丙种球蛋白

（1）BCG 属于

（2）霍乱疫苗属于

3.（共用备选答案）

A. 消化道传播　　　　　B. 血液传播

C. 虫媒传播　　　　　　D. 呼吸道传播

E. 直接接触传播

（1）戊型肝炎病毒（HEV）的主要传播途径是

（2）乙型脑炎病毒的主要传播途径是

4.（共用备选答案）

A. 普氏立克次体

B. 斑疹伤寒立克次体

C. 恙虫病立克次体

D. 贝纳柯克斯体

E. 汉塞巴通体

（1）地方性斑疹伤寒的病原体是

（2）流行性斑疹伤寒的病原体是

5.（共用备选答案）

A. 霍乱弧菌　　　　　　B. 副溶血弧菌

C. 大肠埃希菌　　　　　D. 白喉杆菌

E. 结核杆菌

（1）引起烈性传染病的是

（2）食物中毒病原菌是

第五章　医学免疫学

A1/A2 型题

1. 传导 B 细胞活化第一信号的分子是

A. CD16 和 CD64　　　　B. CD79a 和 CD79b

C. CD16 和 CD32　　　　D. CD32 和 CD64

E. CD80 和 CD86

2. 免疫球蛋白分成五类的依据是

A. VH 抗原特异性的不同

B. VL 抗原特异性的不同

C. CL 抗原特异性的不同

D. CH 抗原特异性的不同

E. CH 及 CL 抗原特异性的不同

3. 具有免疫记忆的细胞有
- A. NK 细胞
- B. APC
- C. B 细胞
- D. 肥大细胞
- E. 中性粒细胞

4. 关于补体的叙述，正确的是
- A. 补体激活的整个过程都涉及酶促反应
- B. 补体是一组以活性酶的形式存在的蛋白质
- C. 补体在固有免疫和适应性免疫中都发挥作用
- D. 补体对热不敏感
- E. 补体激活的经典途径在感染早期发挥着十分重要的作用

5. 关于 T 细胞介导的细胞免疫的说法，下列错误的是
- A. 抗原肽：MHC 分子复合物与 TCR 结合产生第一信号
- B. 由 TD 抗原引起
- C. CD3 分子传递第二信号
- D. TCR 识别抗原受 MHC 分子限制
- E. 需抗原呈递细胞参与

6. C3b 的功能不包括
- A. 免疫调节作用
- B. 免疫黏附
- C. 补体旁路途径活化
- D. 趋化因子
- E. 组成 C5 转化酶

7. 佐剂的生物学作用不包括
- A. 增强抗原的免疫原性
- B. 改变产生抗体的类型
- C. 诱导免疫耐受
- D. 增强巨噬细胞的活性
- E. 增加抗体的效价

8. MHC－Ⅰ类分子将内源性抗原呈递给下列哪种细胞
- A. CD4$^+$Th1
- B. CD4$^+$Th2
- C. CD8$^+$T
- D. B 细胞
- E. 以上都不是

9. 下列有关 HBsAg 的说法正确的是
- A. 只出现在乙肝患者的血清中
- B. 检查为阳性者不能献血
- C. 具有抗原性，其相应抗体可作为早期诊断的依据
- D. 只存在 Dane 颗粒表面
- E. 检查为阳性者可以输血

10. 免疫监视功能低下易导致
- A. 自身免疫病
- B. 超敏反应
- C. 免疫缺陷病
- D. 肿瘤
- E. 移植排斥反应

11. CD4$^+$T 细胞在 CTL 细胞的活化过程中的作用主要是
- A. 协助传递第一信号
- B. 分泌细胞因子辅助 CTL 完全活化
- C. 促进 CTL 的 TCR 的表达
- D. 促进 CTL 的 MHC－Ⅱ类分子的表达
- E. 促进 CTL 的穿孔素的释放

12. 下列具有下调免疫功能作用的细胞因子是
- A. CSF
- B. TNF
- C. IL－2
- D. TGF－β
- E. IFN－γ

13. 关于 IgG 的特性，下列说法中不正确的是
- A. 可介导 ADCC 作用
- B. 唯一能通过胎盘的抗体
- C. 可引起 Ⅱ型或Ⅲ型超敏反应
- D. 有三个亚类
- E. 是再次免疫应答产生的主要抗体

14. DC 的组织分布不包括
- A. 脑
- B. 体腔
- C. 皮肤
- D. 淋巴结
- E. 肝脏

15. 关于 T 细胞表位和 B 细胞表位描述正确的是
- A. T 细胞表位只位于抗原分子表面
- B. B 细胞表位多位于抗原分子表面
- C. B 细胞表位只有构象表位
- D. T 细胞表位有构象表位和线性表位两种
- E. B 细胞表位需要 MHC 分子递呈

16. 下列哪项不是人工被动免疫的生物制品
- A. 抗毒素
- B. 丙种球蛋白
- C. 细胞因子
- D. 卡介苗
- E. 胸腺素

17. T 细胞活化时只有第一信号，缺乏第二信号，其结果将导致
- A. T 细胞凋亡
- B. T 细胞分裂
- C. T 细胞处于克隆无能状态
- D. T 细胞克隆扩增
- E. 以上都不是

18. 补体激活旁路途径中不包括
- A. C3 裂解为 C3a 和 C3b
- B. C4 裂解为 C4a 和 C4b
- C. 膜攻击复合物的形成
- D. C5 裂解为 C5a 和 C5b
- E. 过敏毒素的产生

19. 下列膜分子中，哪种与 B 淋巴细胞摄取抗原有关
- A. FcR
- B. mIg
- C. 黏附分子
- D. MHC－Ⅰ类分子
- E. 以上均不是

20. 下列哪些细胞表达高亲和力的 IgE Fc 受体
- A. 单核细胞、巨噬细胞
- B. 中性粒细胞、肥大细胞
- C. 中性粒细胞、嗜碱性粒细胞
- D. 肥大细胞、嗜碱性粒细胞
- E. 嗜酸性粒细胞、嗜碱性粒细胞

21. 下列关于 Ig 特性的说法，错误的是
- A. IgA 多位双聚体
- B. IgG 是唯一能通过胎盘的免疫球蛋白
- C. IgM 是分子量最大的免疫球蛋白
- D. 免疫应答过程中产生最早的是 IgG
- E. 正常血清中 IgE 是含量最少的免疫球蛋白

22. 受抗原作用能增生分化的细胞是
    A. 单核与巨噬细胞
    B. 中性粒细胞与嗜酸性粒细胞
    C. 嗜碱性粒细胞与肥大细胞
    D. T 细胞与 B 细胞
    E. K 细胞与 NK 细胞

23. 含 T 细胞百分率最高的器官是
    A. 胸腺
    B. 外周血
    C. 扁桃体
    D. 淋巴结
    E. 脾脏

24. 某患儿，在化脓性扁桃体炎后 10 天左右，出现急性肾小球肾炎的症状，其可能的原因是
    A. 溶血性链球菌的直接作用
    B. 溶血性链球菌与人肾小球基底膜有异嗜性抗原的存在
    C. 自身抗原的存在
    D. 同种异体抗原的存在
    E. 半抗原的存在

25. 狂犬病能在感染后进行特异性主动免疫的原因不包括
    A. 一般有明确的感染时间
    B. 灭活疫苗效果很好
    C. 病毒致病力弱，容易被干扰
    D. 一般潜伏期较长
    E. 疫苗副作用少，安全

26. 3~6 个月婴儿易患呼吸道感染主要是因为哪类 Ig 不足
    A. IgG
    B. IgM
    C. sIgA
    D. IgE
    E. IgD

27. 口服磺胺类药物出现过敏性粒细胞减少症最可能的原因是
    A. Ⅰ 型超敏反应
    B. Ⅱ 型超敏反应
    C. Ⅲ 型超敏反应
    D. Ⅳ 型超敏反应
    E. 以上都不是

28. 艾滋病患者常具有机会性感染和肿瘤的发生率增高的特点。试问下列哪一项指标可以评价患者的细胞免疫功能
    A. CD2⁺/CD4⁺
    B. CD3⁺/CD4⁺
    C. CD2⁺/CD8⁺
    D. CD4⁺/CD8⁺
    E. CD3⁺/CD8⁺

29. 免疫接种后首先产生的抗体是
    A. IgM
    B. IgG
    C. IgA
    D. IgD
    E. IgE

30. 使用染发剂染发后接触部位的皮肤出现红肿、水疱等炎症反应可能的原因是
    A. 发生了 Ⅰ 型超敏反应
    B. 发生了 Ⅱ 型超敏反应
    C. 发生了 Ⅲ 型超敏反应
    D. 发生了 Ⅳ 型超敏反应
    E. 以上都不是

31. 为降低应用破伤风抗毒素时超敏反应的发生率，可采用下列哪种酶对抗毒素进行处理
    A. 木瓜蛋白酶
    B. 溶菌酶
    C. 颗粒酶
    D. 胃蛋白酶
    E. 以上都不是

32. 新生儿先天性胸腺缺陷
    A. 只影响体液免疫
    B. 细胞免疫正常
    C. 体液免疫正常
    D. 致严重细胞免疫和体液免疫缺陷
    E. 只影响细胞免疫

B1 型题

1. （共用备选答案）
   A. IL-2
   B. IL-4
   C. IL-10
   D. IFN-γ
   E. IL-1
   （1）Th1 源细胞因子，同时又可通过自分泌作用于 T 细胞，使其增殖的是
   （2）Th1 源细胞因子，同时也是巨噬细胞活化因子的是

2. （共用备选答案）
   A. CD3⁺
   B. CD4⁺
   C. CD8⁺
   D. CD16⁺
   E. CTLA-4
   （1）能与 MHC-Ⅱ类分子相结合的分子是
   （2）能与 B7 分子结合的分子是

3. （共用备选答案）
   A. 生理性免疫防御
   B. 生理性免疫稳定
   C. 免疫防御作用过高
   D. 免疫监视功能失调
   E. 免疫稳定功能失调
   （1）病毒持续感染属于
   （2）自身免疫病属于

4. （共用备选答案）
   A. 大肠埃希菌 O14
   B. 溶血性链球菌
   C. 变形杆菌 OX19
   D. 大肠埃希菌 O86
   E. 肺炎链球菌 14 型
   （1）与人肾小球基底膜具有共同抗原的是
   （2）与人心肌组织具有共同抗原的是

5. （共用备选答案）
   A. 外周免疫器官
   B. 肝脏
   C. 骨髓
   D. 法式囊
   E. 胸腺
   （1）人体内各种免疫细胞的发源地是
   （2）淋巴细胞接受抗原刺激后增殖、分化并发生免疫应答的部位是

第六章　药　理　学

A1/A2 型题

1. 主要用于治疗厌氧菌感染的药物是
   A. 甲硝唑
   B. 头孢曲松
   C. 阿米卡星
   D. 阿莫西林
   E. 环丙沙星

2. 具有缓解胃肠痉挛作用的自主神经递质受体阻断剂是
   A. 筒箭毒碱
   B. 酚妥拉明
   C. 育亨宾
   D. 阿替洛尔
   E. 阿托品

3. 不属于氯丙嗪临床应用适应证的选项是
   A. 精神分裂症
   B. 感染中毒性精神病
   C. 前庭刺激所致晕动症
   D. 顽固性呃逆
   E. 洋地黄引起的呕吐

4. 不属于地塞米松药理作用的是
   A. 刺激骨髓造血功能
   B. 抑制毛细血管和成纤维细胞增生
   C. 增强机体对细菌内毒素的耐受力
   D. 抑制体内环氧化酶
   E. 稳定溶酶体膜

5. 可激动骨骼肌 N_2 受体的药物是
   A. 毛果芸香碱
   B. 新斯的明
   C. 氯琥珀胆碱
   D. 毒扁豆碱
   E. 筒箭毒碱

6. 外周血管痉挛性疾病可选用何药治疗
   A. 肾上腺素
   B. 去甲肾上腺素
   C. 多巴胺
   D. 酚妥拉明
   E. 普萘洛尔

7. 快速型室性心律失常首选
   A. 胺碘酮
   B. 丙吡胺
   C. 维拉帕米
   D. 利多卡因
   E. 普萘洛尔

8. 抗铜绿假单胞菌感染的药物是
   A. 氨苄西林
   B. 青霉素
   C. 磺胺甲基异噁唑
   D. 红霉素
   E. 头孢噻肟

9. 强心苷禁用于
   A. 心房纤颤
   B. 慢性心功能不全
   C. 心房扑动
   D. 室性心动过速
   E. 室上性心动过速

10. 不宜与肌肉松弛药合用的药物是
    A. 米诺环素
    B. 氨苄西林
    C. 庆大霉素
    D. 四环素
    E. 环丙沙星

11. 青霉素 G 的抗菌谱不包括
    A. 溶血性链球菌
    B. 铜绿假单胞菌
    C. 肺炎链球菌
    D. 淋球菌
    E. 脑膜炎球菌

12. 氯丙嗪的锥体外系反应不包括
    A. 静坐不能
    B. 帕金森综合征
    C. 运动不能
    D. 急性肌张力障碍
    E. 迟发性运动障碍

13. 胰岛素的药理作用不包括
    A. 促进脂肪合成
    B. 降低血糖
    C. 促进蛋白质合成
    D. 抑制糖原合成
    E. 促进 K^+ 进入细胞

14. 铜绿假单胞菌引起的肺炎最好选用
    A. 甲氧苄啶 + 磺胺甲基异噁唑
    B. 氯霉素 + 庆大霉素
    C. 庆大霉素 + 羧苄西林
    D. 链霉素 + 青霉素
    E. 克拉霉素 + 青霉素

15. 普萘洛尔的降压机制不包括
    A. 阻断肾小球旁器 β_1 受体，肾素分泌减少
    B. 阻断心脏 β_1 受体，使心率减慢，心收缩力下降，心排血量减少
    C. 扩张外周血管
    D. 阻断突触前膜 β_2 受体，递质释放的正反馈调节作用减弱
    E. 阻断心血管中枢 β 受体，外周交感神经张力下降

16. 防治磺胺药泌尿系统损害的措施，不正确的是
    A. 多饮水
    B. 酸化尿液
    C. 与 TMP 合用
    D. 避免长期用药
    E. 定期检查尿常规

17. 可以同时阻滞 K^+、Na^+、Ca^{2+} 通道的抗心律失常药是
    A. 奎尼丁
    B. 胺碘酮
    C. 利多卡因
    D. 维拉帕米
    E. 普萘洛尔

18. 药物可以消除原发致病因子，彻底治愈疾病，称为
    A. 对症治疗
    B. 对因治疗
    C. 预防作用
    D. 抑制作用
    E. 继发反应

19. 能迅速制止有机磷酸酯类中毒所致肌颤的药物是
    A. 碘解磷定
    B. 阿托品
    C. 琥珀胆碱
    D. 新斯的明
    E. 筒箭毒碱

20. 高血压伴心绞痛患者宜选用
    A. 硝酸甘油
    B. 普萘洛尔
    C. 氢氯噻嗪
    D. 哌唑嗪
    E. 卡托普利

21. 伴有糖尿病的水肿患者，不宜选用
   A. 氢氯噻嗪
   B. 呋塞米
   C. 乙酰唑胺
   D. 螺内酯
   E. 山梨醇

22. 维生素 K 的作用是
   A. 促进凝血因子 Ⅱ、Ⅶ、Ⅸ、Ⅹ 的合成
   B. 抑制纤溶酶
   C. 促进抗凝血酶Ⅲ的作用
   D. 可暂时提高因子Ⅷ促凝成分和 vWF 的浓度
   E. 促进血小板聚集

23. 吗啡急性中毒表现不包括
   A. 昏迷
   B. 呼吸高度抑制
   C. 针尖样瞳孔
   D. 肌张力增加
   E. 血压明显降低

24. 氯丙嗪的临床应用不包括
   A. 精神分裂症
   B. 晕动症
   C. 人工冬眠疗法
   D. 顽固性呃逆
   E. 低温麻醉

25. 可用于治疗休克和急性肾衰竭的药物是
   A. 去甲肾上腺素
   B. 多巴胺
   C. 异丙肾上腺素
   D. 肾上腺素
   E. 多巴酚丁胺

26. 对糖皮质激素的描述错误的是
   A. 增加食欲，促进消化
   B. 促进糖异生
   C. 抑制胶原蛋白、黏多糖合成及肉芽组织增生
   D. 减少胃酸与胃蛋白酶分泌
   E. 诱发和加重感染

27. 易引起听力减退或暂时性耳聋的利尿药是
   A. 呋塞米
   B. 氢氯噻嗪
   C. 螺内酯
   D. 氨苯蝶啶
   E. 乙酰唑胺

28. 下述哪一种疾病不宜选用胰岛素
   A. 合并严重感染的糖尿病
   B. 酮症酸中毒
   C. 妊娠期糖尿病
   D. 乳酸性酸中毒
   E. 轻、中型糖尿病

29. 属于非二氢吡啶类钙通道阻滞剂的是
   A. 硝苯地平
   B. 氨氯地平
   C. 非洛地平
   D. 吲达帕胺
   E. 维拉帕米

30. 异丙肾上腺素的药理作用不包括
   A. 扩张血管
   B. 正性肌力
   C. 正性频率
   D. 收缩血管
   E. 促进糖原分解

31. 胺碘酮的药理作用不包括
   A. 明显延长 APD 和 ERP
   B. 降低窦房结的自律性
   C. 有翻转使用依赖性
   D. 拮抗 α 受体
   E. 扩张冠状动脉

32. 患者，男，67 岁，诊断为心肌梗死，为防止发生心律失常，常给患者静脉滴注极化液，极化液包含葡萄糖、氯化钾和以下哪项
   A. 胰岛素
   B. 肾上腺素
   C. 二甲双胍
   D. 利多卡因
   E. 糖皮质激素

33. 患者，男，29 岁，感染性肺炎并伴发休克，此时在足量有效抗生素治疗的基础上应给予
   A. 糖皮质激素
   B. 肾上腺素
   C. 胰岛素
   D. 强心苷
   E. 阿托品

34. 患者，女，25 岁，以青霉素治疗梅毒时出现寒战、发热、头痛和梅毒症状加重。此现象称为
   A. 特异质反应
   B. 超敏反应
   C. 赫氏反应
   D. 金鸡纳反应
   E. 瑞－夷综合征

35. 患者，男，87 岁，在重症监护室诊断为呼吸机相关肺炎，痰培养为铜绿假单胞菌。应选择较为敏感的抗生素为
   A. 头孢唑啉
   B. 头孢他啶
   C. 头孢孟多
   D. 阿莫西林
   E. 氨苄西林

36. 患者，男，56 岁，高血压伴有糖尿病、左心室肥厚。该患者首选的降压药物是
   A. 硝苯地平
   B. 氨氯噻嗪
   C. 卡托普利
   D. 普萘洛尔
   E. 吲哒帕胺

37. 患者，男，52 岁，有溃疡病史并经常发作，现患者体温 38.5℃，需要解热药。选用下列哪项药物较好
   A. 阿司匹林
   B. 对乙酰氨基酚
   C. 吲哚美辛
   D. 保泰松
   E. 氯丙嗪

38. 患者，男，34 岁，皮肤大面积烧伤，现出现铜绿假单胞菌感染，可以选择的外用药物是
   A. 磺胺嘧啶
   B. 磺胺嘧啶银
   C. 呋喃唑酮
   D. 肾上腺皮质激素
   E. 头孢氨苄

39. 患者，男，45 岁，患有精神分裂症，因一次吞服大剂量氯丙嗪导致急性中毒，患者出现昏睡、血压下降至休克水平，并出现心动过速和心电图异常。抢救除立即给予中枢神经系统兴奋药外，应立即提升血压，但不可选用
   A. 甲氧明
   B. 去氧肾上腺素
   C. 去甲肾上腺素
   D. 间羟胺
   E. 肾上腺素

40. 患者，男，25 岁，很多时候独自呆坐，生活较前懒散，纪律松懈，做事注意力不集中，常漫不经心，语句简单、内容单调，逐渐对人冷淡，疏远亲人，本来很有兴趣的事物也不感兴趣。有时突然发怒并摔东西，诉说时

有头晕、头痛、失眠等。诊断为精神分裂症，应首选
- A. 维生素 B_6
- B. 氯丙嗪
- C. 碳酸锂
- D. 丙米嗪
- E. 地西泮

41. 患者，男，23 岁，咽喉痛，浑身无力，发热 39℃，检查后诊断为急性扁桃体炎，拟给予青霉素治疗，但皮肤敏感试验（+），现改用
- A. 红霉素
- B. 链霉素
- C. 氨苄西林
- D. 羧苄西林
- E. 氯霉素

42. 患者，男，56 岁，诊断为急性心肌梗死，除使用溶栓药、防治心律失常以外，为促进侧支循环的建立，还应选用
- A. 呋塞米
- B. 肾上腺素
- C. 普萘洛尔
- D. 肝素
- E. 强心苷

43. 患者，男，62 岁，诊断为肺癌，肿瘤刺激膈肌引起顽固性呃逆，可选用下列何药制止
- A. 维生素 B_6
- B. 氯丙嗪
- C. 筒箭毒碱
- D. 丙米嗪
- E. 地西泮

44. 患者，男，57 岁，高血压合并糖尿病，降压药不宜选用
- A. 卡托普利
- B. 氢氯噻嗪
- C. 普萘洛尔
- D. 哌唑嗪
- E. 胍乙啶

45. 患者，女，17 岁，小腿内侧对称性皮下出血性紫癜，检查后诊断为原发免疫性血小板减少症，首选治疗药物为
- A. 糖皮质激素
- B. 肾上腺素
- C. 维生素 B_{12}
- D. 铁剂
- E. 维生素 K

46. 患者，女，恶心、呕吐，检测血中对乙酰氨基苷含量增高，其中毒是由于对乙酰氨基酚在生物转化过程中产生毒性物质。那么下列关于生物化学转化的说法错误的是
- A. 经过生物转化后物质的极性增强
- B. 生物转化是非营养物质的代谢
- C. 经过生物转化后所有物质的活性降低或完全灭活
- D. 生物转化是在肝脏中进行的
- E. 经过生物转化后一些物质的活性降低或完全灭活，而一些物质的活性增强

47. 患者，女，74 岁，自觉因擦背着凉后两肩和后背阵阵酸痛，每次阵痛 10min 左右，不发热，仍可下床走动。于今晨 1 时许，突然出现心前区剧痛，并向双肩、后背和左臂放射，伴大汗，休息后不见缓解，早 8 时急诊住院。检查：年迈，半卧位，无明显青紫，颈静脉不怒张，肺（−），心略向左侧扩大，心律尚齐，未闻及心脏杂音、心包摩擦音。心电图：病理性 Q 波，ST 段抬高，T 波倒置。诊断：急性心肌梗死。为防止室性心律失常的发生，患者应立即给予的药物是
- A. 奎尼丁
- B. 利多卡因
- C. 胺碘酮
- D. 普萘洛尔
- E. 苯妥英钠

48. 可以治疗痛风的药物是
- A. 阿糖胞苷
- B. 甲氨蝶呤
- C. 5 - 氟尿嘧啶
- D. 别嘌醇
- E. 地西泮

49. 患者，女，32 岁，诊断为淋病，治疗应首选
- A. 四环素
- B. 红霉素
- C. 青霉素 G
- D. 庆大霉素
- E. 氯霉素

50. 患者，女，34 岁，为免疫缺陷患者，现合并严重革兰阴性杆菌感染。最好选用哪种氨基糖苷类药物
- A. 阿米卡星
- B. 链霉素
- C. 庆大霉素
- D. 卡那霉素
- E. 妥布霉素

51. 可用于改善恶性贫血患者神经症状的药物是
- A. 维生素 B_{12}
- B. 叶酸
- C. 右旋糖酐铁
- D. 硫酸亚铁
- E. 维生素 C

52. 特异性抑制胃壁细胞质子泵的药物是
- A. 哌仑西平
- B. 奥美拉唑
- C. 氧化镁
- D. 枸橼酸铋钾
- E. 雷尼替丁

B1 型题

1.（共用备选答案）
- A. 去甲肾上腺素
- B. 间羟胺
- C. 肾上腺素
- D. 麻黄碱
- E. 多巴胺

（1）可用于心搏骤停的是

（2）可用于上消化道出血的是

2.（共用备选答案）
- A. 氯沙坦
- B. 普萘洛尔
- C. 硝苯地平
- D. 卡托普利
- E. 氢氯噻嗪

（1）高血压合并支气管哮喘者不宜选用的药物是

（2）长期使用可减少小动脉壁细胞内钠含量，进一步减少细胞内钙含量，导致血管扩张、血压下降的药物是

3.（共用备选答案）
- A. 硫酸镁
- B. 地西泮
- C. 吗啡
- D. 哌替啶
- E. 布洛芬

（1）可用于分娩止痛的药物是

（2）具有解热作用的药物是

4.（共用备选答案）
- A. 鱼精蛋白
- B. 维生素 K
- C. 双香豆素
- D. 氨甲苯酸
- E. 右旋糖酐

（1）对抗肝素引起严重出血的药物是

（2）对抗华法林过量出血的药物是

5.（共用备选答案）
- A. 布洛芬
- B. 吲哚美辛
- C. 保泰松
- D. 对乙酰氨基酚
- E. 阿司匹林

（1）不能用于抗感染治疗的解热、镇痛抗炎药是

（2）可引起瑞-夷综合征的药物是

6.（共用备选答案）
- A. 肺炎球菌
- B. 结核杆菌
- C. 脑膜炎双球菌
- D. 螺旋体
- E. 支原体

（1）以多西环素作为首选药物的病原体是

（2）异烟肼有效的细菌是

第七章 医学心理学

A1/A2 型题

1. 心理评估师给患者进行心理评估时，向患者出示了 3 张意义含糊的图片，并请他根据对图片内容的理解讲 1 个较为完整的故事，医生由此可以推测患者的个性特征和心理问题。该测验方法属于
- A. 调查法
- B. 问卷法
- C. 作业法
- D. 投射法
- E. 观察法

2. 强迫障碍最有效的心理治疗是
- A. 咨客中心治疗
- B. 动力性心理治疗
- C. 认知行为治疗
- D. 结构式家庭治疗
- E. 人际心理治疗

3. 依据个体的心理和行为是否符合其社会生活环境与行为规范来判断心理是否健康的研究角度属于
- A. 生理学角度
- B. 经验学角度
- C. 文化学角度
- D. 认知学角度
- E. 行为学角度

4. 患者，女，22 岁。每逢路过商店时就会有被售货员怀疑偷窃的想法，无法自制，十分痛苦，遂到心理门诊寻求帮助。心理治疗师指导其每当出现该想法时就用力拉弹手腕上的橡皮筋，使其产生疼痛，从而逐步消除强迫症状。这种治疗方法属于
- A. 厌恶疗法
- B. 代币疗法
- C. 系统脱敏疗法
- D. 习惯转换法
- E. 冲击疗法

5. 合理化机制是为摆脱痛苦而给自己找理由，是最常见的一种防御机制，表现为
- A. 酸葡萄机制
- B. 眼不见为净
- C. 此地无银三百两
- D. 鸵鸟策略
- E. 做"白日梦"

6. 心理应激概念的核心概念强调
- A. 心理反应
- B. 生理反应
- C. 生理刺激物
- D. 心理刺激物
- E. 适应和应对"过程"

7. 经典精神分析疗法常用的技术是
- A. 暴露疗法
- B. 识别负性自动想法
- C. 自由联想
- D. 逐步接近法
- E. 自我管理法

8. 行为主义理论认为心理障碍的心理学原因是
- A. 潜意识内的心理冲突
- B. 不良的认知模式
- C. 获得性学习结果
- D. 个人成长受到阻抑
- E. 心理-神经-内分泌-免疫机制作用

9. 关于患者的知情同意权，正确的是
- A. 家属可以代替患者行使知情同意权，因此，如果患者拒绝而家属同意，医生也可执行自己制定的治疗方案
- B. 如果患者拒绝医生的治疗方案，医生只能听之任之
- C. 患者知情同意的前提是不影响医患关系的确立
- D. 患者知情同意的前提是不影响医生治疗方案的选择
- E. 只要患者有知情同意的能力，就要首先考虑患者自己的意志

10. 智力的构成因素不包括
- A. 注意力
- B. 记忆力
- C. 观察力
- D. 思维力
- E. 音色分辨力

11. 从事研究不同年龄人的心理发展特点，运用教育和培训手段，帮助人们形成健全的人格和正常的心理过程，适应社会环境，预防疾病，消除不良行为的专业是
- A. 变态心理学
- B. 临床心理学
- C. 心理生理学
- D. 心理卫生学
- E. 环境心理学

12. 下列疾病中，不属于心身疾病的是
- A. 十二指肠溃疡
- B. 支气管哮喘
- C. 癌症
- D. 焦虑症
- E. 糖尿病

13. 投射是让受试者在一种情境中，按情境对其意义和感受做出的反应。采用投射原理编制的心理测验是
- A. 韦氏智力量表
- B. 艾森克人格问卷
- C. 卡特尔十六项人格因素问卷
- D. 主题统觉测验
- E. 明尼苏达多项人格调查表

14. 不适合采取心理治疗的心理障碍是
- A. 综合性医院的非精神病
- B. 精神分裂症急性发作期
- C. 儿童行为障碍
- D. 性行为障碍
- E. 适应问题

15. 面对同样的社会应激，有人难以适应而得病，有人很快

渡过难关。医学心理学解释此现象的基本观点为

    A. 社会影响的观点   B. 情绪作用的观点

    C. 人格特征的观点   D. 心身统一的观点

    E. 主动调节的观点

16. 心理活动或意识对一定对象的指向或集中的现象是

    A. 注意   B. 人格

    C. 记忆   D. 情感

    E. 想象

17. 心理健康的内容不包括

    A. 人格健全   B. 社会适应

    C. 信仰坚定   D. 情绪健康

    E. 人际和谐

18. 内科的心身疾病一般不包括

    A. 冠心病   B. 高血压

    C. 支气管哮喘   D. 肺结核

    E. 消化性溃疡

19. 因个体经验的获得而引起行为发生相对持久变化的过程称为

    A. 记忆   B. 感觉

    C. 学习   D. 知觉

    E. 思维

20. 心理治疗人员被县级以上人民政府卫生健康主管部门责令改正，给予警告的情形是

    A. 从事心理治疗的人员在医疗机构以外开展心理治疗活动的

    B. 专门从事心理治疗的人员从事精神障碍诊断的

    C. 专门从事心理治疗的人员为精神障碍患者开具处方

    D. 专门从事心理治疗的人员为精神障碍患者提供外科治疗的

    E. 以上说法均正确

A3/A4 型题

1. （共用题干）患儿，男，8 岁。因胫骨平台骨折术后感染 1 月余入院治疗。骨科主治医师建议进行专家会诊。会诊后决定采用保守治疗，既避免手术治疗造成软组织进一步损伤，又能节约费用。治疗期间患者经常出现紧张、焦虑，害怕出现组织坏死甚至截肢等严重后果，影响睡眠和康复。

（1）针对该患者的紧张焦虑，最适合的心理干预技术是

    A. 冲击疗法   B. 梦的分析

    C. 厌恶疗法   D. 系统脱敏法

    E. 放松训练

（2）本案例中，专家会诊决定的治疗方案体现的临床诊疗伦理原则是

    A. 保密守信原则   B. 患者至上原则

    C. 公平公正原则   D. 知情同意原则

    E. 最优化原则

（3）骨科主治医师应当对患者实施的医学措施是

    A. 精神障碍治疗   B. 心理健康指导

    C. 精神障碍鉴定   D. 精神障碍诊断

    E. 精神障碍检查

第八章 医学伦理学

A1/A2 型题

1. 相对于一般契约关系而言。医生在医患关系中负有更重要的义务。但这些义务中不包括

    A. 披露义务   B. 忠实义务

    C. 监督义务   D. 保密义务

    E. 注意义务

2. 按照临床诊疗道德的最优化原则，医务人员不需要考虑的是

    A. 医疗安全   B. 诊疗费用

    C. 患者的痛苦   D. 患者的地位

    E. 医疗效果

3. 医学伦理学中的尊重原则不包括

    A. 自主选择权   B. 社会免责权

    C. 人格尊严权   D. 个人隐私权

    E. 知情同意权

4. 医师在诊疗活动中，不过度医疗所体现的医师行为规范是

    A. 规范行医   B. 严格权限

    C. 救死扶伤   D. 重视人文

    E. 规范文书

5. 患者权利受到普遍关注的原因是

    A. 人们的文化水平提高

    B. 人们的生活水平提高

    C. 人们已意识到医源性疾病所致的严重危害性

    D. 患者的医疗消费能力不足

    E. 患者的医疗消费水平提高

6. 为了达到目的和手段的一致，必须遵循的原则不包括

    A. 优化原则   B. 有效性原则

    C. 一致性原则   D. 社会性原则

    E. 医学原则

7. 关于临终关怀，说法正确的是

    A. 仍以延长患者生命的积极治疗为主

    B. 临终关怀是 24h 的全程服务

    C. 临终患者死亡，临终关怀即可结束

    D. 临终关怀注重的是对临终患者的照护

    E. 临终患者已脱离社会，因此他们没有社会需求

8. 在人体试验中下列做法合乎伦理的是

    A. 受试者有权知道自己是试验组还是对照组

    B. 受试者有权获知有关实验目的、性质、方法、预期好处、潜在危险等详细信息

C. 受试者只要参加实验，就不得退出

D. 试验者必须引导患者及其家属知情同意

E. 以无行为能力的人作为受试者，不需要贯彻知情同意原则

9. 1946 年诞生的人体实验的医学伦理文件是

A.《悉尼宣言》　　　　B.《赫尔辛基宣言》

C.《日内瓦协议法》　　D.《阿拉木图宣言》

E.《纽伦堡法典》

10. 医患关系模式从主动－被动型、指导－合作型到共同参与型，医生对患者的"主导"作用逐渐（　　），沟通能力的要求逐渐（　　）

A. 削弱，增高　　　　B. 削弱，减弱

C. 增高，减弱　　　　D. 增高，增高

E. 增高，不变

11. 医学伦理学是

A. 研究人与社会之间关系的科学

B. 研究人与人之间关系的科学

C. 研究医务人员的医德意识和医德活动的科学

D. 研究科学道德或科学哲学的学科

E. 研究医疗人际关系的学科

12. 关于单身妇女的人工授精，正确的是

A. 不得为单身女性实施人工授精

B. 可允许给孀居的单身女性实施

C. 可允许给处于永久同居关系的女性实施

D. 可允许给有能力负起养育子女责任的单身女性实施人工授精

E. 可允许给愿意负起养育子女责任的单身女性实施人工授精

13. 由于伦理方面的原因，目前尚未在人类身上成为现实的辅助生殖技术是

A. 代孕技术　　　　B. 无性生殖

C. 异源人工授精　　D. 同源人工授精

E. 体外受精

14. 人类辅助生殖技术的目的是

A. 演进性优生

B. 赢利

C. 有利于未婚男女生儿育女

D. 治疗、补偿已婚夫妇的生育功能

E. 控制人口数量

15. 医德修养的方法是

A. 让领导多督促自己

B. 积极参加医院的各种政治学习

C. 让同事多提醒自己

D. 让患者多监督自己

E. 追求慎独

16. 稀有卫生资源分配的医学标准不包括

A. 血缘亲疏

B. 是否有利于医学科技进步

C. 患者的心理素质

D. 引起并发症的可能性

E. 患者全身抗体的强弱

17. 在医患交往的过程中，医护人员不恰当的交往方式是

A. 用专业术语进行交流

B. 重视患者的自我感受

C. 关注疾病本身和相关话题

D. 采取封闭和开放式的提问

E. 了解患者的安全需要

18. 医学伦理学属于

A. 环境伦理学　　　　B. 社会伦理学

C. 元伦理学　　　　　D. 描述伦理学

E. 规范伦理学

19. 在多中心人体试验审查中，项目总负责人单位的伦理委员会审查通过后，项目参加单位的伦理委员会应当

A. 重新审查

B. 不再审查

C. 只审查本单位的可行性

D. 只审查方案的科学性

E. 只审查受试者的知情同意书

20. 医患关系的本质特征是

A. 具有互利性质的经济关系

B. 具有买卖性质的依附关系

C. 具有协作性质的买卖关系

D. 具有依附性质的非平等关系

E. 具有契约性质的信托关系

21. 为提高医务人员对患者识别的准确性，医院管理中强调必须严格执行"三查七对"制度。其中"三查"是指

A. 开方查、配药查、输液查

B. 门诊查、住院查、输血查

C. 操作前查、操作中查、操作后查

D. 开方查、配药查、发药查

E. 门诊查、住院查、出院查

22. 在医疗实践活动中分配医疗收益与负担时，类似的个案适用相同的准则，不同个案适用不同的准则。这所体现的医学伦理学基本原则是

A. 尊重原则　　　　B. 不伤害原则

C. 公正原则　　　　D. 有利原则

E. 公益原则

23. 提出以"最大多数人的最大幸福"作为道德判断准则的学者是

A. 边沁　　　　B. 密尔

C. 苏格拉底　　D. 亚里士多德

E. 康德

24. 以下属于公共卫生工作特有的伦理原则是

A. 生命价值原则

B. 尊重自主原则

C. 最优化原则

D. 隐私保密原则

E. 全社会参与原则

25. 某研究员在其发表的一篇论文中使用了他人的部分图表及数据，但未加注明，后被杂志社撤稿。该研究员的做法违背的医学科研伦理要求是
    A. 知情同意
    B. 敢于怀疑
    C. 知识公开
    D. 诚实严谨
    E. 团结协作

第九章　卫生法规

A1/A2 型题

1. 以下不属于突发公共卫生事件的是
   A. 某城市发生甲型病毒性肝炎暴发流行
   B. 某城市严重大气污染造成居民肺癌死亡率上升
   C. 某食堂发生有死亡病例的食物中毒
   D. 某核电站发生核泄漏
   E. 某研究所发生烈性传染病菌株丢失

2. 对违反《突发性公共卫生事件应急条例》的规定，未履行报告职责，隐瞒、缓报或者迟报公共卫生事件的医疗机构，应给与的处理不包括
   A. 通报批评
   B. 吊销《医疗机构执业许可证》
   C. 给予警告
   D. 停业整顿
   E. 责令整改

3. 下列关于病历资料说法正确的是
   A. 因抢救急危患者，未及时书写病历的要在抢救结束后12h内据实补记
   B. 医疗机构应按要求书写病历资料，并交由患者或其家属保管
   C. 医务人员书写病历时可以涂改
   D. 发生医疗事故争议时，可封存病历资料的复印件
   E. 病历资料不包括会诊意见

4. 从事母婴保健工作的人员，违反母婴保健法的规定有下列行为，情节严重的，依法取消执业资格
   A. 胎儿性别鉴定
   B. 实施终止妊娠手术
   C. 医学技术鉴定
   D. 产前检查
   E. 婚前医学检查

5. 传染病暴发、流行时，所在地县级以上地方人民政府应当
   A. 立即组织力量，按照预防、控制预案进行防治，切断传染病的传播途径
   B. 限制或者停止集市
   C. 封闭或封存被传染病病原体污染的公共饮用水源
   D. 停工、停业、停课
   E. 控制或捕杀染疫野生动物、家畜、家禽

6. 受血者配血试验的血标本必须是输血前
   A. 2 天之内的
   B. 3 天之内的
   C. 5 天之内的
   D. 4 天之内的
   E. 6 天之内的

7. 发生以下重大医疗过失行为时，医疗机构应向所在地卫生行政部门报告
   A. 可能是二级医疗事故的
   B. 可能是三级医疗事故的
   C. 患者因病死亡的
   D. 导致一人人身损害后果的
   E. 导致两人人身损害后果的

8. 根据母婴保健法，婚前医学检查的主要内容是指
   A. 进行性卫生知识、生育知识的教育
   B. 进行遗传病知识的教育
   C. 对有关婚配问题提供医学意见
   D. 对有关生育保健问题提供医学意见
   E. 对严重遗传疾病、指定传染病等的检查

9. 医疗机构施行特殊检查时
   A. 由医疗机构负责人批准后实施
   B. 由经治医师所在科室集体讨论后实施
   C. 由经治医师决定后实施
   D. 征得患者同意，并取得其家属或关系人同意及签字后实施
   E. 征得患者或其家属同意后实施

10. 医患双方当事人对患者死因有异议的，应当尸检。当地不具备尸体冻存条件的，尸检的期限是
    A. 在患者死亡后24h内进行
    B. 在患者死亡后12h内进行
    C. 在患者死亡后36h内进行
    D. 在患者死亡后48h内进行
    E. 在患者死亡后60h内进行

11. 国家对传染病管理实行的方针是
    A. 预防为主、防治结合、统一管理、健康教育、依靠群众
    B. 预防为主、防治结合、分类管理、依靠科学、依靠群众
    C. 预防为主、防治结合、分片管理、健康教育、依靠群众
    D. 预防为主、防治结合、划区管理、依靠科学、依靠教育
    E. 预防为主、防治结合、层级管理、依靠科学、健康教育

12. 医疗机构用血应符合以下规定，除了
    A. 医疗机构在供血充足的情况下可以将无偿献血者的血液出售给血液制品生产单位
    B. 医疗机构应当积极推行按血液成分针对医疗实际需要输血
    C. 医疗机构临床用血应当制定用血计划，由县级以上人民政府卫生行政部门指定的血站供给

D. 医疗机构对临床用血必须进行核查，不得将不符合国家规定标准的血液用于临床

E. 临床用血的包装、储存、运输，必须符合国家规定的卫生标准和要求

13. 以下情况的血袋可以发出的是

A. 标签完整、字迹清晰

B. 有破损、漏血

C. 血浆中有明显气泡、絮状物或粗大颗粒

D. 血液中有明显凝块

E. 血液中有明显混浊

14. 新生儿溶血病如需要换血疗法的，需要

A. 由患儿家属申请并签字同意

B. 由经治医师申请并经患儿家属签字同意

C. 由主治医师申请并经患儿监护人同意

D. 由经治医师申请并经主治医师批准

E. 由主治医师申请并经患儿家属签字同意

15. 医疗机构发现甲类传染病时应当采取下列措施，除了

A. 对患者予以隔离治疗

B. 对疑似患者，确诊前在指定场所隔离治疗

C. 拒绝隔离治疗的由公安机关协助采取强制隔离治疗措施

D. 对病原携带者予以隔离治疗

E. 对医疗机构内疑似患者的密切接触者，在指定场所进行医学观察

16. 疑似输血引起不良后果，需要对血液进行封存保留的，医疗机构应通知到场的是

A. 提供该血液的采供血机构的人员

B. 医疗机构输血科（库）负责人

C. 患者或其家属的委托人

D. 所在地卫生行政部门工作人员

E. 医患双方共同指定的公证人

17. 有关传染病防治法适用的对象正确的是

A. 我国的一切单位

B. 我国的一切个人

C. 我国的一切个人和一切单位

D. 我国境内的一切单位和一切个人

E. 我国境内的一切个人和我国的一切单位

18. 每次开处方，每张处方所包含的药品种类上限是

A. 5 种   B. 3 种

C. 6 种   D. 4 种

E. 7 种

19. 下列行为符合交叉配血技术规范的是

A. 急诊抢救时输血科应检查患者 Rh（D）血型

B. 受血者配血试验的血标本必须是输血前 7 天之内的

C. 遇到交叉配血不合的情况时必须做抗体筛选试验

D. 有输血史的患者需要输血时不必做抗体筛选试验

E. 交叉配血试验必须由两人互相核对

20. 根据我国的献血法，有关医疗机构采血说法正确的是

A. 医疗机构是非营利性的唯一采血机构

B. 医疗机构是提供临床用血的唯一机构

C. 为保证应急用血，医疗机构可临时采集血液，但应遵守献血法的有关规定

D. 医疗机构向公民采集血液，须报经县级以上人民政府卫生行政部门备案

E. 经国务院卫生行政部门批准后，医疗机构可设立采血点向公民采集血液

21. 医务人员违反献血法规定，将不符合国家规定标准的血液用于患者的可承担以下法律责任，除了

A. 给患者健康造成损害的，应当依法赔偿

B. 由县级以上卫生行政部门责令改正

C. 由县级以上卫生行政部门处以罚款

D. 对直接负责的主管人员，依法给予行政处分

E. 构成犯罪的，依法追究刑事责任

22. 根据《母婴保健法》，医疗保健机构可以开展的活动不包括

A. 遗传病诊断

B. 婚前医学检查

C. 非医学需要的胎儿性别鉴定

D. 施行结扎手术

E. 产前诊断

23. 医疗事故的行为主体在医疗活动中违反了

A. 行政法规和规章

B. 法律、行政规章

C. 医疗卫生管理法律、行政法规、部门规章和诊疗护理规范、常规

D. 卫生国际条约

E. 部门规章

24. 国家规定与艾滋病检测相关的制度是

A. 义务检测   B. 强制检测

C. 有奖检测   D. 自愿检测

E. 定期检测

25. 医疗机构出售无偿献血的血液所承担的法律责任是

A. 予以取缔并处 10 万元以上罚款

B. 给予医疗机构负责人行政处分

C. 没收违反所得并处 15 万元以下罚款

D. 处 10 万元以上的罚款

E. 构成犯罪的，依法追究刑事责任

26. 医疗机构配制制剂，应是本单位临床需要而市场上没有供应的品种，并须经所在地下列部门批准后方可配制

A. 省级卫生行政部门

B. 省级药品监督管理部门

C. 地市级药品监督管理部门

D. 县级卫生行政部门

E. 省级工商行政管理部门

27. 医疗机构药品的管理应遵守以下规定

A. 购进药品，必须建立执行进货检查验收制度

B. 药剂人员调配处方，必须经过核对，对处方所列药品可代用

C. 药剂人员对超剂量处方应拒绝调配，必要时须经主治医师更正后调配

D. 药剂人员对有配伍禁忌的处方，须经科室负责人签字后使用

E. 医疗机构的药品都应冷藏保管

28. 下列有关医疗事故鉴定的叙述错误的是

　　A. 省级地方医学会负责医疗事故的再次鉴定工作

　　B. 医疗事故鉴定由负责医疗事故技术鉴定工作的医学会组织

　　C. 医疗事故技术鉴定实行合议制，鉴定组人数应为单数

　　D. 医疗事故鉴定可以由卫生行政部门提起

　　E. 当事人对首次医疗事故技术鉴定结论不服的，可以申请复议

29. 某市疾病预防控制机构工作人员严某，在下乡检查工作的过程中发现该乡的一个村流行性感冒流行，于是严某按传染病防治法的规定进行了报告，严某进行疫情报告应遵循的原则是

　　A. 及时管理原则　　　　　　B. 就近管理原则

　　C. 属地管理原则　　　　　　D. 属人管辖原则

　　E. 网络直报管理

30. 何某因意外事故受伤被同事送到医院抢救，何某被送到医院时已昏迷，此时何某急需输血治疗，但其家人还未赶到医院，对何某输血时采取的以下措施中符合临床输血技术规范的是

　　A. 在何某家人赶到并同意后再输血

　　B. 报何某所在单位同意、备案，并记入病历

　　C. 报医院主管领导同意、备案，并记入病历

　　D. 报经治医师所在科室主任同意、备案，并记入病历

　　E. 由何某同事同意并签字、备案，并记入病历

31. 李某出国回来时到某医疗机构进行身体检查，被确诊患有麻疹，按照《传染病防治法》的规定，对于李某该医疗机构应

　　A. 在指定的场所进行隔离治疗

　　B. 强制隔离治疗

　　C. 在指定场所进行医学观察

　　D. 根据病情采取必要的治疗和控制传播措施

　　E. 在指定场所采取必要的预防控制措施

32. 青年柳某，准备年底结婚，在进行婚前医学检查时，发现患有淋病，柳某对这一检查结果感到怀疑，可以

　　A. 要求婚姻登记机关重新检查

　　B. 申请医学技术鉴定

　　C. 向卫生行政部门申请复议

　　D. 向婚姻登记机关申请复议

　　E. 向人民法院起诉

33. 中等卫校毕业生林某，在乡卫生院工作，2000 年取得执业助理医师执业证书。他要参加执业医师资格考试，根据《执业医师法》规定，取得执业助理医师执业证书后，应在医疗机构中工作满

　　A. 6 年　　　　　　　　　　B. 5 年

C. 3 年　　　　　　　　　　D. 4 年

E. 2 年

34. 属于乙类传染病的疾病是

　　A. 麻疹

　　B. 流行性腮腺炎

　　C. 风疹

　　D. 急性出血性结膜炎

　　E. 麻风病

35. 医疗侵权赔偿责任中，医疗过错的认定标准是

　　A. 未尽到分级诊疗义务

　　B. 未尽到先行垫付义务

　　C. 未尽到健康教育义务

　　D. 未尽到主动协商义务

　　E. 未尽到与当时的医疗水平相应的义务

36. 药品标准是哪些部门必须共同遵守的标准

　　A. 药品生产部门和药品管理部门

　　B. 药品经营场所

　　C. 药品供应商

　　D. 药品使用者和药品检验场所

　　E. 以上都是

37. 国家建立突发公共卫生事件的信息发布制度。负责向社会发布突发公共卫生事件信息的部门是

　　A. 国务院卫生行政主管部门

　　B. 外交部

　　C. 信息产业部

　　D. 国务院

　　E. 中国疾病预防控制中心

B1 型题

1.（共用备选答案）

　　A. 由卫生行政部门给予处分，没收违法所得

　　B. 由工商行政管理部门处 1 万元以上 20 万元以下的罚款

　　C. 由卫生行政部门吊销其执业证书

　　D. 依法追究刑事责任

　　E. 依法承担赔偿责任

（1）医疗机构违反法律规定，给药品使用者造成损害的

（2）医疗机构负责人收受药品生产企业给予的财物的

（3）医疗机构在药品购销中暗中给予、收受回扣或者其他利益的

2.（共用备选答案）

　　A. 实施隔离措施

　　B. 停工、停业、停课

　　C. 宣布为疫区

　　D. 实施封锁

　　E. 出入疫区的人员、物资和交通工具实施卫生检疫

（1）对已经发生甲类传染病病例的场所，所在地县级以上地方人民政府可

（2）对本行政区域内的甲类传染病疫区，省级人民政府可

（3）传染病暴发、流行时，县级以上人民政府报上一级人民政府决定可以

3. （共用备选答案）

　　A. 进行消毒处理

　　B. 立即进行卫生处理、就近火化

　　C. 进行卫生处理后按照规定深埋

　　D. 在疾病预防控制机构的指导下，进行严格的消毒

　　E. 须依法实施消毒和无害化处置

（1）医疗机构内被传染病病原体污染的场所、物品应

（2）患甲类传染病、炭疽死亡的，应将尸体

（3）患其他传染病死亡的尸体应

4. （共用备选答案）

　　A. 准予注册　　　　　　B. 不予注册

　　C. 注销注册　　　　　　D. 重新注册

　　E. 撤销注册

（1）中止执业 2 年以上的

（2）不具有完全民事行为能力的

（3）受刑事处罚的

5. （共用备选答案）

　　A. 医师在执业活动中，人格尊严、人身安全不受侵犯

　　B. 医师在执业活动中，应当遵守法律、法规，遵守技术操作规范

　　C. 对医学专业技术有重大突破，做出显著贡献的医师，应当给予表彰或者奖励

　　D. 医师应当使用经国家有关部门批准使用的药品

　　E. 对考核不合格的医师，可以责令其接受培训和继续医学教育

（1）属于医师执业权利的是

（2）属于医师执业义务的是

（3）属于医师执业规则的是

A3/A4 型题

1. （共用题干）患者，女，28 岁。妊娠 2 个月，到某大学医院妇产科接受人工流产手术。接诊医师给患者检查时，旁边有 10 多位男女见习。患者要求见习医学生出去，被接诊医生拒绝。随后医师边操作边给医学生讲解。术后患者质问医师为何示教未事先告知，医师认为患者在医院无隐私，后患者以隐私权被侵犯为由，要求当地卫生行政部门进行处理。

（1）基于该案例，下列说法符合伦理的是

　　A. 临床教学观摩应征得患者同意

　　B. 患者应无条件配合接诊医师的教学工作

　　C. 对于不接受临床示教的患者不应做人工流产手术

　　D. 教学医院就诊的患者没有拒绝临床教学观摩的权利

　　E. 教学医院就诊的患者没有要求保护隐私的权利

（2）基于该案例，该患者就诊期间未被满足的心理需要为

　　A. 尊重的需要　　　　　　B. 生理的需要

　　C. 归属与爱的需要　　　　D. 自我实现的需要

　　E. 安全的需要

（3）基于该案例，卫生行政部门给予当事医师警告处分。处分的依据是

　　A. 医师法　　　　　　　　B. 药品管理法

　　C. 行政处罚法　　　　　　D. 母婴保健法

　　E. 精神卫生法

第十章　预防医学

A1/A2 型题

1. "无论是致病、治疗、还是预防和康复都应将人视为一个整体，需要考虑各方面因素的交互作用，而不能机械地将它们割开"此观点反映的医学模式是

　　A. 自然哲学的医学模式

　　B. 生物 – 心理 – 社会医学模式

　　C. 生物医学模式

　　D. 机械论医学模式

　　E. 神灵主义的医学模式

2. 用巴氏涂片法对 18 ~ 65 岁有性生活的女性进宫颈癌的筛检，从疾病的预防策略角度看。这属于

　　A. 第一级预防

　　B. 第一级预防合并第二级预防

　　C. 第三级预防

　　D. 第二级预防

　　E. 第二级预防合并第三级预防

3. 评价蛋白质营养价值高低的主要指标是

　　A. 氨基酸模式及蛋白质的消化吸收

　　B. 氨基酸模式及蛋白质利用

　　C. 蛋白质的消化吸收及利用

　　D. 氨基酸模式和蛋白质的含量

　　E. 蛋白质含量、机体消化吸收及利用的程度

4. 在两样本均数推断两总体均数差别的 t 检验中，无效假设是

　　A. 两总体均数相等

　　B. 两总体均数差异有统计学意义

　　C. 两样本均数相等

　　D. 两总体均数差异无统计学意义

　　E. 两总体均数不等

5. 下列不属于表示疾病流行强度的指标是

　　A. 短期波动　　　　　　B. 大流行

　　C. 流行　　　　　　　　D. 暴发

　　E. 散发

6. 有关假设检验的两类错误，以下说法正确的是

　　A. I 型错误的概率常用 B 表示

　　B. I 型错误：拒绝实际上不成立的 H_0

　　C. II 型错误是"弃真"的错误

　　D. II 型错误：不拒绝实际上不成立的 H_0

E. 以上都不对

7. 表示某现象发生的频率或强度用

A. 指标　　　　　　　　　B. 构成比

C. 观察单位　　　　　　　D. 率

E. 百分比

8. 河豚毒素含量最高的是

A. 肾、精囊　　　　　　　B. 脑、肝

C. 卵巢、肝脏　　　　　　D. 皮肤、眼

E. 血液、腮

9. 下列属于刺激性气体的是

A. Cl_2　　　　　　　　　B. CO

C. HCN　　　　　　　　　D. H_2S

E. CH_4

10. 医学模式的发展经历了几个阶段

A. 3 个阶段　　　　　　　B. 2 个阶段

C. 4 个阶段　　　　　　　D. 5 个阶段

E. 6 个阶段

11. 地球化学性疾病的成因是

A. 污染引起土质改变

B. 土壤受"三废"污染

C. 地质化学条件区域性异常

D. 大气污染物沉降地壳表面

E. 水质的间接污染

12. 环境对人类健康影响的危险度评价包括

A. 危害鉴定、暴露评定、剂量－反应关系评定、危险度特征分析

B. 危害鉴定、暴露评定、暴露因素评定、危险度特征分析

C. 最高容许浓度评定、暴露评定、剂量－反应关系评定、危险度特征分析

D. 危害鉴定、间接效应评定、剂量－反应关系评定、危险度特征分析

E. 危害鉴定、暴露评定、相关性评定、危险度特征分析

13. 衡量人群中在短时间内新发病例的频率，采用的指标为

A. 罹患率　　　　　　　　B. 发病率

C. 感染率　　　　　　　　D. 患病率

E. 发病比

14. 相关系数反映了事物间的

A. 函数关系　　　　　　　B. 依存关系

C. 比例关系　　　　　　　D. 因果关系

E. 相关关系

15. 在抽样研究中样本是

A. 总体中任意一部分

B. 研究对象的总体

C. 总体中的典型部分

D. 总体中有代表性的一部分

E. 以上都不是

16. 预防医学是研究环境因素与

A. 人体内环境的关系

B. 人体外环境的关系

C. 人体健康的关系

D. 人体状况的关系

E. 人体功能的关系

17. 社区卫生服务的特点中，说法不正确的是

A. 提供综合性、连续性服务

B. 以基层卫生保健为主要内容

C. 提供的是可及性服务

D. 进行协调性服务

E. 针对疑难杂症

18. 膳食纤维素的营养作用不包括

A. 供给机体热能

B. 降低血胆固醇

C. 刺激肠蠕动

D. 预防大肠病、直肠癌

E. 增加粪便体积

19. 小白菜在烹调过程中最易损失的营养素为

A. 维化素 A　　　　　　　B. 维生素 E

C. 维生素 D　　　　　　　D. 维生素 B_1

E. 维生素 C

20. 计算样本率的抽样误差适用公式为

A. $\sqrt{P(1-P)/n}$

B. $\sqrt{P(1-P)/n-1}$

C. $\sqrt{\pi(1-\pi)/n}$

D. $\sqrt{\pi(1-\pi)/(\pi-1)}$

E. $\sqrt{P(1-P)/N}$

21. 病例组有暴露史的比例显著高于对照组，则

A. 暴露与该病有因果关系

B. 暴露是该病的病因

C. 该病是由这种暴露引起的

D. 该病与暴露存在联系

E. 该病与暴露没有联系

22. 在疫苗双盲法试验中，必须是

A. 观察者和受试者都不知道安慰剂的性质

B. 试验组接受疫苗接种，对照组接受安慰剂

C. 观察者和受试者都不知道哪些对象接受疫苗，哪些对象接受安慰剂

D. 试验组和对照组都不知道观察者是同一个人

E. 对照组不知道试验组的受试人

23. 关于食物中毒特征，哪一项是错误的

A. 临床表现相似

B. 暴发而潜伏期短

C. 无传染性，易集体发病

D. 发病与食用某种食物有关

E. 发病曲线有很长的余波

24. 劳动者在职业活动中接触职业性有害因素所直接引起的

疾病称为

A. 工伤   B. 工作有关疾病

C. 职业性多发病   D. 职业病

E. 职业特征

25. 衡量某种疾病对人类生命威胁程度的指标是

A. 患病率   B. 发病率

C. 病死率   D. 治愈率

E. 死亡率

26. 在同一正态总体中抽样有 **99%** 的样本均数在下述哪个范围内

A. $\bar{X} \pm 2.58 S_{\bar{X}}$ B. $\bar{X} \pm 1.96 S_{\bar{X}}$

C. $\mu \pm 2.58 S_{\bar{X}}$ D. $\mu \pm 1.96 S_{\bar{X}}$

E. $\bar{X} \pm 2.58 \sigma_{\bar{X}}$

27. 我国居民膳食中糖类供热占总热能的适宜比例是

A. 50%   B. <50%

C. 60%~70%   D. >70%

E. 以上都不是

28. 急性苯中毒主要损害

A. 呼吸系统   B. 神经系统

C. 消化系统   D. 造血系统

E. 心血管系统

29. 关于环境污染对人体健康危害的特点，哪一项是错误的

A. 受害人群广泛性

B. 多因素相互作用复杂性

C. 作用多样性

D. 低剂量长期性

E. 急性中毒最为常见

30. 就多数传染疾病而论，下列传染过程中哪一种最为多见

A. 显性感染   B. 隐性感染

C. 带菌状态   D. 潜在性感染

E. 带虫状态

31. 预防饮水所致地方性氟中毒的首要措施是

A. 改善营养   B. 更换水源

C. 水中除氟   D. 移民

E. 投药

32. 传染源是指

A. 体内有病原体的人和动物

B. 体内有病原体的人

C. 体内有病原体繁殖的人和动物

D. 体内有病原体繁殖并排出病原体的人

E. 体内有病原体繁殖并排出病原体的人和动物

33. 人群健康策略强调的是

A. 重点人群的健康影响因素

B. 特定疾病的临床病因

C. 除患者以外的人群的健康

D. 高危个体的危险因素

E. 关注全体人群的健康

34. 筛检试验的金标准是指当前

A. 患者最乐意接受的诊断疾病的方法

B. 临床公认的诊断疾病最可靠的方法

C. 临床上最先进的诊断疾病的方法

D. 临床上最简单的、快速的诊断方法

E. 临床上最新发明的诊断方法

35. 关于职业病特点的描述，不正确的是

A. 接触水平与发病正相关

B. 病因明确

C. 常先后或同时有一定人数发病

D. 发病可以预防

E. 容易治愈

36. 初级卫生保健的基本原则不包括

A. 社区参与

B. 预防为主

C. 推广医学试验技术

D. 合理分配资源

E. 合理转诊

37. 健康危害因素评价的主要目的在于

A. 改善人类生活环境

B. 阐明疾病的生物学病因

C. 便于疾病的早期诊断

D. 控制传染病的传播

E. 促使人们改变不良的行为生活方式

38. 两样本均数比较的 *t* 检验，其目的是检验

A. 两样本均数是否相等

B. 两样本所属的总体均数是否相等

C. 两样本所属总体的均数相差有多大

D. 两样本所属总体的均数为多大

E. 两样本均数相差有多大

39. 关于卫生服务需求，正确的描述是

A. 由需要转化而来的需求和没有需要的利用

B. 由需要转化而来的利用和没有利用的需求

C. 由需要转化而来的利用和没有需要的利用

D. 由需要转化而来的需求和没有需要的需求

E. 由需要转化而来的需求和没有利用的需求

40. 一般所说的生物地球化学性疾病主要是指

A. 自然疫源性疾病

B. 地质环境因素引起的疾病

C. 环境污染所致的公害病

D. 遗传性疾病

E. 区域内的传染病

41. 慢性病自我管理的三大任务是

A. 医疗和行为管理、情绪管理、时间管理

B. 情绪管理、角色管理、时间管理

C. 医疗和行为管理、情绪管理、角色管理

D. 费用管理、情绪管理、时间管理

E. 医疗和行为管理、情绪管理、费用管理

42. 医源性传播是指

A. 在疾病的防治过程中，诊疗区域和药品被污染所造

成的疾病的传播

B. 医务人员对患者进行操作不规范、使用器械方法不当引起的不良反应

C. 医护人员之间通过接触引起的疾病的传播

D. 患者之间直接接触引起的传播

E. 医务人员使用不合格药物或过期变质药物引起的不良反应

43. 进行膳食调查的主要目的是

A. 了解有无营养缺乏症

B. 探索营养缺乏症的发病机制

C. 了解机体生长发育情况

D. 了解膳食组成与营养素摄取情况

E. 了解体内的营养素水平

44. 对食物中毒的正确描述是

A. 一种食源性肠道传染病的总称

B. 摄入含有毒有害物质的食品而引起的非传染性急性、亚急性疾病

C. 长期摄入过量食物后引起的非传染性急性、亚急性疾病

D. 长期摄入某些有毒有害食品引起的慢性毒害性疾病

E. 由致病性细菌引起的食源性疾病的总称

45. 对病因不明的疾病，描述性研究的主要任务是

A. 验证病因

B. 因果推断

C. 确定病因

D. 寻找病因的线索，提出病因假设

E. 研究发病机制

B1 型题

1. （共用备选答案）

A. 正比关系

B. 反比关系

C. 无关系

D. 无线性关系

E. 有正比，也有反比关系

（1）氟化物的吸收率与胃内 pH 的关系

（2）骨氟含量实际沉淀率与年龄的关系

（3）肾的氟清除率与尿 pH 的关系

2. （共用备选答案）

A. 家庭自制发酵食品

B. 龟、虾、蟹、贝类

C. 剩饭

D. 肉类、禽类、蛋类

E. 以上都不是

（1）引起沙门菌属食物中毒的好发食品是

（2）引起副溶血性弧菌食物中毒的好发食品是

（3）引起肉毒中毒的好发食品是

3. （共用备选答案）

A. 空气传播　　　　　　　B. 接触传播

C. 血液传播　　　　　　　D. 蚊虫叮咬传播

E. 消化道传播

（1）乙型病毒性肝炎通过

（2）流感通过

（3）结核病通过

（4）艾滋病通过

A3/A4 型题

1. （共用题干）若对某疾病进行流行病学研究，选用病例对照调查。

（1）那么调查对象应是

A. 病例组应选择怀疑患某病的患者，对照组应选不患某病的人

B. 病例组应是确定患某病的患者，对照组应选怀疑患某病的人

C. 病例组应是确定患某病的患者，对照组也是患某病的人

D. 病例组和对照组都未被确定患某病

E. 病例组应是确定患某病的人，对照组应是不患某病的人

（2）流行病学研究中应注意混杂因子的影响，混杂因子是指

A. 影响研究结果判定的因素

B. 影响统计处理的因素

C. 与研究的疾病和所研究的暴露因素都有联系的因子

D. 仅与研究的疾病有联系

E. 仅与对照组有联系

2. （共用题干）2008 年共发生某病 200 例，在 2008 年年初已知有 800 例患者，年内因该病死亡 40 例，年中人口数 1000 万。

（1）如果该病的发生和因该病死亡的事件均匀分布在全年中，则 2008 年该病的发病率（1/10 万）是

A. 2.0　　　　　　　B. 8.0

C. 10.0　　　　　　D. 1.6

E. 0.4

（2）如果该病的发生和因该病死亡的事件均匀分布在全年中，则 2008 年期间该病的患病率（1/10 万）是

A. 2.0　　　　　　　B. 8.0

C. 10.0　　　　　　D. 1.6

E. 0.4

（3）如果该病的发生和因该病死亡的事件均匀分布在全年中，则 2008 年期间该病的死亡率（1/10 万）是

A. 2.0　　　　　　　B. 8.0

C. 10.0　　　　　　D. 1.6

E. 0.4

第十一章　口腔预防医学

A1/A2 型题

1. 戊二醛酚溶液使用的稀释度是
　　A. 1∶32　　　　　　B. 1∶16
　　C. 1∶8　　　　　　 D. 1∶4
　　E. 1∶2

2. 理想的牙刷刷毛应具有的特点是
　　A. 易吸水变软　　　　B. 刷毛端有孔
　　C. 具有适当弹性　　　D. 防霉
　　E. 直径与长度成比例

3. 不属于窝沟封闭适应证的是
　　A. 对侧同名牙有患龋倾向　B. 对侧同名牙有龋
　　C. 已充填完好的牙　　　　D. 牙面窝沟可疑龋
　　E. 牙面窝沟较深

4. 牙周病一级预防的确切内容是
　　A. 义齿修复，防止功能丧失
　　B. 早发现、早治疗，减少牙周病的严重程度
　　C. 以药物与牙周手术治愈牙周病损
　　D. 控制牙菌斑，减轻牙龈出血
　　E. 健康教育、定期保健、保持牙周健康

5. 主要作用是凝集致龋菌，减少菌斑形成，解脱已黏附菌斑，防止口腔 pH 下降的物质是
　　A. 茶多酚　　　　　　B. 红花
　　C. 甲壳素类　　　　　D. 氯己定
　　E. 酶类

6. 主要与获得性膜黏蛋白中富脯酸结合，阻止细菌附着的物质是
　　A. 五倍子　　　　　　B. 茶多酚
　　C. 氯己定　　　　　　D. 甲壳素类
　　E. 酶类

7. 牙周疾病流行的因素不包括
　　A. 吸烟　　　　　　　B. 口腔卫生状况
　　C. 长期服用避孕药　　D. 饮酒
　　E. 牙菌斑

8. 健康调查的工作步骤不包括
　　A. 整理资料　　　　　B. 收集资料
　　C. 统计资料　　　　　D. 分析资料
　　E. 汇报结果

9. 影响牙周疾病流行的最主要因素是
　　A. 教育程度　　　　　B. 吸烟与饮酒
　　C. 年龄和性别　　　　D. 口腔卫生状况
　　E. 城乡差异

10. 以往牙周疾病流行病学资料少的重要原因是
　　A. 缺乏明确的标准和指数
　　B. 牙周资料的可比性差
　　C. 牙周疾病流行病学研究少
　　D. 牙周资料的可靠性差
　　E. 缺乏牙周资料的收集和整理

11. 口腔分级预防的概念正确的是
　　A. 二级预防又称病因预防
　　B. 三级预防包含一级预防、二级预防
　　C. 二级预防是指防止牙丧失（恢复口腔功能）
　　D. X 线辅助检查属于二级预防
　　E. 早期充填属于一级预防

12. 饮水加氟是在哪个国家最先提出并实施的
　　A. 美国　　　　　　　B. 中国
　　C. 英国　　　　　　　D. 瑞典
　　E. 澳大利亚

13. 目前市场大多数含氟牙膏的氟浓度一般为
　　A. 500～600mg/kg　　B. 100～200mg/kg
　　C. 1000～1100mg/kg　D. 2000～2100mg/kg
　　E. 3000～3100mg/kg

14. 口腔健康调查方法不包括
　　A. 普查　　　　　　　B. 随机调查
　　C. 预调查　　　　　　D. 抽样调查
　　E. 捷径调查

15. 氟化泡沫用量与氟化凝胶用量的比是
　　A. 1∶2　　　　　　　B. 1∶1
　　C. 1∶4　　　　　　　D. 1∶8
　　E. 1∶10

16. 流行病学调查资料在分析时一般不用
　　A. 标准差　　　　　　B. 中位数
　　C. 平均数　　　　　　D. 标准误
　　E. 可信区间

17. 如果儿童 6 岁前生活在高氟区，其受氟牙症影响最严重的牙可能是
　　A. 第二恒磨牙　　　　B. 第一恒磨牙
　　C. 前牙　　　　　　　D. 尖牙
　　E. 前磨牙

18. 下列材料中可直接用于深龋垫底的是
　　A. 磷酸锌粘固剂
　　B. 氧化锌丁香油粘固剂
　　C. 复合树脂
　　D. 玻璃离子粘固剂
　　E. 银汞合金

19. Kappa 值可靠度优的范围是
　　A. 0.51～0.6　　　　B. 0.4～0.5
　　C. 0.61～0.8　　　　D. 0.51～0.7
　　E. 0.71～0.8

20. 目前世界龋病分布的特点可能与之有关的因素是
    A. 糖的摄入量和频率　　B. 生活水平和饮食习惯
    C. 氟化物防龋措施　　　D. 口腔预防保健措施
    E. 口腔科医师的数量

21. 口腔流行病学研究方法不包括
    A. 病历资料分析　　　　B. 描述性研究
    C. 横断面调查　　　　　D. 现况调查
    E. 计算机统计

22. 简化口腔卫生指数要检查
    A. 半口牙　　　　　　　B. 全口牙
    C. 前牙唇侧　　　　　　D. 6 颗指数牙
    E. 后牙舌侧

23. 利用基因工程技术构建的疫苗免疫动物，获得特异性的抗体是
    A. 多肽抗体　　　　　　B. 单克隆和多克隆抗体
    C. 基因重组免疫　　　　D. 核酸疫苗
    E. 转基因抗体

24. 将特定编码蛋白的外源基因直接导入动物细胞内，诱导宿主对目的基因表达的蛋白产生免疫反应，达到防龋作用的疫苗是
    A. 多肽抗体　　　　　　B. 单克隆和多克隆抗体
    C. 基因重组免疫　　　　D. 核酸疫苗
    E. 转基因抗体

25. 氟化物的可能中毒剂量（PTD）是
    A. 4mg/kg　　　　　　　B. 3mg/kg
    C. 5mg/kg　　　　　　　D. 6mg/kg
    E. 8mg/kg

26. 急性氟中毒的主要症状不包括
    A. 呕吐　　　　　　　　B. 恶心
    C. 头痛　　　　　　　　D. 腹泻
    E. 肌肉痉挛

27. 在氟的防龋机制中，氟能抑制下列何种酶的作用
    A. 果糖基转移酶　　　　B. 葡糖基转移酶
    C. 碳水化合物酶　　　　D. 烯醇酶
    E. 磷酸酯酶

28. 第二恒磨牙窝沟封闭的适宜年龄是
    A. 7~9 岁　　　　　　　B. 6~7 岁
    C. 9~11 岁　　　　　　 D. 11~13 岁
    E. 13~15 岁

29. 下面哪项不属于控制菌斑的药物的特点
    A. 不受口腔和菌斑中其他成分的影响
    B. 能杀灭特异性致病菌
    C. 不易引起细菌的耐药性
    D. 对口腔和全身无毒副作用
    E. 能长时间停留在口腔中发挥作用

30. 下面关于牙线的描述哪项是正确的
    A. 含蜡牙线较不含蜡牙线更容易去除邻面菌斑
    B. 使用牙线前应去除邻面充填体的悬突

C. 使用牙线时可将其两端绕在左右手的示指上
D. 如两牙间接触点较紧可向下加力进入牙间隙
E. 牙周病患者不必进行洁治就可使用牙线

31. 目前控制菌斑最常用的方法是
    A. 刷牙　　　　　　　　B. 牙线
    C. 洁治　　　　　　　　D. 药物含漱
    E. 牙签

32. 目前广泛使用的糖代用品是
    A. 山梨醇　　　　　　　B. 糖精
    C. 木糖醇　　　　　　　D. 甘露醇
    E. 蛋白糖

33. WHO 龋病流行程度属"低"的标准是龋均为
    A. 0.0~1.1　　　　　　 B. 1.2~2.6
    C. 1.5~2.5　　　　　　 D. 0.5~1.5
    E. 2.7~4.4

34. 龋病流行特征不包括
    A. 时间分布　　　　　　B. 地区分布
    C. 人群分布　　　　　　D. 氟化物分布
    E. 城乡分布

35. 影响龋病流行的相关因素不包括
    A. 糖的摄入量　　　　　B. 氟的摄入量
    C. 钙的摄入量　　　　　D. 糖的摄入频率
    E. 饮食习惯

36. 以下哪种方法没有去除菌斑的作用
    A. 漱口　　　　　　　　B. 刷牙
    C. 牙线　　　　　　　　D. 牙签
    E. 洁治

37. 在做窝沟封闭时，一般乳牙酸蚀时间应是
    A. 30s　　　　　　　　 B. 60s
    C. 120s　　　　　　　　D. 90s
    E. 150s

38. 统计方法中标准误差一般表示为
    A. 抽样误差　　　　　　B. 变异程度
    C. 分布状况　　　　　　D. 离散程度
    E. 可信区间

39. 下列哪项不能体现"口腔健康教育：口腔是全身的一个组成部分"的原则
    A. 国家或地方综合性保健规划中明确规定口腔保健项目
    B. 口腔健康教育纳入整体健康教育
    C. 发挥领导部门的主导作用
    D. 每一项口腔医疗和服务都包括口腔健康教育
    E. 口腔健康教育是临床医疗服务的组成部分

40. 以下用具中没有清洁牙齿邻面菌斑作用的是
    A. 牙签　　　　　　　　B. 牙间刷
    C. 牙间冲洗器　　　　　D. 牙线
    E. 橡胶按摩器

41. WHO 规定评价龋病患病水平的年龄组是

A. 10 岁   B. 12 岁

C. 16 岁   D. 15 岁

E. 18 岁

42. 人体氟排泄的主要途径是

A. 指甲   B. 尿液

C. 汗液   D. 粪便

E. 头发

43. 对口腔医学、公共卫生医学最有意义的氟浓度值是

A. 血浆氟   B. 唾液氟

C. 尿氟   D. 骨氟

E. 菌斑氟

44. 氟的吸收机制中不正确的是

A. 主要在胃肠吸收

B. 氟吸收是一个被动扩散过程

C. 在胃的吸收与胃酸成正比

D. 肠黏膜吸收与 pH 成正比

E. 在呼吸道也可吸收

45. 人体吸收最快的含氟物质是

A. 氟化牛奶   B. 氟化饮水

C. 水果   D. 蔬菜

E. 海产鱼

46. 乙型病毒性肝炎经皮肤传播的途径不包括

A. 污染的针头   B. 血液

C. 性接触   D. 针灸

E. 手术

47. 口腔科医生的个人防护有

A. 不留长发   B. 戴口罩

C. 通风   D. 使用一次性用品

E. 物表覆盖

48. 龋病调查资料分析统计常用指标不包括

A. 患龋率   B. 龋均

C. 构成比   D. 无龋率

E. 失牙率

49. 健康促进中起主导作用的是

A. 卫生行政部门   B. 公众

C. 主要行政领导   D. 口腔医务工作者

E. 学校教师

50. 正常人每千克体重每天适宜摄氟量的范围是

A. 0.01 ~ 0.02mg   B. 0.05 ~ 0.07mg

C. 0.11 ~ 0.13mg   D. 0.09 ~ 0.11mg

E. 0.16 ~ 0.20mg

51. 口腔健康促进不包括

A. 保证口腔卫生措施实施的条件

B. 各种具体的口腔预防措施

C. 保证口腔卫生措施实施的制度

D. 增长人们的口腔保健知识

E. 将口腔卫生措施纳入计划

52. 牙周病发生的始动因素是

A. 牙菌斑   B. 牙石

C. 食物嵌塞   D. 牙垢

E. 内分泌紊乱

53. 关于氯己定的抗菌机制，哪项说法是正确的

A. 能与细菌细胞壁的阳离子作用增加细胞壁的通透性

B. 系二价阴离子表面活性剂

C. 能与唾液碱性糖蛋白的酸性基团结合

D. 能阻碍唾液细菌对牙面的吸附

E. 取代 Ca^{2+} 与唾液中的碱性凝集因子作用

54. 自来水加氟的不足之处是

A. 可能产生氟骨症

B. 不具备公共卫生的特点

C. 不具备突出的社会性

D. 社区居民因龋治疗费用减少

E. 易造成氟浪费

55. 酸蚀后，牙釉质定性微孔层的深度大约是

A. 10μm   B. 20μm

C. 40μm   D. 30μm

E. 50μm

56. 氟水漱口一般推荐使用的氟化物主要是

A. 单氟磷酸钠   B. 氟化钠

C. 氟化亚锡   D. 氟化铵

E. 氟化钙

57. 下列哪种方法不能改变地方性氟中毒

A. 改变生活方式

B. 适宜的氟浓度

C. 建立良好的口腔卫生习惯

D. 合理处理"三废"

E. 预防工业氟污染

58. 氟牙症的临床特点是

A. 氟牙症严重程度和氟过量水平成反比

B. 乳恒牙都多见

C. 牙釉质变脆，牙本质正常

D. 牙釉质耐磨性差，抗酸能力强

E. 患氟牙症牙数的多少和牙发育矿化时期在高氟区生活时间的长短相关

59. 口腔医生最易受感染的途径是

A. 被污染器械刺伤皮肤   B. 操作后不洗手

C. 食物消毒不严   D. 空气消毒不严

E. 接触患者血液和唾液

60. 对口腔健康教育不正确的认识是

A. 是口腔公共卫生的基础

B. 是口腔预防保健项目

C. 是传递科学信息的途径

D. 是争取领导支持的方法

E. 是提高健康意识的手段

61. 广州首先开展饮水加氟的试点是在

A. 1963 年   B. 1960 年

C. 1965 年   D. 1967 年

E. 1969 年

62. WHO 规定龋病的患病水平的衡量标准是 12 岁儿童的
A. 患龋率　　　　　　　　B. 龋齿发病率
C. 龋均　　　　　　　　　D. 龋面均
E. 无龋率

63. Knutson 使用局部涂氟所用氟化钠溶液的浓度为
A. 2%　　　　　　　　　　B. 1.23%
C. 8%　　　　　　　　　　D. 5%
E. 0.5%

64. WHO 推荐的用于成年人口腔健康状况的指数年龄组是
A. 30~40 岁　　　　　　　B. 35~44 岁
C. 45~54 岁　　　　　　　D. 40~50 岁
E. 50~60 岁

65. 全国第二次口腔流行病学调查显示，12 岁儿童窝沟龋与平滑面龋的患龋比例是
A. 6 : 1　　　　　　　　　B. 4 : 1
C. 7 : 1　　　　　　　　　D. 8 : 1
E. 9 : 1

66. 可见光固化器的光纤头消毒应选用
A. 酚类　　　　　　　　　B. 戊二醛
C. 聚维酮碘　　　　　　　D. 乙醇
E. 次氯酸钠

67. 以下哪个部位的菌斑与牙周组织的破坏关系最为密切
A. 殆面点隙裂沟菌斑　　　B. 光滑面菌斑
C. 邻面菌斑　　　　　　　D. 颈缘菌斑
E. 龈下菌斑

68. 以下不属于牙周病先天性危险因素的是
A. 性别　　　　　　　　　B. 种族
C. 年龄　　　　　　　　　D. 遗传因素
E. 先天性免疫缺损

69. 牙周疾病预防要做到的内容不包括
A. 提高维护牙周健康的主观能动性
B. 养成良好的口腔卫生习惯
C. 提高宿主的防御能力
D. 维护牙周治疗效果
E. 去除先天性危险因素

70. 牙周疾病二级预防的内容不包括
A. 去除菌斑和牙石　　　　B. 专业性洁治
C. 去除不良修复体　　　　D. 义齿修复失牙
E. 治疗食物嵌塞

71. WHO 制定口腔健康的 5 条标准是在
A. 1971 年　　　　　　　　B. 1965 年
C. 1975 年　　　　　　　　D. 1981 年
E. 1985 年

72. WHO 口腔健康标准中，下面哪项是错误的
A. 无疼痛感　　　　　　　B. 牙齿无龋洞
C. 牙无松动　　　　　　　D. 牙龈颜色正常
E. 无出血现象

73. 龋病二级预防的内容包括
A. 早期诊断、定期口腔检查、X 线辅助检查、早期充填
B. 早期诊断、定期口腔检查、X 线辅助检查、窝沟封闭
C. 口腔健康教育、定期口腔检查、X 线辅助检查、窝沟封闭
D. 早期诊断、X 线辅助检查、早期充填、氟防龋
E. 早期诊断、口腔健康教育、早期充填、氟防龋

74. 对口腔科医生最危险的疾病是
A. 结核　　　　　　　　　B. 疱疹
C. 流感　　　　　　　　　D. 乙型病毒性肝炎
E. 梅毒

75. 口腔预防教研室集体备课时，李老师指出老年人随着年龄的增长，主要增加的口腔疾病是
A. 根面龋　　　　　　　　B. 牙髓炎
C. 牙列不齐　　　　　　　D. 口干
E. 口吃

76. 我国发生的重症急性呼吸综合征（SARS），很快波及许多省市，这种发病情况称为
A. 暴发　　　　　　　　　B. 流行
C. 季节性升高　　　　　　D. 周期性流行
E. 长期变异

77. 由尿排出的氟占机体总排泄量的
A. 35%　　　　　　　　　　B. 15%
C. 55%　　　　　　　　　　D. 75%
E. 95%

78. 菌斑指数与软垢指数的相同点是
A. 不估计牙面菌斑的面积
B. 只考虑龈缘处菌斑的厚度
C. 检查前先漱口
D. 吹干牙面后检查
E. 使用探针检查

79. 哪种药物不适宜长期使用作为控制菌斑预防牙周病的方法
A. 氯己定　　　　　　　　B. 抗生素
C. 酚类化合物　　　　　　D. 血根碱
E. 季铵化合物

80. "社区牙周指数"不包括哪项检查
A. 牙结石　　　　　　　　B. 牙龈出血
C. 牙槽骨吸收　　　　　　D. 浅牙周袋
E. 深牙周袋

81. 世界范围内使用氟化物防龋，使用人数最多的措施是
A. 饮水加氟　　　　　　　B. 含氟牙膏
C. 局部涂氟　　　　　　　D. 食盐氟化
E. 氟水漱口

82. 关于氯己定正确的论述是
A. 氯己定具有二价阴离子活性
B. 对细菌表面有亲和力

C. 对放线菌作用不显著

D. 对革兰阳性菌无抑制作用

E. 是一种生物学控制菌斑的方法

83. 属于化学性控制菌斑的方法是

A. 抗菌剂   B. 氯己定

C. 酶类   D. 茶多酚

E. 甲壳素

84. 急性氟中毒抢救处理方法不恰当的是

A. 补钙   B. 催吐

C. 补液   D. 人工呼吸

E. 洗胃

85. 氟的防龋机制不包括

A. 牙釉质溶解性增加   B. 抑制烯醇酶

C. 抑制细菌产酸   D. 促进再矿化

E. 影响牙外形

86. 不宜添加到含氟牙膏中的氟化物是

A. 氟化铵银   B. 氟化亚锡

C. 氟化钠   D. 氟硅酸钠

E. 单氟磷酸钠

87. 人体最主要的氟来源是

A. 饮水   B. 食物

C. 氟化牙膏   D. 空气

E. 含氟维生素

88. 人体每天从食物中摄入的氟是全身氟来源的

A. 15%   B. 5%

C. 25%   D. 35%

E. 45%

89. 沟裂狭窄而长，底部膨大朝向釉牙本质界的窝沟是

A. V 型窝沟   B. P 型窝沟

C. U 型窝沟   D. I 型窝沟

E. C 型窝沟

90. 关于 C 型预防性充填，正确的是

A. 去除龋坏组织，做预防性扩展

B. 龋坏未达牙本质

C. 酸蚀前，用氢氧化钙垫底

D. 用窝沟封闭剂充填窝洞并封闭其他窝沟

E. 术后无须检查咬合是否过高

91. 关于氯己定的副作用，错误的说法是

A. 使牙、修复体或舌背上发生染色

B. 不能用于口内手术后

C. 需加入调味剂

D. 味苦

E. 对口腔黏膜有刺激作用

92. 口腔健康教育的最终目的是

A. 建立口腔健康行为   B. 增长口腔保健知识

C. 了解口腔保健措施   D. 定期口腔健康检查

E. 积极治疗口腔疾病

93. 美国环境保护署推荐的表面消毒液是

A. 乙醇   B. 次氯酸钠溶液

C. 过氧乙酸溶液   D. 戊二醛溶液

E. 氯己定溶液

94. 季铵化合物控制菌斑的主要作用是

A. 破坏菌斑基质

B. 干扰菌斑附着

C. 清除菌斑内毒素

D. 改变细菌细胞膜的渗透性

E. 控制菌斑繁殖

95. 医疗单位走怎样的道路才是口腔健康的根本所在

A. 以个体为对象，以健康为中心

B. 以个体为对象，以治疗疾病为中心

C. 以群体为对象，以治疗疾病为中心

D. 以群体为对象，以个体为中心

E. 以群体为对象，以健康为中心

96. 口腔健康教育者应采取的方式是

A. 讲解道理   B. 单向传授

C. 良师益友   D. 灌输知识

E. 以教育者自居

97. 口腔健康教育的方法一般是

A. 个别交谈、网络交流、大众传播渠道、组织社区活动

B. 个别交谈、小型讨论会、大众传播渠道、组织社区活动

C. 专家咨询、小型讨论会、大众传播渠道、组织社区活动

D. 个别交谈、小型讨论会、学校授课、组织社区活动

E. 专家咨询、网络交流、大众传播渠道、组织社区活动

98. 下列消毒液使用期最长的是

A. 乙醇   B. 戊二醛

C. 过氧乙酸溶液   D. 聚维酮碘

E. 次氯酸钠溶液

99. 下面哪项关于菌斑的描述是不正确的

A. 肉眼不易辨认菌斑的存在

B. 菌斑是无色、柔软的物质

C. 菌斑显示剂可使菌斑染色

D. 菌斑是牙周病的主要病因刺激物

E. 菌斑会在去除 12h 后在牙面重新形成

100. 以下不属于牙周病的三级预防措施的是

A. 袋内刮治和根面平整   B. 治疗牙周脓肿

C. 拔除不能保留的患牙   D. 纠正不良习惯

E. 牙周手术治疗

101. 酚类化合物控制菌斑的主要作用是

A. 破坏菌斑基质   B. 干扰菌斑附着

C. 清除菌斑内毒素   D. 改变菌斑活性

E. 控制菌斑繁殖

102. 窝沟龋比平滑面龋发展迅速，其最主要原因是

A. 窝沟底部牙釉质较平滑面薄

B. 窝沟底部牙釉质比平滑面含氟少

C. 窝沟底部解剖形态较平滑面有利于细菌聚集

D. 窝沟底部的食物残渣较平滑面多

E. 沟口的有机填塞物造成

103. 下面哪项不是窝沟封闭的适应证

A. 萌出 5 年后无龋的牙

B. 窝沟深，可以插入探针的牙

C. 窝沟深，可以卡住探针的牙

D. 对侧同名牙有患龋倾向的牙

E. 对侧同名牙有龋的牙

104. 下列关于牙周病三级预防正确的说法是

A. 二级预防又称病因预防

B. 一级预防又称"三早"预防

C. 定期 X 线摄片检查属于一级预防

D. 去除不良修复体属于二级预防

E. 修复失牙属于二级预防

105. 社区人群牙周健康的重要判断标准是

A. 龈颜色异常　　　　　B. 牙龈点彩消失

C. 牙龈红肿　　　　　　D. 牙龈出血

E. 牙周袋溢脓

106. 去除龈下菌斑与牙结石属于社区牙周保健的

A. 一级水平　　　　　　B. 基本急诊保健

C. 二级水平　　　　　　D. 三级水平

E. 四级水平

107. 龋病的一级预防包括

A. 根管治疗、健康教育　B. 早期诊断、早期治疗

C. 窝沟封闭、氟防龋　　D. 健康教育、充填治疗

E. 早期诊断、氟防龋

108. 漱口液改善口臭的机制不包括

A. 杀菌作用　　　　　　B. 机械清洗作用

C. 掩盖异味作用　　　　D. 去除舌苔作用

E. 拮抗异味物的产生

109. 研究和规划口腔保健工作首先要进行

A. 口腔设施的配备　　　B. 牙科人力需求规划

C. 口腔保健人员培训　　D. 口腔健康基线调查

E. 制订口腔健康教育计划

110. 在氟防龋机制中，控制氟化物进入细菌体内的因素是

A. 细菌的种类和 pH 的差异

B. 菌体外氟化物的浓度和 pH 的差异

C. 细菌的种类和菌体外氟化物的浓度

D. 个体差异和 pH 的差异

E. 细菌的种类和个体差异

111. 饮水氟浓度超过多少以上就可能引起氟骨症

A. 2mg/L　　　　　　　B. 1mg/L

C. 3mg/L　　　　　　　D. 6mg/L

E. 10mg/L

112. 利于空气传播的方法是

A. 患者治疗前漱口

B. 医务人员操作时应戴口罩和眼罩

C. 使用橡皮障

D. 诊室安装抽风机

E. 开大高速手机和洁牙机的出水量

113. 低效水平消毒剂是

A. 戊二醛　　　　　　　B. 次氯酸钠

C. 酚类　　　　　　　　D. 聚维酮碘

E. 乙醇

114. 口腔医务人员感染乙型病毒性肝炎病毒的概率是普通人的

A. 1 倍　　　　　　　　B. 2 倍

C. 5 倍　　　　　　　　D. 10 倍

E. 25 倍

115. 关于菌斑中的氟，正确的是

A. 菌斑中的氟浓度低于唾液中的氟浓度

B. 菌斑中的氟大部分以离子形式存在

C. 菌斑氟与外源性氟化物使用频率无关

D. 在非氟化区，菌斑中的氟主要来源于饮水

E. 菌斑液中的氟与唾液中的氟有关

116. 在口臭的治疗需要中，TN-1 的主要内容

A. 舌清洁、刷牙和牙线、漱口和牙膏，定期口腔检查和洁治

B. 舌清洁、刷牙、漱口和牙膏，定期口腔检查和洁治

C. 舌清洁、刷牙和牙线、漱口和牙膏，定期口腔检查

D. 刷牙和牙线、漱口和牙膏，定期口腔检查和洁治

E. 刷牙和牙线、漱口和牙膏，定期口腔检查和洁治、根面平整

117. 饮水加氟的适宜浓度是

A. 0.3~0.5mg/L　　　　B. 0.5~0.7mg/L

C. 0.7~1.0mg/L　　　　D. 1.0~1.2mg/L

E. 1.2~1.5mg/L

118. 最易与心内膜组织发生交叉反应的疫苗是

A. 全疫苗　　　　　　　B. 多肽疫苗

C. 核酸疫苗　　　　　　D. 单克隆抗体

E. 多肽抗体

119. WHO 牙结石检出平均区段数等级为中等的范围是

A. 0.0~1.5　　　　　　B. 1.6~2.5

C. 2.6~3.5　　　　　　D. 3.6~4.5

E. 4.6~6.0

120. 流行病学调查的资料在分析时一般不用

A. 标准差　　　　　　　B. 中位数

C. 标准误　　　　　　　D. 平均数

E. 可信区间

121. 流行病学调查的抽样方法中没有

A. 分层抽样　　　　　　B. 误差抽样

C. 随机抽样　　　　　　D. 整群抽样

E. 机械抽样

122. 调查表中 2 位数标记法描述左上第二乳磨牙应为

A. 55   B. 65

C. 75   D. 85

E. 以上都不是

123. 具有氟释放能力而防龋的粘固剂是

A. 磷酸锌粘固剂

B. 氧化锌丁香油粘固剂

C. 氢氧化钙粘固剂

D. 玻璃离子粘固剂

E. 聚羧酸锌粘固剂

124. 自凝义齿基托材料的粉剂与热凝义齿基托材料的粉剂不同的是它必须含有

A. 引发剂   B. 促进剂

C. 阻聚剂   D. 光敏剂

E. 偶联剂

125. 学校饮水氟浓度是公共饮水氟浓度的多少倍

A. 1.5 倍   B. 2.5 倍

C. 3.5 倍   D. 4.5 倍

E. 5.5 倍

126. 对牙周健康状况影响最大的不良习惯是

A. 吸烟   B. 喝酒

C. 磨牙症   D. 吐舌

E. 口呼吸

127. 氟化食盐的氟浓度一般是

A. 90～350mg/kg   B. 90～450mg/kg

C. 120～350mg/kg   D. 120～450mg/kg

E. 120～550mg/kg

128. 口源性口臭占口臭的

A. 10% 以下   B. 20%～30%

C. 40%～50%   D. 60%～70%

E. 80%～90%

129. 牙周病患者在进行系统治疗后，牙周维护治疗期至少为每几个月一次

A. 1 个月   B. 3 个月

C. 6 个月   D. 9 个月

E. 12 个月

130. 牙周疾病流行特征不包括

A. 地区分布   B. 时间分布

C. 城乡分布   D. 年龄分布

E. 细菌种群分布

131. 口腔健康教育和口腔健康促进结合起来可以

A. 开展集体刷牙   B. 公共饮水加氟

C. 定期口腔健康检查   D. 实施窝沟封闭

E. 进行以上各项

132. 下面哪种情况导致口臭属于病理性口源性口臭

A. 食用大蒜后   B. 舌苔过厚

C. 上颌窦炎   D. 肺脓肿

E. 口干症

133. 以下哪项口腔保健服务应包括口腔健康教育

A. 集体刷牙   B. 窝沟封闭

C. 氟水漱口   D. 服用氟片

E. 以上都是

134. 口臭的嗅觉判断标准中"可明显察觉的臭味"属于

A. 轻度口臭   B. 可疑气味

C. 中度口臭   D. 重度口臭

E. 严重口臭

135. 以下说法正确的是

A. 人老了自然要掉牙

B. 牙齿好坏与刷牙无关

C. 牙好是天生的

D. 人老掉牙不是自然规律

E. 定期检查不得牙病

136. 提高宿主抵抗力的措施是

A. 降低牙尖高度和斜度

B. 去除不良修复体

C. 补充维生素和钙磷等营养

D. 治疗食物嵌塞

E. 矫治错𬌗畸形

137. 不正确的 ART 操作步骤是

A. 去除龋坏时，接近牙髓腔的牙本质应尽量保留

B. 用 10% 聚丙烯酸清洁窝洞

C. 清洁窝洞后，冲洗 1 次

D. 材料应在 20～30s 内调拌完成

E. 充填完毕后必须涂一层凡士林

138. ART 充填效果正确的是

A. 充填 3 年后，充填效果高于银汞合金

B. 儿童与成年人修复效果有显著差异

C. 医生与护士操作修复效果有显著差异

D. 𬌗面充填保留率低于其他面

E. 单面洞的保留率低于复面洞

139. 每日含漱 1 次的氟化钠溶液浓度应为

A. 0.2%   B. 0.5%

C. 0.1%   D. 0.02%

E. 0.05%

140. 氟能抑制细菌摄入葡萄糖，从而

A. 增加胞外多糖的合成，抑制胞内多糖的贮存

B. 增加胞外多糖的合成和胞内多糖的贮存

C. 抑制胞外多糖的合成，增加胞内多糖的贮存

D. 抑制胞外多糖的合成和胞内多糖的贮存

E. 不影响胞外多糖的合成和胞内多糖的贮存

141. 关于窝沟封闭剂的保留率，正确的是

A. 下颌牙比上颌牙高

B. 年龄小比年龄大高

C. 磨牙比前磨牙高

D. 乳牙比恒牙高

E. 颊舌面比𬌗面高

142. 窝沟封闭剂脱落的最主要原因是

A. 酸蚀后冲洗不彻底   B. 清洁不彻底

C. 酸蚀后唾液污染　　　D. 固化后有气泡
E. 封闭剂太厚

143. 下面哪个因素可抑制口臭的产生
A. 口腔中呈碱性 pH
B. 革兰阳性优势菌群的出现
C. 唾液流率下降
D. 口腔处于低氧环境
E. 口内氧化还原电势下降

144. 有关气相色谱法检测口臭的说法不正确的是
A. 气相色谱法能准确地测量口臭气体的成分
B. 气相色谱法能准确地判断产生口臭的细菌种类
C. 气相色谱法能得出挥发性物质的准确数值
D. 气相色谱法能精确地测量口腔各类气体的含量
E. 配有火焰光度检测仪的气相色谱是测定口臭的金标准

145. 患儿，男，11 岁，检查发现左下第二磨牙已经萌出，窝沟较深，医生立即对左下第二磨牙进行窝沟封闭，光固化灯照射距离离牙尖 5mm，照射 20～40s 后发现封闭剂未硬化，最可能的原因是
A. 酸蚀后未冲洗干净
B. 窝沟太深
C. 照射时间太短
D. 照射距离离牙尖过远
E. 未吹干牙面就涂布封闭剂

146. 某同学准备去幼儿园对儿童进行口腔健康教育，在准备口腔健康教育材料时，教授提醒他应特别注意内容的特点不包括
A. 准确性　　　　　B. 知识性
C. 创新性　　　　　D. 趣味性
E. 艺术性

147. 患儿，男，2 岁，由父母亲陪同去口腔科就诊，母亲要求医生为小孩作乳牙窝沟封闭，医生认为该小孩目前不需作窝沟封闭，其主要原因是
A. 乳牙不需作窝沟封闭
B. 现阶段儿童不易患龋
C. 封闭剂的氟释放，儿童易误吞造成氟中毒
D. 乳牙窝沟封闭年龄一般应为 3～4 岁
E. 乳牙有机质多，封闭剂易脱落

148. 口腔健康调查前的准备阶段，技术组专家告诫调查人员，出现信息偏性的重要原因是
A. 漏查了一些受检者
B. 检查对象代表性差
C. 检查器械不统一
D. 标准掌握不一致
E. 受检者回忆有偏差

149. 患者，女，担心使用牙签会使牙缝增宽，医生告诉她正确使用牙签的方法是
A. 轻轻置入龈沟底部，向龈方运动清洁
B. 轻轻置入龈沟底部，向冠方运动清洁

C. 置入牙间隙，轻轻上下运动清洁
D. 置入牙间隙，轻轻左右运动清洁
E. 视需要向各个方向运动清洁

150. 在给社区口腔保健人员讲课时，教授指出口腔健康教育
A. 需由专业人员进行
B. 是一项预防措施
C. 是口腔预防保健的组成部分
D. 以上课为主要方法
E. 以通俗易懂为标准

151. 某地方病研究所普查地方性甲状腺肿病，半月内查完全乡 12000 人，查出各型患者 420 人，则该乡地方性甲状腺肿病
A. 患病率为 3.5%　　　B. 生存率为 3.5%
C. 罹患率为 3.5%　　　D. 发病率为 3.5%
E. 感染率为 3.5%

152. 在实施学校氟水漱口项目时，项目小组负责人指出该项目的实施同时有赖于口腔健康教育与口腔健康促进，两者的关系是
A. 教育在先，促进在后
B. 相互独立的两个方面
C. 有机结合，相辅相成
D. 促进在先，教育在后
E. 密不可分，有机结合

153. 某患者，有牙龈出血症状 2 周余，用药物牙膏认真刷牙后不见好转，此时应如何做为好
A. 用含漱液
B. 停止刷牙
C. 到医院口腔科进行检查治疗
D. 换一种药物牙膏再试一试
E. 口服维生素

154. 患者，男，18 岁，上中切牙唇面各出现明显的白垩色改变，经医生询问病史后发现该患者曾经居住高氟区，医生诊断为氟牙症，按照 TF 分类原则记分为
A. 3　　　　　B. 2
C. 4　　　　　D. 5
E. 6

155. 某山区人群氟牙症流行，经调查饮水氟浓度为 0.1～0.3mg/kg，造成该地区氟牙症流行的最可能的原因是
A. 个体易感　　　　B. 饮酒和吸烟
C. 水氟浓度过高　　D. 燃煤污染
E. 口腔卫生行为不良

156. 某患者经口腔健康检查发现有牙龈炎，洁治后医生推荐他使用以下措施作为辅助治疗
A. 氯己定漱口液　　B. 口服抗生素
C. 静脉注射抗生素　D. 饭后清水漱口
E. 口服甲硝唑

157. 预防口腔医学教学中，教师强调临床控制交叉感染的重点是

A. 手部的消毒　　　　　　B. 空气的消毒
C. 地表的消毒　　　　　　D. 机头的消毒
E. 废物的处理

158. 在科室预防交叉感染的讨论会上，大家提出了很多好的建议，特别强调要做的是
    A. 更换所有消毒液
    B. 更换所有器械物品
    C. 认真学习消毒常识
    D. 加强感染的监测与控制
    E. 查找污染源和设计消毒程序

159. 学生甲临床检查时发现患者牙龈因炎症有颜色改变，龈沟深度：2mm 舌侧有龈下石，探诊后出血，复习 CPITN 指数标准后记分为
    A. 1　　　　　　　　　　B. 0
    C. 2　　　　　　　　　　D. 3
    E. 4

160. 关于在学校为期两年的含氟牙膏防龋临床实验中用何种龋病指数，课题组认为最佳指数是
    A. dmft　　　　　　　　B. dmfs
    C. DMFT　　　　　　　　D. DMFS
    E. Deft

161. 患者，女，7 岁，$\overline{6|6}$ 窝沟着色且能卡住探针，疑有龋坏，该儿童应选用
    A. 窝沟封闭　　　　　　B. 预防性充填
    C. 局部用氟　　　　　　D. 充填治疗
    E. 口腔健康教育

162. 患者，男，45 岁，牙齿松动、咬物无力就诊，临床诊断为牙周炎，医生在对他进行牙周系统治疗后，嘱其每隔多长时间来进行牙周维护治疗
    A. 1 个月　　　　　　　B. 3 个月
    C. 12 个月　　　　　　　D. 6 个月
    E. 24 个月

163. 某学校的保健老师在家长课堂讲课时，旁听的口腔专家指出下列说法容易引起误导的是
    A. 窝沟封闭可有效预防窝沟龋的发生
    B. 氟化物的使用可减少光滑面龋的发生
    C. 替牙期要特别注重第一恒磨牙的保护
    D. 10 岁以前儿童需要家长帮助刷牙
    E. 刷牙可以有效预防窝沟龋和光滑面龋

164. 研究人员采用自身半口对照的方法对某小学 150 名儿童进行窝沟封闭。3 年后发现窝沟封闭剂完整保留的有 90 颗牙，部分保留的有 30 颗牙，全部脱落的有 30 颗牙。完整保留率为
    A. 60%　　　　　　　　B. 30%
    C. 40%　　　　　　　　D. 80%
    E. 20%

165. 某社区准备进行饮水加氟防龋措施，资料显示该地区饮水氟浓度为 0.1～0.3mg/kg，氟牙症指数低于 0.6。经过仔细论证以后，专家小组认为还应该补充考虑的

指标是
    A. 12 岁儿童龋均　　　　B. 6 岁儿童龋均
    C. 15 岁儿童龋均　　　　D. 18 岁儿童龋均
    E. 35～44 岁组龋均

166. 经过对饮水加氟 50 多年的实践检验，其防龋效果和安全性已得到充分肯定，下面关于饮水加氟防龋效果正确的论述是
    A. 防龋效果和饮用时间的长短无关
    B. 防龋效果和饮用时间的早晚无关
    C. 恒牙防龋效果好于乳牙
    D. 窝沟面的防龋效果好于光滑面
    E. 对老年人根面龋的作用不明显

167. 某男生，15 岁，被诊断为青少年牙周炎，医生在对其进行牙周治疗后选择了抗生素作为辅助治疗，最适宜的抗生素是
    A. 四环素　　　　　　　B. 螺旋霉素
    C. 卡那霉素　　　　　　D. 多西环素
    E. 青霉素

168. 口腔健康咨询时，一青年认为牙好坏是天生的，刷不刷牙无所谓，口腔医生告诉他正确的认识应是
    A. 牙好坏是天生的，但不刷牙就会患龋齿
    B. 牙好坏是天生的，但刷牙可使牙齿更洁白
    C. 牙好坏是天生的，不刷牙会口臭
    D. 牙好坏不是天生的，刷牙可以去除菌斑
    E. 牙好坏不是天生的，刷牙可以使口气清新

169. 口腔科每年都有新职工参加工作，科主任和护士长都会提到要做个人防护的措施是
    A. 高度的无菌观念
    B. 对高危人群特殊对待
    C. 使用一次性器械和材料
    D. 严格消毒措施
    E. 定时注射免疫疫苗

170. 口腔科的环境常常受到污染，特别是使用旋转器械更是增加了空气污染，因此在高度污染区禁止进食、长时间逗留、大声说笑等，受污染的治疗台需要
    A. 高效水平的消毒　　　　B. 中等水平的消毒
    C. 表面覆盖　　　　　　　D. 低效水平的消毒
    E. 熏蒸消毒

171. 为了研究窝沟封闭的临床效果，研究人员采用自身半口对照的方法对某小学 150 名儿童进行窝沟封闭。3 年后发现封闭组中有 10 颗牙患龋，140 颗牙无龋，对照组中患龋牙 45 颗，105 颗牙无龋。龋齿降低率为
    A. 50%　　　　　　　　B. 22%
    C. 64%　　　　　　　　D. 75%
    E. 78%

172. 张护士负责配制消毒液，护士长要求使用次氯酸钠消毒液时应该
    A. 定期配制　　　　　　B. 每天配制
    C. 随用随配　　　　　　D. 每 3 天配制

E. 每周配制

173. 青年李某，右下腹疼痛难忍，到医院就诊。经医师检查、检验，当即诊断为急性阑尾炎，遂对其施行阑尾切除术。手术情况正常，但拆线时发现伤口愈合欠佳，有蛋黄色液体渗出。手术医师告知：此系缝合切口的羊肠线不为李某人体组织吸收所致，在临床中少见。经过近 1 个月的继续治疗，李某获得痊愈。根据《医疗事故处理条例》规定，李某被拖延近 1 个月后才得以痊愈这一客观后果，应当属于
A. 三级医疗事故
B. 二级医疗事故
C. 四级医疗事故
D. 因患者体质特殊而发生的医疗意外
E. 因不可抗力而造成的不良后果

174. 气水枪是极易被污染的，特别是气水枪的尖端，我们选择的不同的措施来减少交叉感染，合理的是
A. 包裹手柄
B. 每位患者用完后更换气水枪
C. 增设防回流装置
D. A + B + C
E. A + B

175. 抢救氰化物中毒最有效的急救方法是
A. 快速用亚硝酸钠
B. 快速用硫代硫酸钠
C. 先用亚硝酸钠，接着用硫代硫酸钠
D. 先用硫代硫酸钠，接着用亚硝酸钠
E. 静脉注射亚甲蓝

176. 某儿童，12 岁，6 岁前生活在低氟区，6 岁后迁入高氟区，可能出现氟牙症的牙是
A. 第二恒磨牙
B. 第一恒磨牙
C. 第一前磨牙
D. 第二前磨牙
E. 不会出现氟牙症

177. 一个 300 万人口的城市，过去每年发生伤寒患者 30 例左右，某年发生了 300 名，此种情况称
A. 散发
B. 暴发
C. 流行
D. 大流行
E. 世界大流行

178. 我国艾滋病的发病处在上升阶段，口腔科诊疗过程中不是主要的传播渠道，它的主要传播途径是
A. 经呼吸道
B. 经性传播
C. 经皮肤
D. 经消化道
E. 共用生活用品

179. 我国是乙型病毒性肝炎高发国，很多患者担心在口腔科就诊时被感染乙型病毒性肝炎，这样的顾虑无道理。因为乙型病毒性肝炎是经
A. 消化道传播
B. 呼吸道传播
C. 皮肤途径传播
D. 飞沫传播
E. 血液传播

180. 在对学校保健老师进行培训时，教授指出口腔健康教育与口腔健康促进相结合，才能有效地实施口腔预防措施，并指出口腔健康促进的原则是
A. 发挥专业人员的优势指导
B. 发挥领导部门的主导作用
C. 发挥社会舆论的作用
D. 发挥学校的优势
E. 发挥家长的参与作用

181. 某大学生经刷牙训练后使用 O'leary 的菌斑控制记录法进行评估，结论是菌斑基本被控制，其菌斑百分率最多为多少
A. 10%
B. 5%
C. 15%
D. 20%
E. 50%

182. 下列指数中常用来描述牙周状况的是
A. DMFT
B. DMFS
C. CPI
D. Dean 分类
E. DNFS

183. 以下哪项不是口腔预防医学研究的基本要素
A. 群体的口腔疾病患病情况
B. 群体预防措施
C. 个人预防方法
D. 地区流行状况
E. 个人保健方法

B1 型题

1. （共用备选答案）
A. 口腔健康咨询
B. 口腔健康检查
C. 问卷调查
D. 制订口腔保健计划
E. 口腔疾病治疗
（1）开展社区口腔保健应首先
（2）为了解口腔健康状况应进行
（3）社区卫生宣传活动可通过
（4）了解人群口腔卫生习惯要做

2. （共用备选答案）
A. 个别交谈
B. 小型讨论会
C. 大众传媒
D. 社区咨询活动
E. 健康讲座
（1）针对性强的双向交流是
（2）较快吸引公众注意力是

3. （共用备选答案）
A. 一级甲等医疗事故
B. 一级乙等医疗事故
C. 二级甲等医疗事故
D. 二级乙等医疗事故
E. 不属于医疗事故
（1）医务人员在医疗活动中违反诊疗护理常规，过失造成患者死亡的为
（2）医务人员在医疗活动中违反诊疗护理常规，过失造成患者器官严重畸形的为
（3）医务人员在医疗活动中因不可抗力给患者造成不良后果的为

4.（共用备选答案）
　　A. 普查　　　　　　　　B. 抽样调查
　　C. 预调查　　　　　　　D. 捷径调查
　　E. 问卷调查
（1）在某小学进行牙病防治时用
（2）了解社区口腔健康状况时用
（3）开展全国口腔健康调查时用
（4）开展省市口腔健康调查时用

5.（共用备选答案）
　　A. 基本急诊保健
　　B. 社区牙周保健一级水平
　　C. 社区牙周保健二级水平
　　D. 社区牙周保健三级水平
　　E. 社区牙周保健四级水平
（1）根面平整属于
（2）切开引流，缓解疼痛属于
（3）去除龈下菌斑与牙结石属于

6.（共用备选答案）
　　A. 牙釉质表面发生白垩色改变，部分釉质缺损
　　B. 牙釉质有缺损，其他部位牙釉质正常
　　C. 牙釉质表面有可被去除的色素附着
　　D. 牙釉质表面有光泽，牙冠色暗黄
　　E. 牙釉质表面有白垩色斑，边界清楚
（1）牙釉质发育不全的临床特征是
（2）氟牙症的临床特征是
（3）四环素牙的临床特征是

7.（共用备选答案）
　　A. 个人防护　　　　　　B. 无菌术
　　C. 表面消毒　　　　　　D. 器械消毒
　　E. 废物处理
（1）注射免疫疫苗属于
（2）治疗台的消毒属于
（3）使用一次性用品属于

8.（共用备选答案）
　　A. 1%　　　　　　　　　B. 2%
　　C. 0.5%　　　　　　　　D. 1：32
　　E. 1：213
（1）戊二醛的推荐浓度是
（2）聚维酮碘多用的稀释浓度是
（3）次氯酸钠使用浓度是

9.（共用备选答案）
　　A. 乳胶手套　　　　　　B. 消毒乳胶手套
　　C. 外科手套　　　　　　D. 乙烯基手套
　　E. 厚橡皮手套
（1）洁牙时用
（2）清洁消毒时用

10.（共用备选答案）
　　A. 肌筋膜痛
　　B. 关节囊炎
　　C. 关节盘穿孔

　　D. 不可复性关节盘前移位
　　E. 颌间挛缩
（1）属于颞下颌关节功能紊乱病中的咀嚼肌紊乱的是
（2）属于颞下颌关节功能紊乱病中的关节结构紊乱的是
（3）属于颞下颌关节功能紊乱病中的关节炎性病变的是
（4）属于颞下颌关节功能紊乱病中的骨关节病的是

A3/A4 型题

1.（共用题干）全国口腔健康调查技术组专家对某省调查人员进行了调查前培训，纠正了一些容易影响调查质量的不足之处。
（1）根据 WHO 龋病诊断标准，下面不应诊断为龋齿的是
　　A. 病损有底部发软　　　B. 釉质有潜在的损害
　　C. 釉质上有硬的白斑　　D. 窝沟壁软化
　　E. 着色区软化凹陷
（2）经标准一致性检验不合格的检查者不能参加调查，不合格者的 K 值在
　　A. 0.1 以下　　　　　　B. 0.2 以下
　　C. 0.3 以下　　　　　　D. 0.4 以下
　　E. 0.5 以下

2.（共用题干）某校六年级（12 岁年龄组）280 名学生中恒牙有龋、失、补的人数为 150 人，未治龋齿数为 354 个，因龋失牙数为 1 个，因龋充填牙数为 45 个。
（1）该年级学生的患龋率为
　　A. 54%　　　　　　　　B. 46%
　　C. 56%　　　　　　　　D. 44%
　　E. 50%
（2）该年级学生的龋均为
　　A. 1.2　　　　　　　　　B. 1.3
　　C. 1.4　　　　　　　　　D. 1.5
　　E. 1.6

3.（共用题干）某儿童，5 岁，口腔健康检查时医生推荐使用局部涂氟的方法防龋。选择的氟化液为酸性磷酸氟。
（1）每次使用的药量最多不超过
　　A. 1.0ml　　　　　　　B. 2.0ml
　　C. 3.0ml　　　　　　　D. 4.0ml
　　E. 5.0ml
（2）对于儿童，使用的频率一般为
　　A. 3、7、10、13 岁各一疗程，每周 1 次，共 4 次
　　B. 1～13 岁，每月 1 次
　　C. 1～13 岁，每 3 个月 1 次
　　D. 1～13 岁，每半年 1 次
　　E. 1～13 岁，每年 1 次
（3）局部涂氟操作时可以省略的步骤是
　　A. 清洁牙面
　　B. 邻面使用牙线清洁
　　C. 局部涂氟时应隔湿干燥
　　D. 涂后必须保持湿润 3～4min
　　E. 半小时内不漱口

4.（共用题干）患儿，女，7 岁，乳牙龋坏较多，已充填。

六龄牙已萌齐，医生诊断6面中龋，采用龋非创伤性充填（ART）治疗该牙。

（1）WHO 正式提倡 ART 技术的时间是

   A. 1987 年　　　　　　　　B. 1990 年

   C. 1994 年　　　　　　　　D. 1997 年

   E. 2000 年

（2）该儿童6牙釉质开口小，医生使用扩大窝洞口的器械是

   A. 探针　　　　　　　　　B. 镊子

   C. 挖匙　　　　　　　　　D. 锄形器

   E. 雕刻刀

（3）制备完成后，应用处理剂清洁窝洞，处理剂一般使用

   A. 5% 磷酸　　　　　　　B. 10% 磷酸

   C. 30% ~40% 磷酸　　　　D. 10% 聚丙烯酸

   E. 20% 聚丙烯酸

5.（共用题干）患儿，女，7 岁，乳牙龋坏较多，已充填。六龄牙已萌齐，窝沟深，部分窝沟有着色，无明显龋坏，要求预防。

（1）该患者首选的龋病预防措施是窝沟封闭，应选用何种浓度的磷酸进行酸蚀

   A. 10% ~20%　　　　　　B. 20% ~30%

   C. 30% ~40%　　　　　　D. 40% ~50%

   E. 50% ~60%

（2）如对六龄牙进行封闭，酸蚀时间为多长

   A. 30s　　　　　　　　　B. 60s

   C. 90s　　　　　　　　　D. 120s

   E. 150s

（3）酸蚀后，酸蚀面如果被唾液污染超过多少秒，就必须重新酸蚀牙面

   A. 1s　　　　　　　　　　B. 5s

   C. 10s　　　　　　　　　D. 20s

   E. 60s

6.（共用题干）患儿，男，8 岁。因左下后牙表面发黑就诊。1 年前右下后牙因浅龋在口腔诊所接受充填治疗。检查见 3|6 拾面深窝沟卡探针，沟内有黑色沉着，质地硬，无软化。4|6 拾面银汞合金充填物完好，牙龈正常，叩诊（－），无松动。|6 拾面深窝沟，可以插入探针，釉质脱矿呈白垩色。

（1）3|6 最适合的治疗措施是

   A. 银汞充填　　　　　　　B. 树脂充填

   C. 观察随访　　　　　　　D. 窝沟封闭

   E. 非创伤性修复

（2）|6 接受龋病充填治疗属于龋病预防的

   A. 病因预防　　　　　　　B. 一级预防

   C. 临床预防　　　　　　　D. 二级预防

   E. 三级预防

第十二章　牙体牙髓病学

A1/A2 型题

1. 根管扩大的标准是

   A. 至少比初尖锉扩大 1 号

   B. 至少比初尖锉扩大 2 号

   C. 至少比初尖锉扩大 3 号

   D. 按照医师个人习惯

   E. 只要牙胶尖能进入根管即可

2. 关于磨牙症，正确的是

   A. 不会影响牙周组织

   B. 仅见于睡眠时有磨牙习惯者

   C. 是咀嚼系统的一种功能异常运动

   D. 见于有咀嚼槟榔习惯者

   E. 仅见于白天有无意识地磨牙习惯者

3. 龋齿的治疗方法是

   A. 药物疗法 + 磨除法

   B. 药物疗法

   C. 充填术 + 盖髓术

   D. 充填术 + 药物疗法 + 磨除法

   E. 药物治疗 + 充填术 + 拔除术

4. 中龋的临床表现为

   A. 遭受外界的物理、化学刺激无明显反应

   B. 龋洞形成，酸甜冷热刺激痛，刺激去除后症状立即消失

   C. 龋洞形成，冷热刺激痛、放射痛

   D. 龋洞形成，冷热刺激痛、自发痛

   E. 龋洞形成，食物嵌入痛、夜间痛

5. 疼痛的发作方式属于病史中的

   A. 系统病史　　　　　　　B. 主诉

   C. 个人史　　　　　　　　D. 现病史

   E. 患病史

6. 急性牙髓炎需要与以下哪一种情况进行鉴别诊断

   A. 慢性溃疡性牙髓炎　　　B. 慢性闭锁性牙髓炎

   C. 急性上颌窦炎　　　　　D. 慢性增生性牙髓炎

   E. 牙周脓肿

7. 下列溶液哪一种不用于根管冲洗

   A. 3% 过氧化氢溶液

   B. 5.2% 次氯酸钠液

   C. 2% 氯胺 - T（氯亚明）液

   D. 生理盐水

   E. 10% 葡萄糖酸钙溶液

8. 窝洞外形线需制成圆缓曲线，其目的是

   A. 防止充填体折断　　　　B. 防止充填体脱落

C. 防止继发龋的出现　　　　D. 达到良好的美观效果

E. 防止牙体折裂

9. 牙震荡主要表现为

A. 牙周膜损伤，牙齿硬组织及牙龈无损伤

B. 牙周膜及牙龈组织损伤，牙体硬组织无损伤

C. 牙龈组织、牙周膜、牙体硬组织损伤

D. 牙龈组织及牙体硬组织损伤，牙周膜无损伤

E. 牙周膜、牙体硬组织、牙槽骨损伤

10. 完全脱位牙宜在何时再植

A. 70min 内　　　　　　　　B. 60min 内

C. 30min 内　　　　　　　　D. 40min 内

E. 50min 内

11. 根管治疗的适应证不包含

A. 慢性根尖周炎

B. 急性牙髓炎

C. 牙槽骨破坏超过根长 2/3 的牙周病牙

D. 因义齿修复需要

E. 隐裂牙

12. 恒牙列中，牙齿患龋率最高的是

A. 上颌第一磨牙　　　　　　B. 上颌第二磨牙

C. 前磨牙　　　　　　　　　D. 下颌第一磨牙

E. 下颌第二磨牙

13. 牙面获得性膜形成后，最初附着于牙面的细菌主要是

A. 粘性放线菌　　　　　　　B. 变形链球菌

C. 唾液链球菌　　　　　　　D. 血链球菌

E. 轻链球菌

14. 布莱克分类窝洞考虑的充填材料是

A. 复合体　　　　　　　　　B. 银汞合金

C. 复合树脂　　　　　　　　D. 磷酸锌粘固剂

E. 玻璃离子粘固剂

15. Ⅱ类洞型咬合面鸠尾形设计的根据是

A. 邻面龋的深浅　　　　　　B. 邻面洞的位置

C. 邻面龋的牙体　　　　　　D. 邻面龋的类型

E. 邻面洞的大小

16. 复合树脂充填洞形制备特点是

A. 底平壁直，洞形必须达到一定的深度

B. 点线角应圆滑，洞缘角应制备短斜面

C. 应制备典型的箱状洞，并设计良好的固位形

D. 洞缘角应呈直角，不宜在洞缘角制备短斜面，需去
净无基釉

E. 无须去净无基釉，但要有良好的抗力形

17. 具有激发痛深龋的治疗方法应选择

A. 双层垫底，一次完成充填治疗

B. 局部麻醉后开髓失活，行牙髓治疗

C. 先做安抚疗法，待 1～2 周复诊时症状消除后，再以
双层垫底充填

D. 施行活髓切除术

E. 间接盖髓、双层垫底一次完成充填治疗

18. 消毒窝洞理想的药物应该是

A. 刺激性小、渗透性小、向深层组织浸润

B. 消毒力弱、刺激性小、不损伤深层牙髓活力

C. 刺激性大、消毒力强、足以杀死细菌

D. 消毒力强、刺激性小、渗透性小、不使牙体组织
变色

E. 消毒力适中、刺激性小、渗透性强、不使牙体组织
变色

19. 临床检查牙齿敏感症的主要方法是

A. 冷刺激　　　　　　　　　B. 热刺激

C. 酸、甜刺激　　　　　　　D. 尖锐探针探查

E. 叩击

20. 下列间接盖髓的适应证中，不正确的是

A. 外伤冠折未露髓

B. 慢性闭锁性牙髓炎

C. 深龋引起的可复性牙髓炎

D. 深龋

E. 活髓牙全冠预备后

21. 有关盖髓剂应具备的性质，叙述不正确的是

A. 能促进牙髓组织的再修复能力

B. 对牙髓组织无毒性

C. 渗透性不能强

D. 有杀菌或抑菌作用

E. 药效持久稳定

22. 根管口是指

A. 根尖分歧　　　　　　　　B. 根管末端的开口处

C. 髓腔中根分叉的位置　　　D. 髓室和根管交界处

E. 根管最细的地方

23. 根管成形的目的不包括

A. 建立根尖病灶的引流通道

B. 清除感染物

C. 便于封药

D. 便于充填

E. 降低微渗漏

24. 理想的根管充填应

A. 与根尖平齐

B. 距根尖 0.5～1mm

C. 牙胶尖可少许出根尖孔

D. 糊剂可超出根尖孔

E. 距根尖 1～2mm

25. 临床常用的酸蚀剂是

A. 10%～30% 枸橼酸　　　　B. 10%～15% 磷酸

C. 30%～50% 磷酸　　　　　D. 30%～50% 乙酸

E. 10%～15% 乙酸

26. 牙髓活力热测验中刺激的温度是

A. 低于 45℃　　　　　　　　B. 45～50℃

C. 50～55℃　　　　　　　　D. 55～60℃

E. 高于 60℃

27. 残髓炎的诊断要点包括

A. 有牙髓治疗史

B. 长期牙周炎病史

C. 无明显自觉症状

D. X线片示髓腔内有局限性不规则的膨大区域

E. X线片示髓腔内有阻射的钙化物

28. 炎症牙髓中可以分离到的细菌不包括

A. 链球菌   B. 放线菌

C. 乳杆菌   D. G⁻杆菌

E. 葡萄球菌

29. 根尖周炎的病因不包括

A. 感染   B. 电流刺激

C. 创伤   D. 化学刺激

E. 免疫因素

30. 引起根尖周炎的物理因素不包括

A. 咬合创伤   B. 急性外伤

C. 根充超填   D. 根管器械出根尖孔

E. 器械折断于根管内

31. 患牙牙髓活力测验的结果为无反应，最可能的情况是

A. 牙髓坏死   B. 近期受外伤的牙

C. 可复性牙髓炎   D. 牙髓正常

E. 牙髓过度钙化

32. 根管治疗不需要

A. 机械和化学方法预备根管

B. 清除感染牙髓

C. 根管药物消毒

D. 严密的根管充填

E. 清除根管内所有细菌等微生物

33. 工作长度错误的测量方法是

A. 患者感觉法   B. 根管器械探测法

C. 根管长度电测量仪   D. X线片根管测量法

E. X线数字成像技术

34. 有关根管预备的目的，错误的是

A. 扩大根管便于根管消毒

B. 消除感染源

C. 扩大根尖孔以利引流

D. 减少弯曲根管的弯曲度

E. 预备根管形态以利充填

35. 可复性牙髓炎行盖髓术治疗后复诊的时间应为

A. 1～2周   B. 1～2天

C. 3～4天   D. 2～3个月

E. 5～6天

36. 检查牙本质敏感症的主要方法是

A. 化学刺激   B. 温度刺激

C. 探针检查   D. 视诊、叩诊

E. 碘酊染色

37. 对嵌入性脱位的年轻恒牙，下列处理中不正确的是

A. 观察   B. 对症处理

C. 任其自然萌出   D. 强行拉出复位

E. 拍X线片定期复查

38. 可复性牙髓炎与不可复性牙髓炎的鉴别要点为

A. 冷热刺激后疼痛是否持续

B. 是否有叩痛

C. 牙体是否有缺损

D. X线片上根尖区是否有暗影

E. 患牙是否松动

39. 牙髓活力电测验时探头应放置于

A. 牙骨质   B. 牙釉质牙骨质界

C. 唇面颈1/3釉质处   D. 舌面颈1/3釉质处

E. 唇面切1/3釉质处

40. 根尖周囊肿最重要的诊断依据是

A. 根尖周X线透射区周边有白线围绕

B. 根管内有浅黄透明囊液

C. 牙髓无活力

D. 囊液可见胆固醇结晶

E. 包括以上各项

41. 急性牙髓炎的临床特点不包括

A. 自发性疼痛

B. 冷刺激去除后，疼痛立即消失

C. 疼痛不能自行定位

D. 夜间痛

E. 温度刺激加剧疼痛

42. 可复性牙髓炎选用的盖髓剂为

A. 聚羧酸粘固剂   B. 抗生素＋激素

C. 氧化锌丁香油糊剂   D. 碘仿糊剂

E. 磷酸锌粘固剂

43. 塑化治疗不宜用于

A. 成人下颌磨牙   B. 狭窄、弯曲根管

C. 成人上颌磨牙   D. 老年人下前牙

E. 年轻恒牙

44. 根管治疗中器械落入口腔中应立即首先采取的措施是

A. 使患者不能闭口头部前倾

B. 使患者闭口不动

C. 嘱患者不吞咽

D. 使患者屏住呼吸

E. 嘱患者安静平卧

45. 牙磨损的并发症不包含

A. 牙隐裂   B. 颞颌关节紊乱综合征

C. 牙髓病   D. 食物嵌塞

E. 创伤性溃疡

46. 备洞过程中，保护牙髓的措施为

A. 高速涡轮手机钻须有冷却水伴随

B. 慢速手机去腐不必保持窝洞干燥

C. 深龋制备窝洞不能在局部麻醉下操作

D. 切削牙体组织应采用持续磨除法

E. 机械去除腐质时应用较大的压力

47. 不属于龋病病因的是

A. 食物   B. 细菌和牙菌斑

C. 宿主   D. 时间

E. 创伤

48. 制备 V 类洞时，要求

A. 有严格的抗力形   B. 有适当的固位形

C. 考虑所承受的咬合力   D. 底平壁直

E. 做鸠尾

49. 无法达到良好抗力形的操作是

A. 洞底洞形要有一定的深度

B. 洞底要平，洞底轴壁与髓壁相交形成的轴髓线角不应过于锋锐

C. 邻𬌗洞应制成阶梯

D. 邻𬌗洞邻面部分龈壁应做成斜向龈方的斜面

E. 去除薄壁弱尖

50. 龋病的定义是

A. 在多种生物因素共同作用下，牙齿硬组织发生急性严重性破坏的一种病变

B. 牙齿在多种因素的影响下，其组织发生的一种慢性进行性破坏性疾病

C. 在以细菌为主的多种因素的影响下，牙齿硬组织发生慢性进行性破坏的一种疾病

D. 在多种内在因素的影响下，牙齿硬组织发生慢性进行性破坏的一种疾病

E. 在细菌影响下，牙齿硬组织发生慢性进行性破坏的一种疾病

51. 有关畸形中央尖的临床表现不正确的是

A. 中央尖折断或磨损后，临床上表现为圆形或椭圆形黑环，中央有浅黄色或褐色的牙本质轴

B. 圆锥形中央尖萌出后不久与对颌牙接触，即遭折断，使牙髓感染坏死，影响根尖发育

C. 牙本质轴中央有时可见黑色小点，此点即髓角，可用探针探入

D. 无髓角深入型牙髓常有活力，牙根可继续发育

E. 以上均不正确

52. 牙完全脱位离体后，应急处理方法为

A. 用纱布包好后去医院

B. 彻底刮净根面

C. 牙槽窝止血

D. 体外完成根管治疗术后再植入

E. 就地用自来水冲洗牙齿再放入原位

53. 怀疑左下第一磨牙有可复性牙髓炎，进行牙髓活力测验时应先检查

A. 左下第二磨牙   B. 左下第一磨牙

C. 右下第一磨牙   D. 右下第二磨牙

E. 左下第一前磨牙

54. 有关楔状缺损的描述，错误的是

A. 多发生在颊侧牙颈部

B. 是慢性缺损

C. 多见于青少年牙的唇、颊面

D. 前磨牙多见

E. 一般有牙龈退缩

55. 发生意外穿髓后首选的处理是

A. 用碘酒消毒   B. 扩大穿髓孔

C. 直接盖髓术   D. 封失活剂

E. 麻醉下拔髓术

56. 龋病的药物治疗适用于

A. 猖獗龋   B. 根面龋

C. 牙本质浅龋   D. 未成洞的浅龋

E. 乳牙龋

57. 导入塑化液时，器械进入的深度为

A. 不进入根管   B. 达根尖 1/3

C. 达根尖孔   D. 达根尖 1/2

E. 超出根尖孔

58. 对畸形中央尖的描述，错误的是

A. 可以多次少量调磨中央尖

B. 对圆钝而无妨碍的中央尖可不予处理

C. 畸形中央尖内无牙髓组织

D. 畸形中央尖高度约为 1～3mm

E. 畸形中央尖常对称发生

59. 中龋为病损发展到

A. 牙釉质牙本质界   B. 牙釉质全层

C. 牙本质浅层   D. 牙本质中层

E. 牙本质深层

60. 牙再植后，X 线片显示牙根炎症性吸收的最早时间是

A. 伤后 2～4 周   B. 伤后 1～4 个月

C. 伤后半年   D. 伤后 2～5 个月

E. 伤后半年以上

61. 中龋的临床表现是

A. 龋洞形成在牙釉质层，患者主观症状不明显

B. 龋洞形成，患者对酸甜食物敏感

C. 龋洞形成，食物嵌入洞内疼痛明显

D. 龋洞形成，对温度变化的刺激敏感

E. 龋洞形成，患者出现自发性疼痛

62. 牙釉质成形术系指釉质表面的再成形，磨去的釉质部分应少于釉质厚度的

A. 2/3   B. 1/2

C. 1/3   D. 3/4

E. 3/5

63. 关于牙齿感觉过敏症，正确的是

A. 并不是所有牙本质暴露的牙齿都出现敏感症状

B. 是一种独立的疾病

C. 涂局部麻醉药于牙本质表面能减轻症状

D. 症状不受健康和气候的影响

E. 刺激去除后仍痛

64. 龈上菌斑定义正确的是

A. 矿化的细菌性沉积物，牢固黏附于牙面和修复体表面，由黏性基质和嵌入其中的细菌构成

B. 未矿化的细菌性沉积物，牢固地黏附于牙面和修复体表面，由细菌构成

C. 部分矿化的细菌性沉积物，牢固黏附于牙面和修复体表面，由黏性基质和嵌入其中的细菌构成

D. 未矿化的细菌性沉积物，牢固黏附于牙面和修复体表面，由黏性基质和嵌入其中的细菌构成

E. 是由获得性膜和细菌组成的微环境

65. 引起龋病发生的病因为
A. 致龋细菌
B. 易感牙面
C. 一定时间
D. 糖类食物
E. 唾液变化

66. 布莱克窝洞分类的根据是
A. 牙的解剖形态
B. 窝洞所在的部位
C. 龋洞发生的部位
D. 不同牙位功能
E. 充填材料性质

67. 不能判断患牙是位于上颌还是下颌时采用的辅助诊断手段为
A. 染色法
B. 咬诊
C. 透照法
D. 选择性麻醉
E. 视诊

68. 下列根尖周病的治疗要求中，不正确的是
A. 要求无菌操作技术
B. 根管内应为无菌环境
C. 严密封闭根管系统
D. 炎症渗出物应得到引流
E. 彻底清除主根管感染

69. 年轻恒牙在进行根管治疗时应特别注意
A. 避免刺激性强的药物应用
B. 避免损伤根尖周围组织
C. 保留根尖部的部分根髓
D. 避免充填材料超出根尖孔
E. 避免用牙胶充填根管

70. 有关慢性龋的描述错误的是
A. 只见于成年人
B. 病变进展慢
C. 色素渗透超过细菌入侵层
D. 病变组织色深而干硬
E. 去腐时不易大块去除

71. 诊断深龋时的注意事项不包括
A. 探龋洞的深度和感觉
B. 问自觉症状及其时间
C. 叩诊是否有异常反应
D. 探清楚穿髓孔的有无
E. 温度测验必须入龋洞

72. 充填完好的根管如果牙冠部分没有暂封，则
A. 因有根管充填物的保护，根管不会再污染
B. 微生物在 1~3 天内即会渗透至整个根管
C. 微生物在 2~6 周左右会渗透至整个根管
D. 微生物需要数月才会渗透至整个根管
E. 微生物在 3 个月内即会渗透至整个根管

73. 有关活髓切断术的叙述中，不必要的是

A. 术前口服抗生素
B. 局部麻醉，橡皮障隔湿
C. 去净髓室顶，切除冠髓
D. 去净腐质，消毒窝洞
E. 止血、放盖髓剂、氧化锌丁香油暂封窝洞

74. 在下列直接盖髓术的操作注意事项中，最重要的是
A. 无痛术
B. 无菌操作
C. 动作轻巧
D. 生理盐水冲洗
E. 去净腐质

75. 根尖切除术的适应证不包括
A. 根尖周囊肿
B. 根尖周病变广泛
C. 根管内治疗器械折断出根尖孔
D. 根折伴根尖断端移位，死髓
E. 根管充填完善而根尖周病变久治不愈

76. 冷诊法检测牙髓活力时，冷刺激源不包括
A. 小冰棒
B. 冷牙胶
C. 氯乙烷
D. 二氧化碳
E. 雪

77. 牙本质外露但未露髓的冠折牙，形成足够修复性牙本质的时间是
A. 冠折后 4~6 周
B. 冠折后 2~4 周
C. 冠折后 6~8 周
D. 冠折后 8~10 周
E. 冠折后 10~12 周

78. 逆行性牙髓炎的诊断要点包括
A. 有牙髓治疗史
B. 长期牙周炎病史
C. X 线片显示髓腔内有局限性不规则的膨大区域
D. 无自觉症状
E. X 线片显示髓腔内有阻射的钙化物

79. 牙齿纵折后最明显的症状是
A. 牙伸长感
B. 咀嚼痛
C. 冷刺激痛
D. 牙周袋溢脓
E. 热刺激痛

80. 金属砷行牙髓失活时，恒牙封药时间为
A. 7~10 天
B. 2 周
C. 3~5 天
D. 1~2 天
E. 5~7 天

81. 引起根尖周病的免疫因素不包括
A. 坏死牙髓及分解产物
B. 根管内的细菌及其毒素
C. 变性牙髓
D. 根管治疗药物
E. 激素类药物

82. 牙釉质发育不全与浅龋区别为
A. 色素沉着斑
B. 患者无症状
C. 探诊粗糙感
D. 病损硬而光滑
E. 牙釉质表面缺损

83. 下列根尖周病治疗原则中，不确切的是
    A. 彻底清除根管系统中的感染
    B. 阻止根管内感染进入根尖周区
    C. 防止再感染
    D. 严密堵塞根管，调动根尖周组织修复能力
    E. 彻底清除主根管和根管壁中的感染物

84. 根管充填的目的是
    A. 严密封闭主根管及侧枝根管，防止再感染
    B. 提高牙齿防御能力
    C. 防止牙齿变色
    D. 防止根折
    E. 使根尖病变愈合

85. 根管充填时紧密的充填材料应位于
    A. 根尖孔
    B. 根尖
    C. 根尖牙骨质牙本质交界
    D. 根尖分歧
    E. 根尖 1/3 处

86. 无痛技术的局部麻醉方法主要包括
    A. 局部浸润麻醉和阻滞麻醉
    B. 局部浸润麻醉和牙周膜内注射
    C. 牙周膜内注射和牙髓内注射
    D. 阻滞麻醉和牙髓内注射
    E. 牙周膜内注射和骨内注射

87. 由充填体高点引起的咀嚼痛处理方法为
    A. 定期观察   B. 调去高点
    C. 间接盖髓   D. 去充填体
    E. 牙髓治疗

88. 鉴别深龋和牙髓炎时，用冷水做温度测验应避免
    A. 干燥牙面   B. 隔离唾液
    C. 先测对照牙   D. 冷水入洞
    E. 选对照牙

89. 实习医生准备为患者进行牙髓活力电测验，但其带教老师却否定了他的建议，原因可能为
    A. 患者为女性   B. 患者年龄大
    C. 患者年龄小   D. 患者经济状况差
    E. 患者带有心脏起搏器

90. 患者，男，35 岁，主诉：近 2 年来，刷牙时牙龈出血。若诊断为慢性龈缘炎，不具有的临床体征是
    A. 牙齿松动   B. 牙龈局部发痒
    C. 龈沟探诊出血   D. 牙龈松软
    E. 龈沟深度 3mm 以上

91. 患者，男，67 岁，左下第一磨牙因重度磨耗露髓，拟行根管治疗，常规根管治疗的步骤为
    A. 根管清创、预备和充填
    B. 根管封药和充填
    C. 根管清创和充填
    D. 根管预备、封药和充填
    E. 根管清创、封药和充填

92. 患者，男，35 岁，因左下后牙食物嵌塞 2 年多就诊。查左下第二前磨牙龋深达髓腔，牙髓无活力，叩诊略异样感，X 线片见根尖周透射区 3mm×5mm，边界较清楚。该主诉牙应明确诊断为
    A. 慢性根尖肉芽肿   B. 慢性根尖周脓肿
    C. 根尖周囊肿   D. 慢性根尖炎
    E. 有瘘型根尖周脓肿

93. 患者半年来因右侧后牙咬合痛、冷热痛要求治疗。查：6︱无龋，近中可疑隐裂，冷、热测引起疼痛，刺激去除后，持续数秒，叩诊（±）。右侧后牙不同程度磨损，探诊敏感。该患者主诉牙治疗原则为
    A. 不治疗   B. 调𬌗
    C. 脱敏   D. 牙髓治疗后全冠修复
    E. 备洞充填

94. 患者，女，24 岁，主诉：晨起时口中有血丝近 1 年。若诊断为慢性龈缘炎，下列哪一项不是其治疗原则
    A. 牙周洁治   B. 去除病因
    C. 局部药物治疗   D. 全身应用抗生素
    E. 定期复查，防止复发

95. 患者，男，38 岁，右上第二磨牙因龋致牙髓炎，患牙在根管治疗过程中的工作长度具体指
    A. 根管长度
    B. X 线片上显示的牙齿长度
    C. 牙根实际长度
    D. 根管口到根尖部的长度
    E. 洞缘某点到根尖狭窄部的长度

96. 患者，男，35 岁，因 3 天来右上后牙肿痛来就诊。查：右上第一前磨牙龋深及髓，无探痛，Ⅲ度松动，叩痛（＋＋＋），龈红肿，扪痛。有波动感，右面颊部轻度水肿，体温 38℃。诊断最可能为
    A. 慢性根尖脓肿   B. 急性牙槽脓肿
    C. 急性化脓性牙髓炎   D. 急性上颌窦炎
    E. 急性颌骨骨髓炎

97. 某患者，因龋坏牙充填后 5 年出现冷热痛，偶有自发钝痛。查：6︱近中邻面充填体，颊侧龈壁可探入，发黑，叩诊（±），冷、热测疼痛。其原因最可能为
    A. 充填时没垫底   B. 充填物早接触
    C. 继发龋   D. 备洞时操作不当
    E. 充填体的化学性刺激

98. 某患者，因楔状缺损，复合树脂充填后，冷热刺激疼痛，不敢咬合。查：456︱复合树脂充填，6︱冷测疼痛，去除后可缓解，5︱叩痛（＋），冷、热测疼痛明显，去除后持续一段时间。5︱的处理原则应为
    A. 脱敏治疗
    B. 不治疗，观察
    C. 去除旧充填体，重新充填
    D. 去除旧充填体，氧化锌丁香油糊剂安抚
    E. 牙髓治疗

99. 患者，女，18 岁，上前牙两牙之间有点状发黑。无自

发痛和冷、热刺激痛。口腔检查：近中邻面点状黑斑，表面粗糙，叩痛（－），探痛（－）。最可能的诊断是

A. 浅龋

B. 中龋

C. 静止龋

D. 深龋

E. 继发龋

100. 某患者，因龋坏充填治疗后 1 年，牙齿折裂，要求治疗。查：6 银汞充填体，近远中牙冠纵向劈裂达根部。下面哪项不是造成牙冠劈裂的原因

A. 洞壁有悬釉

B. 剩余牙体组织过少

C. 咬合创伤

D. 充填体过大

E. 充填材料选择不当

101. 某患者，14 岁，右下后牙夜间痛 1 天。查：见右下第一前磨牙咬合面畸形中央尖折断痕迹，冷测引起剧痛，叩痛（－）。诊断为

A. 急性龋

B. 可复性牙髓炎

C. 急性牙髓炎

D. 慢性牙髓炎

E. 急性根尖周炎

102. 小李是口腔专业的学生，开始临床实习不久，现小李接诊的患者需要进行左下第一磨牙的根管治疗。为了预防根管治疗器械误吸或误吞，操作过程中的注意事项不包括

A. 预先告知患者

B. 集中注意力

C. 根管治疗器械拴保险绳或使用橡皮障

D. 患者体位合适

E. 嘱患者尽量张大口

103. 成年人上前牙外伤，冠折 1/3，露髓，根（－）。其治疗原则为

A. 直接盖髓治疗

B. 活髓切断治疗

C. 干髓治疗

D. 根管治疗

E. 塑化治疗

104. 患者左上第一前磨牙深龋洞，热测引起剧烈疼痛，刺激去除后持续一段时间，诊断应为

A. 牙髓钙化

B. 牙内吸收

C. 根尖周炎

D. 慢性牙髓炎

E. 逆行性牙髓炎

105. 某患者，50 岁，诉右上后牙咬物痛 3 个月，咬在某一特定位置可引起较强烈的疼痛。查：右上第一磨牙咬合面磨损，牙本质暴露，颊尖高陡，近中边缘嵴至舌尖方向似有隐裂。进一步检查方法是

A. 温度测验

B. 叩诊

C. 碘酊染色

D. 电活力测验

E. X 线片检查

106. 制备窝洞时，腐质去尽未发现露髓，在修整洞形后，髓角处有一红点，轻探剧痛，应诊断为

A. 腐质未去尽

B. 意外穿髓孔

C. 有色素沉着

D. 龋坏穿髓孔

E. 髓角解剖位置异常

107. 患者，男，30 岁，主诉：右面部弥漫性疼痛 2 天。对于鉴别是否为牙源性疼痛最有价值的检查手段是

A. 照曲面体层片

B. 叩诊和牙髓电活力检查

C. 选择性麻醉

D. 问诊和探诊

E. 牙齿松动度检查

108. 患者，男，29 岁，因牙色灰暗影响美观就诊。查：全口牙色灰暗，前牙明显，伴部分釉质缺损，无家族遗传史，最可能的诊断为

A. 色素沉着

B. 死髓牙

C. 乳光牙

D. 氟斑牙

E. 四环素牙伴釉质发育不全

109. 患者，女，34 岁，近 3 周来下前牙遇冷热痛。检查见下侧切牙近中舌面龋深近髓，未探及穿髓孔，冷测一过性敏感。其处理是

A. 服药治疗

B. 定期观察

C. 充填治疗

D. 间接盖髓

E. 根管治疗

110. 患者因右侧牙冷热痛就诊。查：6 重度磨损不均匀，未探及穿髓孔，热测引起疼痛并持续 2min，叩痛（－），该患牙处理原则为

A. 脱敏

B. 嘱患者少食硬食

C. 调𬌗

D. 牙髓治疗

E. 全冠修复

111. 患者右上后牙因龋充填后 3 周自发钝痛，与温度无关，咬合痛。查：6 近中邻𬌗面充填物完好，𬌗面无高点。近中牙龈红肿。可能原因为

A. 药物烧伤

B. 充填体悬突

C. 流电作用

D. 意外穿髓

E. 充填材料刺激

112. 患者，男，25 岁，右上后牙半年前曾有明显的冷热刺激痛史，无自发史。现此牙无明显疼痛，食物嵌塞明显，求诊要求直接补牙。查见右上第二磨牙𬌗面近中颈部龋，探痛（＋），冷热测（±），叩痛（－）。最可能的诊断为

A. 慢性牙髓炎

B. 可复性牙髓炎

C. 深龋

D. 龈乳头炎

E. 牙髓坏死

113. 患儿，10 岁，近半个月以来右下后牙自发痛，持续痛。不能咬物 2 日。检查：4 萌出，叩痛（＋＋），松动Ⅱ度，牙龈红肿。X 线片示髓角尖细，根发育畸形。病因可能是

A. 磨耗

B. 隐裂

C. 创伤

D. 畸形中央尖折断

E. 逆行性感染

114. 患者，男，16 岁，1h 前上前牙外伤，查：1 唇向错位，松动Ⅱ度，叩痛（±），牙龈轻度红肿，1|2 叩痛（－），松动（－），牙髓活力测验同对照牙，X 线摄片检查未见根折，该患者处理为

A. 调𬌗观察

B. 自行愈合

C. 复位固定，观察

D. 牙髓治疗后复位固定

E. 拔除

115. 患者，男，24 岁，1 年前运动时上前牙碰伤，当时有咬物疼痛，无其他不适，未治疗。后发现牙冠变色，原因是

A. 牙髓充血   B. 色素沉着

C. 牙髓变性   D. 牙髓坏死

E. 髓腔闭锁

116. 老年患者，左下第一前磨牙根管治疗时，发现根管内钙化物阻挡，根管预备时可选择的药物是

A. 2% 氯胺 - T   B. 15% EDTA

C. 2% 次氯酸钠   D. 3% 过氧化氢溶液

E. 生理盐水

117. 患者上前牙龋充填后 3 天出现自发痛，不敢咬合。查：充填体完整，叩痛（＋＋），松动Ⅰ度，牙龈轻红肿，冷、热测无反应，该患牙 3 天前处理中的问题最可能是

A. 牙髓情况误判   B. 材料选择不当

C. 洞形制备不当   D. 充填时未垫底

E. 腐质没有去尽

118. 患者，女，20 岁，因左侧后牙进食时嵌塞食物疼痛就诊。检查：6| 探洞底敏感，叩痛（－），冷刺激入洞后疼痛，去除刺激立即消失，热测同对照牙。该牙诊断可能为

A. 中龋   B. 浅龋

C. 深龋   D. 慢性牙髓炎

E. 急性牙髓炎

119. 患儿，7 岁，上颌中切牙间见多生牙，圆锥形，正确的处理应为

A. 拔除   B. 保留

C. 冠修复   D. 光敏树脂恢复外形

E. 根管治疗后桩冠修复

120. 患者因上前牙充填体脱落就诊，洞深达牙本质深层，一次完成充填治疗。充填后感冷热刺激痛，不敢咀嚼食物，1 周后再次就诊。查：1| 充填体完整，叩痛（－），无松动，冷热刺激明显疼痛，刺激去除后 1～2s 疼痛消失，该患牙 1 周前处理中的问题最可能是

A. 充填材料选择不当   B. 诊断失误

C. 充填时未垫底   D. 洞形制备不当

E. 腐质未去尽

121. 患者，男，28 岁。左上后牙自发性持续性跳痛 3 天。患牙不敢对殆。口腔检查：|5 叩痛（＋＋＋），松动Ⅰ度，牙周检查（－）。温度刺激试验无反应。左侧颌下淋巴结肿大。可诊断为

A. 急性浆液性牙髓炎   B. 急性浆液性根尖周炎

C. 急性化脓性根尖周炎   D. 急性化脓性牙髓炎

E. 急性牙周膜炎

122. 患者，女，18 岁，检查时发现左下第一磨牙穿髓孔，用尖锐探针探查时剧痛伴有少量暗色血液渗出，牙面堆积大量牙石，最可能的诊断为

A. 慢性闭锁性牙髓炎   B. 急性牙髓炎

C. 慢性溃疡性牙髓炎   D. 慢性增生性牙髓炎

E. 残髓炎

123. 患者，男，16 岁，左下第一磨牙龋洞食物嵌塞要求补牙。查见此牙远中邻殆面深龋洞，探痛（±），叩痛（－），松动（－），冷测（±），颊侧牙龈见瘘管，则此牙应诊断为

A. 慢性牙髓炎   B. 慢性根尖周炎

C. 可复性牙髓炎   D. 牙髓坏死

E. 以上均有可能

124. 患者，男，左上第一磨牙深龋，可复性牙髓炎行盖髓术后应何时复诊

A. 3～4 天   B. 1～2 天

C. 5～6 天   D. 2～3 周

E. 1～2 个月

125. 患者，男，23 岁，右上后牙突然自发性疼痛 3 天，否认咬硬物史。临床检查：右上后牙区未见有龋齿及深牙周袋，X 线片示牙体未见异常。如果诊断为急性龈乳头炎，口腔检查最可能发现的是

A. 牙龈表面溃疡   B. 牙隐裂

C. 牙龈乳头坏死   D. 牙龈乳头充血水肿

E. 龈裂

126. 窝沟龋中最多的菌是

A. 乳酸杆菌   B. 变形链球菌

C. 放线菌   D. 棒状杆菌

E. 范永菌

127. 第一恒磨牙最适宜做窝沟封闭的年龄是

A. 6～7 岁   B. 8～9 岁

C. 10～11 岁   D. 12～13 岁

E. 14～15 岁

128. 急性根尖周炎在浆液期初期，患牙会

A. 自发性阵发痛   B. 放散痛不能定位

C. 牙根发胀，咬紧舒服   D. 剧烈胀跳痛

E. 热痛冷缓解

129. 牙隐裂患牙不适用的治疗方法是

A. 调磨牙尖   B. 降低咬合

C. 干髓治疗   D. 根管治疗

E. 全冠修复

130. 牙本质敏感症主要表现为

A. 自发痛   B. 阵发痛

C. 夜间痛   D. 激发痛

E. 放射痛

131. 获得性膜功能不包括

A. 为釉质提供有选择的渗透性

B. 修复或保护釉质表面

C. 影响特异性口腔微生物对牙面的附着

D. 作为菌斑微生物的底物和营养

E. 是牙齿防御系统的组成部分

132. 下列不属于复合树脂修复禁忌证的是
　　A. 不能有效隔离治疗区者
　　B. 修复体延伸到根面时
　　C. 前牙Ⅴ类窝洞的修复
　　D. 深度磨耗或磨牙症患者
　　E. 如果所有的咬合都位于修复体上时

133. 有关聚羧酸锌粘固剂的论述中，不恰当的是
　　A. 对釉质和牙本质都有较大的黏着力
　　B. 能刺激修复性牙本质的形成
　　C. 可作为垫底材料
　　D. 聚羧酸锌粘固剂在唾液中的溶解度大于磷酸锌粘固剂
　　E. 对牙髓的刺激性较小

134. 有关氢氧化钙制剂的论述中，不恰当的是
　　A. 对牙髓的刺激性小
　　B. 可促进修复性牙本质的生成
　　C. 有一定的抗菌、抗炎性能
　　D. 溶解度是垫底材料中最大者
　　E. 有良好的隔垫性，能隔绝电的传导

135. 对于"意外穿髓"，其原则上的补救方法为
　　A. 安抚治疗
　　B. 直接充填
　　C. 垫底充填
　　D. 不做治疗
　　E. 根据情况选择直接盖髓术或根管治疗

136. 下列不属于釉质发育不全病因的是
　　A. 严重营养障碍
　　B. 婴儿和母体的疾病
　　C. 局部因素
　　D. 重度磨耗
　　E. 内分泌失调

137. 在牙齿发育期间，由于全身疾病、营养障碍或严重的乳牙根尖周感染，导致的釉质结构异常称为
　　A. 四环素牙
　　B. 牙本质发育不全
　　C. 牙釉质发育不全
　　D. 桑葚牙
　　E. 牙内陷

138. 乳牙少见氟斑牙的原因是
　　A. 所有乳牙发育矿化在胚胎期完成
　　B. 母体含氟量低
　　C. 乳牙抗氟能力强
　　D. 母乳中不含氟
　　E. 胎盘对氟有一定的屏障作用

139. 氟牙症最理想的预防方法是
　　A. 家长监督刷牙方法
　　B. 含氟量适宜的水源
　　C. 每天至少刷两次牙
　　D. 从小使用含氟牙膏
　　E. 幼儿园使用含氟凝胶

140. 关于四环素牙内脱色法，说法错误的是
　　A. 一般临床效果很满意
　　B. 远期疗效可靠
　　C. 有效地去除原来结合在牙本质中的四环素
　　D. 缺点是使活髓牙变成死髓牙
　　E. 适用于迫切要求美观而又不伴有釉质缺陷者

141. 四环素牙外脱色法一个疗程共

　　A. 1~2次
　　B. 2~4次
　　C. 5~8次
　　D. 6~10次
　　E. 10~12次

B1 型题

1.（共用备选答案）
　　A. 意外露髓
　　B. 充填体脱落
　　C. 继发龋
　　D. 乳牙内吸收
　　E. 充填体过高
（1）充填后咀嚼时疼痛
（2）直接盖髓术的适应证是
（3）制备洞形时，感染的软化牙本质未去净，预防性扩展不够，易导致

2.（共用备选答案）
　　A. 扳机点
　　B. 触痛点
　　C. 敏感点
　　D. 刺激点
　　E. 疼痛点
（1）三叉神经分布区内某个固定象限的小块皮肤或黏膜特别敏感，对此点加强碰撞，立即引起疼痛发作，为
（2）对某一牙体冠面或颈面牙质缺损处遇冷热刺激后即感不适，为

3.（共用备选答案）
　　A. 奶瓶龋
　　B. 少年龋
　　C. 猖獗龋
　　D. 环状龋
　　E. 忽视性龋
（1）涉及下颌前牙区在内的绝大多数牙面快速、广泛的龋蚀，为
（2）乳前牙唇面、邻面龋，呈卷脱状，多现于牙冠中1/3至颈1/3处，为

4.（共用备选答案）
　　A. 牙齿结构异常
　　B. 牙齿形态异常
　　C. 牙齿数目异常
　　D. 牙齿萌出异常
　　E. 牙齿结构形态均异常
（1）牙釉质发育不全症属于
（2）氟斑牙属于
（3）畸形中央尖属于

5.（共用备选答案）
　　A. 奶瓶龋
　　B. 少年龋
　　C. 猖獗龋
　　D. 环状龋
　　E. 忽视性龋
（1）常出现于瘦弱型儿童，可能与情绪不稳定，特别喜食甜物，影响唾液的质量有关，此特点属于
（2）发生于生长活跃的青春前期的龋蚀，发展急速，常导致牙质崩坏，此特点属于

6.（共用备选答案）
　　A. 猖獗龋
　　B. 磨牙症
　　C. 遗传因素
　　D. 口腔固有菌群
　　E. 牙菌斑
（1）造成牙周组织破坏的必需因素是
（2）牙周病的局部促进因素是
（3）牙周病的全身易感因素是

7. （共用备选答案）

A. $\dfrac{631\,|\,136}{631\,|\,136}$ B. $2\,|\,2$

C. $\overline{45\,|\,45}$ D. $\dfrac{631\,|\,136}{6321\,|\,1236}$

E. $\dfrac{61\,|\,16}{61\,|\,16}$

（1）牙釉质发育障碍在 1 岁以内累及的牙齿为

（2）畸形中央尖多见于

（3）畸形舌侧尖多见于

8. （共用备选答案）

A. 窝洞的点线角太锐

B. 洞的边缘制备于深窝沟处

C. 银汞合金修复体厚度不够

D. 悬突

E. 垫底材料选择不当

（1）牙体折裂是由于

（2）龋齿一次性充填后的激发痛是由于

（3）充填物折断是由于

9. （共用备选答案）

A. 意外露髓   B. 充填体脱落

C. 继发龋   D. 乳牙内吸收

E. 充填体过高

（1）充填后咀嚼时疼痛的原因可能是

（2）直接盖髓术的适应证是

（3）置备洞形过浅，没有足够的固位形，易发生

10. （共用备选答案）

A. 干髓术   B. 根管充填术

C. 塑化治疗   D. 根尖诱导成形术

E. 活髓切断术

（1）拔除根管内 2/3 的牙髓的治疗方法是

（2）保留根管内的全部健康牙髓的治疗方法是

（3）去除根管内全部牙髓的治疗方法是

A3/A4 型题

1. （共用题干）患者，女，45 岁，因近 2 个月来右上后牙遇冷水及吃甜酸食物疼痛，咬硬物发软无力，无自发痛史。检查时可见：釉质磨损，浅黄牙本质外露，硬而光滑，探针探划时每牙面有一点酸痛难忍。

（1）该患者的主诉问题是

A. 浅龋   B. 牙隐裂

C. 牙髓炎   D. 釉质发育不全

E. 牙本质敏感症

（2）应做的处理是

A. 调磨观察   B. 脱敏治疗

C. 充填治疗   D. 牙髓治疗

E. 全冠修复

2. （共用题干）患者，女，40 岁，右上后牙 3 天来持续胀痛，1 日来加重，有跳痛，不能咬物。近 2 个月来该部位一直食物嵌塞严重，来就诊。检查发现 6 近中颈部龋，叩痛明显。

（1）最可能的诊断是

A. 牙龈乳头炎   B. 三叉神经痛

C. 急性上颌窦炎   D. 急性根尖炎

E. 急性牙髓炎

（2）首次就诊时最有效的处理方法是

A. 开髓引流

B. 治疗龋齿，龈乳头上药

C. X 线摄片决定存留

D. 口服消炎止痛药

E. 洁治，冲洗，上药

3. （共用题干）患儿，女，7 岁，右上颌中切牙外伤冠折、切角缺损，即刻来院就诊。口腔检查发现：穿髓孔大，探痛明显，可疑叩痛。

（1）治疗首选

A. 直接盖髓术   B. 活髓切断术

C. 拔髓术   D. 根管治疗术

E. 塑化疗法

（2）进行这种治疗成功的关键是

A. 保证患者无痛   B. 保持操作无菌

C. 止血彻底   D. 盖髓剂的选择

E. 拔髓彻底

（3）若治疗成功，家长要求修复缺损的牙冠应

A. 局部麻醉备牙，全冠修复

B. 桩冠修复

C. 复合树脂修复

D. 切角嵌体

E. 解释病情，待患儿成年后再做修复

4. （共用题干）患者，男，32 岁，因左上 2，牙痛 3 日就诊。

（1）首先应对患者进行哪项检查

A. 问诊   B. 视诊

C. 探诊   D. 叩诊

E. X 线摄片检查

（2）若患者诊断为急性牙髓炎，最好进行哪一种治疗

A. 活髓切断术   B. 干髓治疗

C. 塑化治疗   D. 根管治疗

E. 根尖刮治术

（3）开髓时易出现哪个方向的侧穿

A. 唇向   B. 腭向

C. 近中   D. 远中

E. 颈缘

（4）对该患者应采取哪种应急处理

A. 静脉滴注抗菌药物   B. 口服抗菌药物

C. 局部麻醉下拔髓   D. 安抚治疗

E. 调𬌗磨改

5. （共用题干）患者，女，40 岁，左侧后牙遇冷热刺激痛 5 个月，近 1 周来出现自发性痛，昨夜疼痛加重，但不能确定患牙位置。

（1）检查时最可能发现

A. 叩痛（＋＋）

B. 牙龈红肿

C. 深龋，温度测验引起剧痛

D. 中龋，温度测验引起剧痛

E. 磨耗严重

（2）最可能的诊断是

　　A. 中龋　　　　　　　　B. 深龋

　　C. 慢性牙髓炎急性发作　D. 慢性牙髓炎

　　E. 三叉神经痛

6. （共用题干）患者，男，40 岁，因左侧后牙进食常有嵌塞，伴疼痛不时就诊。检查：7|近中邻面深龋洞，洞内大量腐质，探诊洞底酸痛明显，机械去腐敏感，腐质不能全部去净，叩痛（－），冷热诊同对照牙，冷刺激进入龋洞时，有明显激发痛，刺激去除后激发痛立即消失。

（1）该牙的诊断为

　　A. 中龋　　　　　　　　B. 深龋

　　C. 浆液性牙髓炎　　　　D. 慢性牙髓炎

　　E. 牙本质过敏

（2）治疗方法为

　　A. 开髓引流　　　　　　B. 间接盖髓，垫底充填

　　C. 双层垫底充填　　　　D. 磷酸锌粘粘剂充填

　　E. 氧化锌粘粘剂安抚，垫底充填

7. （共用题干）患者，男，45 岁，因右上后牙剧烈疼痛，夜不能眠就诊。查：6|龋坏，探诊敏感，冷刺激反应同正常牙，叩痛（－），龈（－），6|牙体完好，叩痛（＋），龈（－），冷刺激反应不明显，牙龈位置正常，牙周探诊可探入至颊侧根分叉中部，探深 7mm，询问洁牙史，对殆见 8|近中倾斜中位阻生，近中邻殆面龋洞，探诊敏感，冷刺激痛，刺激去除后疼痛消失。

（1）为明确诊断应做的检查为

　　A. 冷诊　　　　　　　　B. 热诊

　　C. 电活力测验　　　　　D. 拍 X 线片

　　E. 牙面染色

（2）X 线片示 6|根分叉处透射影像，8|近中殆面深龋；以热牙胶进行温度测试时，6|和 8|均出现疼痛，6|刺激去除后，疼痛持续较久，8|疼痛消失。则引起患者剧痛的牙为

　　A. 6|　　　　　　　　　B. 7|

　　C. 8|　　　　　　　　　D. 6|和 8|

　　E. 67|和 8|

（3）引起剧痛的牙应诊断为

　　A. 急性牙髓炎

　　B. 慢性牙髓炎急性发作

　　C. 逆行性牙髓炎

　　D. 冠周炎

　　E. 急性根尖周炎

（4）该牙正确的处理方案为

　　A. 6|塑化治疗、牙周治疗

　　B. 8|拔除

C. 8|去龋、充填

D. 6|拔髓、根备、根管充填、牙周治疗

E. 以上都对

8. （共用题干）患者，女，36 岁。因左侧后牙遇甜食酸软不适就诊。6|近中殆面有一墨浸状、直径约 3mm 的龋洞，探诊该洞深约 3mm，有软感和酸痛感，去净腐质后达牙本质浅层。

（1）该牙的诊断为

　　A. 浅龋　　　　　　　　B. 中龋

　　C. 深龋　　　　　　　　D. 猖獗龋

　　E. 牙釉质发育不全

（2）治疗方法为

　　A. 光固化树脂直接充填　B. 间接盖髓，垫底充填

　　C. 双层垫底充填　　　　D. 玻璃离子充填

　　E. 氧化锌粘粘粉安抚

9. （共用题干）患者，男，30 岁，近 1 个月来右侧上后牙食物嵌塞，嵌塞后引起疼痛不能继续进食，要求治疗。查：6|龋深，去腐质后未探及穿髓孔，叩痛（－），冷测同对照牙，探诊远中龈乳头出血。

（1）该患牙应诊断为

　　A. 中龋　　　　　　　　B. 深龋

　　C. 慢性牙髓炎　　　　　D. 急性牙髓炎

　　E. 可复性牙髓炎

（2）其治疗应选用

　　A. 磨除法　　　　　　　B. 再矿化法

　　C. 药物治疗　　　　　　D. 垫底后充填

　　E. 安抚后充填

（3）充填材料应选用

　　A. 复合体　　　　　　　B. 氧化锌粘粘剂

　　C. 银汞合金　　　　　　D. 磷酸锌粘粘剂

　　E. 玻璃离子粘粘剂

（4）该患牙制备的窝洞为

　　A. Ⅰ 类洞　　　　　　　B. Ⅱ 类洞

　　C. Ⅲ 类洞　　　　　　　D. Ⅳ 类洞

　　E. Ⅴ 类洞

10. （共用题干）患者，女，27 岁，下前牙剧烈肿痛 3 天就诊，检查：21|1 叩痛（＋＋＋），相应前庭沟红肿，压痛（＋＋＋），未探及牙周袋，未受外伤，牙体未发现龋病或非龋性疾病。

（1）其诊断是

　　A. 急性牙髓炎　　　　　B. 急性根尖周炎

　　C. 急性龈乳头炎　　　　D. 慢性根尖周炎

　　E. 慢性牙髓炎

（2）应急处理方法是

　　A. 拔髓封药　　　　　　B. 开髓引流

　　C. 药物止痛　　　　　　D. 理疗

　　E. 针灸止痛

（3）应急处理后永久性治疗方法是

　　A. 干髓治疗　　　　　　B. 塑化治疗

C. 空管治疗
D. 根管治疗

E. 牙体修复

（4）如果开髓后，根管狭窄，最小号的扩孔钻（锉）均不能进入根管内，根尖周骨质广泛破坏，应采用哪种治疗

A. 根管治疗
B. 根管塑化治疗

C. 根尖周刮治术
D. 根尖倒封闭术

E. 拔除

11.（共用题干）左下后牙夜间痛1周，冷热刺激加剧疼痛。患侧长期咀嚼无力伴食物嵌塞。 $\underline{4|7}$ ， $\underline{4|6}$ ， $\underline{4|5}$ ， $\underline{4|4}$ 未见明显龋坏，松动Ⅱ度，叩痛（±），

X线片示牙槽骨水平吸收至根尖1/3。 $\underline{4|7}$ ， $\underline{4|6}$ 船面轻度磨损。

（1）对确定主诉牙最有意义的检查是

A. 牙周袋探诊
B. 牙髓电活力测试

C. 咬合检查
D. CBCT

E. 牙髓活力温度测试

（2）可能的病因是

A. 食物嵌塞
B. 理化刺激

C. 咬合创伤
D. 牙周感染

E. 船面磨耗

第十三章　牙周病学

A1/A2 型题

1. 龈上洁治术的最主要目的是

A. 清除食物残渣
B. 漂白牙齿

C. 清除龈上牙石和菌斑
D. 牙齿美容

E. 使根面平整

2. 牙周炎中最常见的类型是

A. 青春前期牙周炎
B. 青少年牙周炎

C. 快速进展性牙周炎
D. 慢性牙周炎

E. 难治性牙周炎

3. 能产生白细胞毒素的牙周致病微生物是

A. 牙龈卟啉单胞菌
B. 伴放线放线杆菌

C. 具核梭杆菌
D. 福赛坦菌

E. 中间普氏菌

4. 诊断牙周炎的关键指标是

A. 牙龈出血
B. 牙龈红肿

C. 真性牙周袋形成
D. 龈袋形成

E. 牙齿遇冷、热疼痛

5. 慢性龈炎时牙龈的炎症表现为

A. 牙龈粉红色
B. 牙龈质地坚韧

C. 探诊后出血
D. 附着丧失

E. 牙齿松动

6. 增生性龈炎的直接病因是

A. 牙石
B. 龋洞

C. 不良卫生习惯
D. 牙菌斑

E. 不良修复体

7. 中度牙周炎患牙牙周袋深度为

A. ≤5mm
B. ≥6mm

C. ≤6mm
D. <5mm

E. ≥5mm

8. 关于牙周炎治疗的基本目标，下列哪项错误

A. 消除牙周炎所导致的不适、出血、疼痛等症状

B. 消除炎症

C. 使牙周破坏停止

D. 使松动牙重新变牢

E. 促使牙周组织修复再生

9. 关于急性龈乳头炎的诊断，哪项不正确

A. 病变局限于个别牙间乳头

B. 牙间乳头发红、肿胀

C. 有自发的胀痛和明显的探触痛

D. 牙间乳头易出血

E. X线片检查见牙槽骨吸收

10. 下列哪项与 ANUG 无关

A. 慢性龈缘炎
B. 吸烟

C. 心身因素
D. 全身消耗性疾病

E. 精神病

11. 关于妊娠期龈炎的治疗原则，说法不正确的是

A. 去除局部刺激因素是关键

B. 可口服抗生素，控制炎症

C. 对于过度增生的牙龈可以择期手术切除

D. 治疗完成后定期复查

E. 自我口腔卫生维护很重要

12. 下列关于急性龈乳头炎的说法错误的是

A. 局限于个别牙间乳头的急性非特异性炎症

B. 不恰当地使用牙签剔牙，过尖食物刺伤可引起

C. 牙菌斑是其直接病因

D. 牙间乳头发红肿胀

E. 有明显探痛，易出血

13. 造成牙龈炎的最主要因素是

A. 遗传
B. 全身性疾病

C. 病毒感染
D. 龈上菌斑

E. 龈下菌斑 + 龈下牙石

14. ANUG 是哪一年由 Vincent（奋森）首次报告

A. 1888 年
B. 1898 年

C. 1918 年
D. 1788 年

E. 1909 年

15. 妊娠期龈炎的直接病因是

A. 牙石　　　　　　　　　B. 妊娠

C. 不良卫生习惯　　　　　D. 牙菌斑

E. 不良修复体

16. 急性根尖周炎应急处理中最主要的是

A. 安抚治疗　　　　　　　B. 消炎止痛

C. 调𬌗止痛　　　　　　　D. 针刺镇痛

E. 开髓引流

17. 下列哪项不是慢性龈缘炎的临床表现

A. 牙龈充血　　　　　　　B. 前牙区最明显

C. 龈沟深度超过 3mm　　　D. 结缔组织附着丧失

E. 无牙槽骨吸收

18. 妊娠期龈炎患者的龈下菌斑中优势菌为

A. 伴放线放线杆菌　　　　B. 变形链球菌

C. 牙龈卟啉单胞菌　　　　D. 中间普氏菌

E. 金黄色葡萄球菌

19. 临床诊断牙龈有无炎症的首选方法是

A. 观察牙龈外形　　　　　B. 观察牙龈颜色

C. 观察牙龈质地　　　　　D. 探测龈沟深度

E. 探诊有无出血

20. 增生性龈炎的临床表现是

A. 龈缘肥厚

B. 探诊出血

C. 多发生于前牙的唇侧牙龈

D. 可形成假性牙周袋

E. 以上都是

21. 急性坏死性溃疡性牙周炎与下列哪种疾病有关

A. 掌跖角化 - 牙周破坏综合征

B. 先天愚型

C. 白细胞功能异常

D. 艾滋病

E. 急性肾炎

22. 长期口服苯妥英钠引起的药物性牙龈增生的程度与下列哪个因素有关

A. 服药时间

B. 服药剂量

C. 血清中、唾液中的药物浓度

D. 服药的种类

E. 口腔的卫生状况

23. 广泛型侵袭性牙周炎侵犯第一磨牙和切牙以外的牙数是

A. 在 4 颗以上　　　　　　B. 在 2 颗以上

C. 在 3 颗以上　　　　　　D. 在 5 颗以上

E. 在 1 颗以上

24. 急性龈乳头炎的主要临床特征是

A. 口臭

B. 伴有全身症状

C. 牙齿松动

D. 牙间乳头发红、肿胀，探诊和吸吮时出血

E. 累及附着龈

25. 妊娠期龈炎的临床特点是

A. 牙龈显著的炎性肿胀、肥大

B. 牙龈出血

C. 严重时伴有轻度疼痛

D. 以前牙区为重

E. 以上都是

26. 牙周病治疗的正确程序始于

A. 口腔卫生宣教　　　　　B. 牙周手术治疗

C. 松牙固定术　　　　　　D. 修复治疗

E. 龈上洁治

27. 牙周洁治时应选择的支点为

A. 食指

B. 中指和小指联合支点

C. 中指和无名指联合支点

D. 无名指

E. 小指

28. 当菌斑染色阳性百分率为多少时，即属于菌斑被基本控制

A. 15% 以下　　　　　　　B. 10% 以下

C. 20% 以下　　　　　　　D. 25% 以下

E. 30% 以下

29. 下列不属于牙周组织与牙髓联系的通道的是

A. 副根管　　　　　　　　B. 侧支根管

C. 牙本质小管　　　　　　D. 根尖孔

E. 牙骨质

30. 药物性牙龈增生的特点是

A. 只发生于有牙区

B. 苯妥英钠所致的牙龈增生一般开始于服药后第 1 ~ 6 个月

C. 最根本的治疗是停药或换药

D. 上、下前牙区较重

E. 以上全是

31. 下列哪项不是牙龈增生的原因

A. 内分泌失调　　　　　　B. 感染

C. 药物　　　　　　　　　D. 创伤

E. 特发性

32. 以下哪项不是妊娠期龈炎的表现

A. 以下前牙区唇侧龈乳头多见

B. 妊娠 8 个月时达高峰

C. 色鲜红光亮或暗紫色

D. 分娩后龈炎即可完全自愈

E. 极易出血

33. 增生性龈炎多发生于

A. 儿童　　　　　　　　　B. 青少年

C. 中年人　　　　　　　　D. 老年人

E. 新生儿

34. 下列关于 ANUG 的治疗，说法不正确的是

A. 首次就诊时，要彻底洁治

B. 局部使用氧化剂冲洗

C. 全身药物和支持治疗

D. 口腔卫生指导

E. 对全身性因素进行矫正和治疗

35. 下列哪项不是急性龈乳头炎的病因

A. 不恰当地使用牙签　　　B. 食物嵌塞

C. 充填体悬突　　　D. 不良修复体的边缘

E. 口呼吸

36. 牙周病基础治疗的重点是

A. 龈下刮治术　　　B. 龈上洁治术

C. 菌斑控制　　　D. 根面平整

E. 治疗食物嵌塞

37. 防止牙周疾病复发的关键是

A. 患者能否坚持使用全身性药物

B. 患者能否坚持在医院就诊

C. 患者能否坚持使用局部抗感染药物

D. 患者能否遵照医嘱，以正确的方法持之以恒自我控制菌斑

E. 患者能否坚持作牙周病系统治疗

38. 牙周炎的临床特征不包括

A. 牙齿松动　　　B. 牙周袋形成

C. 牙槽骨吸收　　　D. 牙龈炎症

E. 根尖病损

39. 牙周袋加深时，牙髓受影响的机会大大增加，是因为

A. 细菌的毒力增加　　　B. 牙齿松动度增加

C. 侧支根管数量增加　　　D. 根面龋引起

E. 暴露的牙本质小管数量增加

40. 口腔科医师应对下列哪一种全身免疫缺陷性疾病提高必要的警惕，对可疑的病例进行恰当和必要的化验检查以及转诊

A. 先天愚型

B. 掌跖角化 – 牙周破坏综合征

C. 白细胞功能异常

D. 艾滋病

E. 急性肾炎

41. 侵袭性牙周炎的临床特征不包括

A. 一般年龄较小

B. 家族聚集性

C. 牙周组织破坏程度与局部刺激物的量不成比例

D. 好发于磨牙区

E. 病程进展很快

42. ANUG 好发于哪一年龄段

A. 儿童　　　B. 婴幼儿

C. 青壮年　　　D. 老年

E. 中老年

43. 重度牙周炎患牙附着丧失达

A. ≥6mm　　　B. ≤5mm

C. ≤6mm　　　D. ＜5mm

E. ≥5mm

44. 药物性牙龈增生最根本的治疗是

A. 停止使用引起牙龈增生的药物

B. 牙周洁治

C. 手术治疗

D. 口腔卫生指导

E. 以上都是

45. 广泛型慢性牙周炎是指全口牙中有附着丧失和骨吸收的位点数目

A. ≤30%　　　B. ≥30%

C. ＞30%　　　D. ＜30%

E. 以上都不对

46. 牙周病复查的时间一般为

A. 1～2 个月复查 1 次　　　B. 3～6 个月复查 1 次

C. 9 个月复查 1 次　　　D. 10 个月复查 1 次

E. 12 个月复查 1 次

47. 关于药物性牙龈增生的临床表现，说法正确的是

A. 严重者波及附着龈，甚至覆盖大部分或整个牙冠

B. 牙龈增生起始于牙龈乳头

C. 增生的牙龈一般呈淡粉红色，合并牙龈炎症时，可呈深红色或紫红色

D. 增生的牙龈表面可呈分叶状或桑葚状

E. 以上全是

48. 侵袭性牙周炎患者，可检查

A. 白细胞有无趋化和吞噬功能异常

B. 中性粒细胞有无趋化和吞噬功能异常

C. 淋巴细胞有无趋化和吞噬功能异常

D. 粒细胞有无趋化和吞噬功能异常

E. 单核细胞有无趋化和吞噬功能异常

49. 关于牙龈炎的临床表现，下列说法正确的是

A. 探诊后出血多出现于牙龈颜色改变之后

B. 在炎症明显的部位，牙周探诊的深度常小于组织学上的龈沟深度

C. 可以点彩的有无来判断牙龈有无炎症

D. 重症龈炎可有上皮附着的丧失

E. 若炎症局限于龈沟（袋）壁内侧时，牙龈表面仍可保持相当致密

50. 下列哪项不是妊娠期龈瘤的临床特点

A. 发生于多个牙间乳头　　　B. 牙龈质地松软

C. 分娩后能逐渐缩小　　　D. 牙龈易出血

E. 开始于妊娠第 3 个月

51. 龈沟液最常用的采集方法是

A. 微吸管法　　　B. 龈沟冲洗法

C. 称重法　　　D. 龈沟液测定仪

E. 滤纸条法

52. 关于急性龈乳头炎的临床疼痛，下列说法不正确的是

A. 自发的胀痛

B. 夜间疼痛明显

C. 牙可有轻度叩痛

D. 有时表现为自发痛和中等程度的冷热刺激痛

E. 明显的探触痛

53. 下列哪项不是药物性牙龈增生的发病特点

    A. 前牙区较重

    B. 牙龈增生常发生于全口牙龈

    C. 无牙区的牙龈增生更加严重

    D. 拔牙后增生的牙龈组织可以自行消退

    E. 增生的牙龈表面可呈分叶状或桑葚状

54. 使用龈下刮治器时，刀刃与牙面应成

    A. 95°角左右   B. 90°角左右

    C. 80°角左右   D. 15°角左右

    E. 85°角左右

55. Gracey 刮治器的真正工作端是刀部的

    A. 中 1/3   B. 上 1/3

    C. 下 1/3   D. 上 1/2

    E. 下 1/2

56. 可使黏膜着色的局部用药是

    A. 四环素   B. 甲硝唑

    C. 氯己定含漱剂   D. 1% 过氧化氢溶液

    E. 阿莫西林

57. 妊娠期龈炎患者龈袋冲洗常用的药物是

    A. 碘甘油

    B. 碘酚

    C. 四环素

    D. 含有青霉素的 1% 过氧化氢液

    E. 1% 过氧化氢液

58. 牙龈炎发展到确立期病损阶段，其主要临床病理特征是

    A. 结缔组织中浸润的炎症细胞以淋巴细胞为主

    B. 结合上皮开始增殖

    C. 结缔组织中浸润的炎症细胞以浆细胞为主

    D. 上皮附着的位置开始降低

    E. 炎症浸润区的胶原纤维减少

59. 常见的可引起牙龈增生的药物是

    A. 硝苯地平   B. 苯妥英钠

    C. 环孢素   D. 维拉帕米

    E. 以上全是

60. 由牙髓根尖周病变引起牙周病变的患牙，应先进行

    A. 龈上洁治   B. 根管治疗

    C. 牙周手术治疗   D. 口服消炎药

    E. 调𬌗

61. 引起牙龈炎的最主要细菌是

    A. 伴放线放线杆菌   B. 变形链球菌

    C. 牙龈卟啉单胞菌   D. 粘性放线菌

    E. 金黄色葡萄球菌

62. 临床上并非所有年轻患者的重度牙周炎均可诊断为广泛型侵袭性牙周炎，应先排除一些明显的局部和全身因素，如

    A. 患有 1 型糖尿病

    B. 曾接受过不正规的正畸治疗

    C. 白细胞黏附缺陷

    D. 有严重的错𬌗，导致咬合创伤，加速了牙周炎的病程

    E. 以上疾病都应该考虑排除

63. 对于牙周病患者，清除菌斑的重点为

    A. 邻间隙   B. 龈沟附近

    C. 牙的左侧面   D. 牙的右侧面

    E. 龈沟附近和邻间隙

64. 下列牙髓治疗对牙周组织影响最小的是

    A. 根管壁侧穿   B. 根管内封塑化液

    C. 髓室底穿通   D. 髓腔内封入砷制剂

    E. 咬合面龋洞充填

65. 局限型侵袭性牙周炎的特征是

    A. 局限于第一恒磨牙的邻面有附着丧失，至少波及三个恒牙，其他患牙（非第一磨牙和切牙）不超过两个

    B. 局限于切牙的邻面有附着丧失，至少波及两个恒牙，其他患牙不超过三个

    C. 局限于第一恒磨牙或切牙的邻面有附着丧失，至少波及两个恒牙，其中一个为第一磨牙。其他患牙（非第一磨牙和切牙）不超过三个

    D. 局限于第一恒磨牙或切牙的邻面有附着丧失，至少波及两个恒牙，其中一个为第一磨牙。其他患牙（非第一磨牙和切牙）不超过两个

    E. 局限于第一恒磨牙的邻面有附着丧失，至少波及三个恒牙，其他患牙（非第一磨牙）不超过两个

66. 区别牙龈炎和牙周炎的重要标志是

    A. 牙周探诊深度是否超过 3mm

    B. 结合上皮是否从牙釉质牙骨质界向根方增殖和迁移形成牙周袋

    C. 有无牙槽骨吸收

    D. 有无龈下结石

    E. 患牙是否松动

67. 患者，男，26 岁，主诉：前牙牙龈增生 2 年余。检查：前牙牙周探诊深度在 2～3mm 之间。如果诊断为增生性龈炎，与局限型轻度慢性牙周炎鉴别诊断的依据为

    A. 现病史   B. 探诊出血

    C. 细菌学检查   D. 牙龈炎症程度

    E. 有无附着丧失

68. 患者，女，20 岁，近 2 年来感前牙咬合无力，松动移位。检查：CI－S：1，牙龈轻度充血，牙周袋深 6～7mm，上、下前牙松动Ⅱ～Ⅲ度，X 线片示切牙区为水平型骨吸收，达根长 1/2～2/3。本病最突出的表现为

    A. 女性多于男性

    B. 牙周组织破坏程度与局部刺激物的量不成正比

    C. 切牙区多为水平型骨吸收

    D. 好发部位为上、下切牙

    E. 病程进展快

69. 患者，男，47 岁，数月来右上后牙进食时疼痛，刷牙

后缓解。检查：口腔卫生差，CI－S：3，牙龈轻度充血水肿，<u>8</u>颊向错位，伸长无对颌牙，<u>87</u>间有较多食物残渣，龈乳头中度充血水肿，压痛，未探及牙周袋。导致该症状出现的局部促进因素是

A. 牙石　　　　　　　　B. 食物嵌塞

C. 咬合创伤　　　　　　D. 错𬌗畸形

E. 牙菌斑

70. 患者，男，54 岁，刷牙出血 2 年，冷热刺激酸痛，无自发痛，下前牙咬合无力半年。检查：CI－S：3，牙龈充血肿胀，牙龈退缩 3mm，上、下磨牙牙周袋深 5～6mm，下前牙松动Ⅰ度。初步诊断应为

A. 牙龈炎　　　　　　　B. 慢性牙周炎

C. 侵袭性牙周炎　　　　D. 牙髓炎

E. 青少年后期牙周炎

71. 患者，女，25 岁，主诉：近 1 个月发现全口牙龈增生，影响进食，有牙龈自发性出血史。其最不可能的诊断是

A. 药物性牙龈增生　　　B. 妊娠期龈炎

C. 牙龈纤维瘤病　　　　D. 维生素 C 缺乏症

E. 白血病

72. 患者，男，22 岁，左下后牙突然自发性疼痛 1 天，否认咬硬物史。临床检查：局部牙龈乳头充血水肿，牙间有食物嵌塞，探痛明显。其最可能的诊断是

A. 妊娠期龈炎

B. 急性牙龈乳头炎

C. 牙根折裂

D. 急性坏死性溃疡性龈炎

E. 逆行性牙髓炎

73. 患者，女，22 岁，主诉：近 3 年来，咀嚼硬物或刷牙时牙龈出血。若诊断为慢性龈缘炎，牙龈炎症不会有哪些临床表现

A. 牙龈炎症一般局限于游离龈和龈乳头

B. 牙龈炎症以上前牙区最为显著

C. 炎症以前牙区为主，也可波及全口牙

D. 牙龈松软光亮

E. 严重时波及附着龈

74. 患者，女，21 岁，因双侧后牙咬合无力半年，无自发性疼痛而就诊。检查：口腔卫生尚好，双侧下第一磨牙松动Ⅱ度，上、下切牙松动Ⅰ度。如果初步印象是侵袭性牙周炎。若需进一步确诊，下列哪一项辅助检查最关键

A. 细菌学检查　　　　　B. 查血常规

C. 询问口腔卫生习惯　　D. X 线摄片检查

E. 牙体检查

75. 患者，女，28 岁，主诉：全口牙龈自发性出血伴牙龈疼痛 2 周。如果诊断为急性坏死性溃疡性龈炎，临床检查时可见

A. 牙龈乳头水肿

B. 牙齿松动

C. 全口牙龈充血，多处溃疡

D. 牙龈乳头变平，表面有白色假膜

E. 较深的牙周袋

76. 患者，女，55 岁，右上后牙自觉牙齿浮出、伸长，咬合疼痛 4 天。口服消炎药治疗无效。检查：CI－S：1，<u>5</u>近中邻面可见银汞充填物，牙齿松动（＋），叩痛（＋＋＋），牙周检查仅近中牙周袋窄而深，达 7mm。X 线片示：<u>5</u>近中邻面可见银汞充填物达牙髓腔，但无根充治疗，根尖区阴影与牙槽嵴相连，呈烧瓶状。则该牙病变主要是

A. 根尖病变引起牙周病变

B. 牙周病变引起根尖病变

C. 牙髓病变

D. 牙周病变和根尖病变并存

E. 以上都不对

77. 患者，女，19 岁，因上切牙远中移位，间隙增宽，影响美观，求治；检查：上前牙牙周袋深 5mm；第一恒磨牙牙周袋深 6mm，松动Ⅰ度，X 线片显示：上前区牙槽骨水平吸收达根长 1/3，第一磨牙远中牙槽骨呈弧形吸收达根长 1/2。考虑诊断为

A. 慢性牙周炎　　　　　B. 青少年后期牙周炎

C. 侵袭性牙周炎　　　　D. 快速进展型牙周炎

E. 成人牙周炎

78. 患者，女，20 岁，主诉：全口牙龈自发性出血伴牙龈疼痛 2 天，如果诊断为急性坏死性溃疡性龈炎，患者不会出现哪种临床体征

A. 低热　　　　　　　　B. 口腔呈腐败性口臭

C. 身体抵抗力下降　　　D. 颌下淋巴结肿大

E. 末梢血出现原幼细胞

79. 患者，女，16 岁，上前唇侧牙龈边缘及龈乳头增生肥大覆盖牙冠的 1/3，质地坚韧。最可能的诊断是

A. 急性坏死性溃疡性龈炎　　B. 疱疹性龈口炎

C. 慢性牙周炎　　　　　D. 慢性龈缘炎

E. 增生性龈炎

80. 患者，女，25 岁，主诉：右上后牙区牙龈长一个肿物 3 个月，并慢慢增大，影响进食。在确诊前，最应该询问的病史是

A. 妊娠史　　　　　　　B. 使用牙签史

C. 刷牙史　　　　　　　D. 家族史

E. 服避孕药史

81. 患者，24 岁，因近半年刷牙时牙龈易出血就诊。无系统性疾病史。一般不需做哪一种检查

A. 牙周探诊　　　　　　B. 咬合力测定

C. 牙龈炎症检查　　　　D. 牙齿松动度检查

E. 附着丧失

82. 患者，女，25 岁，因笑时露出牙龈，可考虑

A. 根向复位瓣术　　　　B. 牙龈切除术

C. 改良 Widman 翻瓣术　　D. 骨成形术

E. 牙冠延长术

83. 一患者经医生诊断为侵袭性牙周炎，需注意的问题有

A. 家族聚集性　　　　　B. 传染性

C. 传播性 D. 潜伏性
E. 可遗传性

84. 一患者，自诉左下后牙冷热刺激痛、夜间痛、放射状疼痛3天。检查见⁸牙龈探诊出血，PD：6～9mm，GR：1～2mm，TM：Ⅱ度，X线摄片检查显示牙槽骨吸收达根长2/3，⁸最合适的诊断是
A. 牙周–牙髓联合病变 B. 慢性牙周炎
C. 快速进展型牙周炎 D. 侵袭性牙周炎
E. 成人牙周炎

85. 患者，女，56岁，有高血压病史，接诊医生诊断其患有药物性牙龈增生。该患者的治疗方案，不涉及
A. 必要时牙龈手术 B. 牙周基础治疗
C. 口腔卫生宣教 D. 更换降压药物
E. 结缔组织组织移植术

86. 患者，女，24岁，主诉：牙龈近1年来刷牙出血，伴有牙龈反复肿痛。采集病史时，需询问
A. 使用牙签史 B. 吸烟史
C. 长期服药史 D. 妊娠史
E. 以上皆需询问

87. 患者，女，44岁，做过肾移植手术。检查：全口牙龈增生，以上、下前牙腭侧最为严重，大部分覆盖牙冠的1/3以上，增生的牙龈颜色正常，质地坚韧。最可能的诊断是
A. 药物性牙龈增生 B. 牙龈瘤
C. 遗传性牙龈纤维瘤病 D. 慢性牙周炎
E. 增生性龈炎

88. 患者，男，24岁，因刷牙时牙龈出血一年多，全口牙齿松动半年余，来院就诊。患者1年多以来发现时常出现刷牙时牙龈出血现象，近半年来自觉全口牙齿均有松动。询问病史时需询问哪方面情况
A. 吸烟史 B. 家族史
C. 系统疾病史 D. 口腔卫生习惯
E. 以上都需要

89. 患者，男，32岁，临床检查见全口牙牙龈缘处有明显的鲜红的宽约2mm的红边，极易出血，则应提高警惕，考虑排除下列哪一种疾病
A. Down综合征
B. 掌跖角化–牙周破坏综合征
C. 艾滋病
D. 急性肾炎
E. 糖尿病

90. 患者，女，32岁，主诉：牙龈自发性出血伴牙龈疼痛、口臭3天，无发热。检查：CI–S：3，龈缘呈虫蚀状，表面覆盖坏死假膜。其最可能的诊断是
A. 慢性牙周炎 B. 急性坏死溃疡性龈炎
C. 疱疹性龈口炎 D. 慢性龈缘炎
E. 侵袭性牙周炎

91. 某患者，3个月来感觉左上后牙持续性胀痛，可放射至头面部，伴有头痛、鼻塞、脓涕。该患者最可能患哪种疾病
A. 急性上颌窦炎 B. 急性牙髓炎
C. 慢性牙髓炎 D. 可复性牙髓炎
E. 深龋

92. 牙龈边缘呈蚕食状缺损，坏死组织为腐肉，表面覆盖假膜，伴严重口臭。镜下见密集的炎症及组织坏死区。龈沟液涂片可见梭形杆菌。该疾病可能是
A. 浆细胞龈炎 B. 青春期龈炎
C. 急性坏死性溃疡性龈炎 D. 剥脱性龈病损
E. 药物性龈炎

93. 叩诊的注意事项之一是
A. 先叩正常牙，后叩患牙齿
B. 用器械的尖头工作端做叩诊
C. 力量按从大到小的顺序进行
D. 方向和牙长轴垂直查根尖部
E. 方向与牙长轴一致查根周部

94. 导致药物性牙龈增生的药物为
A. 苯巴比妥 B. 四环素
C. 替硝唑 D. 螺旋霉素
E. 硝苯地平

95. 龈炎患者菌斑内优势菌是
A. 普氏菌 B. 梭形杆菌
C. 弯曲菌 D. 放线菌
E. 链球菌

96. 根分歧感染的病例中，有1/3来源于
A. 髓底穿通 B. 牙周袋
C. 根尖孔 D. 根壁牙骨质
E. 侧支根管

97. 引起牙龈炎最主要的因素是
A. 革兰阳性杆菌
B. 体内菌群紊乱
C. 免疫力低下
D. 全身慢性消耗性疾病
E. 口腔卫生差，菌斑大量堆积

98. 关于𬌗创伤下列哪一项是正确的
A. 单纯𬌗创伤会加重牙龈炎症
B. 单纯𬌗创伤会造成牙周袋
C. 治疗牙周炎消除𬌗创伤是第一位的
D. 𬌗创伤会增加牙的松动度，所以动度增加是诊断𬌗创伤的唯一指征
E. 自限性牙松动，没有炎症时不造成牙周组织破坏

99. 造成垂直型食物嵌塞的主要原因是
A. 牙周萎缩 B. 牙齿松动
C. 过度磨损 D. 接触点消失或异常
E. 不良修复体

100. 龈上牙石易沉积于
A. 上前牙唇面
B. 上颌双尖牙颊面
C. 上颌第一磨牙颊面和下前牙舌面

D. 上前牙邻面

E. 下前牙唇面

101. 关于龈沟液的叙述中不正确的是

A. 牙龈健康者只有极少量龈沟液

B. 炎症时龈沟液明显增多

C. 液体成分主要来源于血清

D. 龈沟液中的免疫球蛋白具有抗特异性致病菌的作用

E. 龈沟液中无白细胞等防御细胞

102. 用钝头牙周探针探测牙周炎患牙牙龈时，探针终止于

A. 龈沟底

B. 进入结合上皮 1/2 ~ 1/3 处

C. 穿透结合上皮，终止于正常结缔组织的冠方

D. 终止于正常结缔组织纤维内

E. 终止于结合上皮的冠方

103. 关于氯己定含漱液，不正确的是

A. 广谱抗菌剂

B. 长期含漱使牙面、舌背表面着色

C. 易产生耐药菌株

D. 每日含漱 2 次，每次 1 分钟

E. 有苦味，并使味觉短时改变

104. 下列关于白血病牙龈病损的病理变化，叙述有误的是

A. 牙龈上皮和结缔组织内充满密集的幼稚白细胞

B. 可见正常的中性粒细胞

C. 可见淋巴细胞和浆细胞的灶性浸润

D. 胶原纤维被幼稚白细胞所代替

E. 毛细血管收缩，可见组织坏死

B1 型题

1.（共用备选答案）

A. 牙菌斑 B. 服用药物

C. 内分泌导致的激素变化 D. 遗传因素

E. 全身疾病

（1）慢性龈缘炎的直接病因是

（2）增生性龈炎的直接病因是

（3）妊娠期龈炎的直接病因是

2.（共用备选答案）

A. 单个牙间乳头瘤状增生物

B. 龈乳头和边缘龈的坏死

C. 牙间乳头发红肿胀

D. 龈乳头多发小脓肿

E. 下前牙区牙龈红肿，探诊出血

（1）慢性龈缘炎的主要特征性病损是

（2）牙龈瘤的主要特征性病损是

（3）急性龈乳头炎的主要特征性病损是

3.（共用备选答案）

A. 侵袭性牙周炎 B. 艾滋病

C. 慢性牙周炎 D. 牙周 - 牙髓联合病变

E. 牙龈炎

（1）成人牙周炎现名为

（2）具有家族聚集性的是

4.（共用备选答案）

A. 侵袭性牙周炎 B. 艾滋病

C. 慢性牙周炎 D. 牙周 - 牙髓联合病变

E. 牙龈炎

（1）属于病毒感染性疾病的是

（2）逆行性牙髓炎属于

（3）与异常的宿主反应有关的牙周炎是

5.（共用备选答案）

A. 11 ~ 18 岁 B. 25 岁以下

C. 20 ~ 30 岁 D. 青壮年

E. 老年人

（1）急性坏死性溃疡性龈炎的好发年龄是

（2）增生性龈炎的好发年龄是

A3/A4 型题

1.（共用题干）患者，男，45 岁，慢性牙周炎史多年，昨日起右下后牙自发性阵发性疼痛，夜间加重，手持冷水瓶就诊。检查：右下第一磨牙 Ⅱ 度松动，叩痛（＋）。颊侧牙周袋 6mm。

（1）为了进一步确诊，还需要进行哪项检查

A. 麻醉测验 B. 冷测验

C. 热测验 D. 染色法测验

E. 咬诊法测验

（2）右下第一磨牙的诊断应该为

A. 慢性根尖周脓肿 B. 慢性根尖周囊肿

C. 慢性根尖周肉芽肿 D. 逆行性牙髓炎

E. 急性牙髓炎

（3）主诉进行温度测验的结果为

A. 无反应

B. 短暂的轻度或中度不适

C. 出现疼痛，但刺激去除后即刻消失

D. 出现疼痛，刺激去除后持续一段时间

E. 出现剧烈疼痛

2.（共用题干）患者，男，56 岁。因刷牙时牙龈出血 1 年多，全口牙齿松动半年余，来院就诊。患者近 1 年来发现刷牙时牙龈出血，半年来自觉全口牙齿均有松动。无全身系统性疾病。体检：口内卫生状况较差，口臭明显，牙龈红肿，探之出血。CI － S：3，BOP：90％，PD：4 ~ 9mm，GR：2 ~ 3mm，TM：7。$\frac{6|6}{6|6}$ 松动 Ⅱ 度。辅助检查：全口曲面断层片显示全口牙牙槽骨水平吸收达根长 1/2 ~ 2/3。

（1）该患者最可能的诊断是什么

A. 慢性牙周炎 B. 侵袭性牙周炎

C. AIDS 相关牙周炎 D. 顽固性牙周炎

E. 成人牙周炎

（2）如检查见 $5|$ 近中见充填物，探及悬突，龈乳头轻度充血，探诊易出血。导致该症状出现的最可能的局部促进因素是

A. 牙菌斑　　　　　　　　B. 食物嵌塞

C. 咬合创伤　　　　　　　D. 充填物悬突

E. 牙石

（3）下列哪种全身疾病会影响牙周治疗效果

A. 胆结石　　　　　　　　B. 肝炎

C. 高血脂　　　　　　　　D. 急性肾炎

E. 糖尿病

3. （共用题干）患者，女，19 岁，有癫痫病史。主诉全口牙龈增生。临床检查：全口牙龈有不同程度的牙龈增生，牙龈增生覆盖牙冠的 1/3 左右，以前牙区较重。

（1）此患者最可能的临床诊断为

A. 青春期龈炎　　　　　　B. 药物性牙龈增生

C. 慢性龈缘炎　　　　　　D. 增生性龈炎

E. 遗传性牙龈纤维瘤病

（2）如果是药物性牙龈增生，其最可能服用的药物是

A. 苯妥英钠　　　　　　　B. 硝苯地平

C. 环孢素　　　　　　　　D. 维拉帕米

E. 硝酸异山梨酯

（3）此患者牙龈增生的表现为

A. 牙龈增生起始于牙龈乳头

B. 严重者波及附着龈，甚至个别覆盖大部分或整个牙冠

C. 增生的牙龈一般呈淡粉红色，合并牙龈炎症时可呈深红色或紫红色

D. 增生的牙龈表面可呈分叶状或桑葚状

E. 以上全是

4. （共用题干）患者，43 岁，经检查初步诊断是慢性牙周炎。

（1）确诊之前不需做哪项检查

A. X 线摄片检查　　　　　B. 牙周探查

C. 口腔卫生状况检查　　　D. 牙体检查

E. 血压检查

（2）如诊断为局限型慢性牙周炎，则是指全口牙中有附着丧失和骨吸收的位点数目

A. ≥30%　　　　　　　　B. ≤30%

C. >30%　　　　　　　　D. <30%

E. 以上都不对

（3）如诊断为重度牙周炎，则患牙牙周袋深度

A. ≥6mm　　　　　　　　B. ≤5mm

C. ≤6mm　　　　　　　　D. <5mm

E. >6mm

5. （共用题干）患者，男，21 岁，诉牙齿松动 1 年余。口腔检查见 CI－S：2，上前牙呈扇形排列，四颗第一恒磨牙牙周袋深约 6mm，松动 Ⅱ 度。

（1）拟初步诊断为

A. 青少年后期牙周炎　　　B. 慢性牙周炎

C. 侵袭性牙周炎　　　　　D. 快速进展型牙周炎

E. 慢性牙周炎

（2）该病的主要致病菌为

A. 牙龈卟啉单胞菌　　　　B. 中间普氏菌

C. 伴放线放线杆菌　　　　D. 福赛坦菌

E. 核梭形杆菌

（3）如该患者患有糖尿病，治疗牙周炎时，就诊时间应尽量安排在

A. 下午 2～3 点　　　　　B. 早餐前

C. 午餐前　　　　　　　　D. 早餐及服药后 1.5h

E. 午餐及服药后 1.5h

6. （共用题干）患者，男，33 岁，患甲状腺功能低下 2 年。突然高热、头痛。全身乏力，口腔黏膜及牙龈出现坏死性溃疡，被覆假膜，有自发性出血及腐败性口臭。

（1）该患者最可能的诊断是

A. 慢性牙周炎

B. 急性坏死性溃疡性龈炎

C. 慢性龈缘炎

D. 疱疹性龈口炎

E. 急性多发性龈脓肿

（2）引起该病最常见的致病菌是

A. 金黄色葡萄球菌　　　　B. 溶血性链球菌

C. 伴放线放线杆菌　　　　D. 梭状杆菌和螺旋体

E. 牙龈卟啉菌

（3）下列哪项治疗方案不适合该患者

A. 口服氨苄西林和甲硝唑

B. 全身给予富含维生素、高蛋白饮食

C. 1%～3% 过氧化氢局部冲洗

D. 积极治疗甲状腺功能低下

E. 口服制霉菌素

7. （共用题干）患者，女，32 岁，主诉晨起时枕头上有血迹，牙龈自发性出血及疼痛 3 天。检查时闻及腐败性口臭。

（1）最可能的诊断是

A. 疱疹性龈口炎

B. 急性坏死性溃疡性龈炎

C. 慢性牙周炎

D. 青春期龈炎

E. 急性龈乳头炎

（2）确诊之前，不需做下列哪一种口腔检查及辅助检查

A. 牙龈的色、形、质的变化

B. 量体温

C. 测血压

D. 唇颊黏膜

E. 血常规

（3）此患者最有价值的辅助检查是

A. 免疫趋化　　　　　　　B. X 线摄片

C. 龈下菌斑涂片　　　　　D. GCF 的分析

E. 血常规

（4）患者首诊的最佳处理措施是

A. 牙周彻底洁治后，3% 过氧化氢冲洗

B. 去除大块的牙石及坏死物，3% 过氧化氢冲洗

C. 口服抗生素及维生素 C

D. 保守治疗，查血确诊

E. 1% 过氧化氢含漱 1 周

8. （共用题干）患者，男，25 岁。左下后牙戴冠后出现咬合痛数日。检查见 3┃6 烤瓷全冠修复，边缘密合，近远中边缘嵴平齐于邻牙边缘嵴，3┃6 和 3┃7 间可见大量纤维状食物，接触点松，未见咬合高点，叩痛（±），无松动，牙龈红肿，X 线片示 3┃6 根管填充恰填，无根尖病变。

（1）患者咬合痛的原因是

A. 咬合高　　　　　　B. 初戴不适

C. 残髓炎　　　　　　D. 根尖周炎

E. 龈乳头炎

（2）处理方法是

A. 调磨左下 67　　　　B. 拔除左下 7

C. 树脂加接触　　　　D. 调磨对颌牙牙尖

E. 拆除全冠重做

第十四章　儿童口腔医学

A1/A2 型题

1. 关于融合牙的处理，不正确的是

A. 切缘处有局限性分离，用光固化树脂修复

B. 融合牙对牙列无任何影响，可不做处理

C. 融合处成沟状，应早做窝沟封闭

D. 定期观察

E. 融合牙会影响恒牙萌出，应尽早拔除

2. 以水平颤动法刷牙时，牙刷的毛束与牙面应成

A. 35°角　　　　　　B. 30°角

C. 40°角　　　　　　D. 45°角

E. 80°角

3. 在维护期，一般间隔多长时间定期洁治

A. 6 个月　　　　　　B. 6 个月至 1 年

C. 3 个月　　　　　　D. 1 年

E. 2 个月

4. 在菌斑成熟过程中，首先吸附到牙面的是

A. 唾液链球菌　　　　B. 变形链球菌

C. 革兰阳性球菌　　　D. 革兰阴性杆菌

E. 革兰阴性厌氧菌

5. 关于乳牙早萌的治疗措施，下述不正确的是

A. 极度松动的早萌乳牙应及时拔除

B. 若引起创伤性溃疡，拔除早萌乳牙

C. 溃疡处涂以甲紫

D. 改变喂养方式

E. 溃疡可待其自愈

6. 年轻恒牙的牙根形成一般在牙萌出后的

A. 4～6 个月　　　　　B. 8～10 个月

C. 1 年　　　　　　　D. 2～3 年

E. 6～7 年

7. 以下关于新生儿鹅口疮的描述，不正确的是

A. 散在的色白如雪的柔软小斑点，如帽针头大小

B. 多在出生后 2～8 日内发生

C. 白色斑片遍布整个舌背

D. 白色斑片甚至可分布于软腭及咽部

E. 斑片附着十分紧密，不可擦掉

8. 线性牙龈红斑与下列哪种疾病有关

A. 掌跖角化 - 牙周破坏综合征

B. 先天愚型

C. 白细胞功能异常

D. 艾滋病

E. 坏死溃疡性牙周炎

9. 以涂药方法治疗龋病主要适用于

A. 乳磨牙面龋　　　　B. 龋蚀面广泛的龋

C. 乳磨牙颊面龋　　　D. 环状龋

E. 乳前牙唇面龋

10. 活髓切断术不适用于

A. 前牙深龋　　　　　B. 后牙深龋

C. 部分冠髓牙髓炎　　D. 牙髓坏死

E. 前牙外伤性冠折露髓

11. 关于融合牙的临床表现，不正确的是

A. 冠根完全融合

B. 冠部融合，根部分离

C. 冠部分离，根部融合

D. 乳牙列融合多发生在双侧

E. 乳牙列融合牙比恒牙列多

12. 与细菌及其产物的穿透和炎症迅速扩散有关的是

A. 白细胞毒素　　　　B. 内毒素

C. 脂磷壁酸　　　　　D. 透明质酸酶

E. 胶原酶

13. 以涂药方法治疗龋病的常用药物是

A. 10% 氟化钠　　　　B. 8% 氟化亚锡

C. 2% 氟化钼酸铵　　　D. 28% 氟化氨银

E. 硝酸银

14. 关于乳牙早萌的临床表现，叙述不正确的是

A. 多见于下颌中切牙及上颌切牙

B. 诞生牙多数是正常牙，少数是额外牙

C. 无牙槽骨支持

D. 牙根尚未发育或发育很少

E. 松动

15. 涂药方法治疗龋病，药液浸润牙面的最佳时间是

A. 30s ~ 60s
B. 30s
C. 1 ~ 2min
D. 2 ~ 3min
E. 3 ~ 4min

16. 非附着性龈下菌斑中最主要的细菌为
A. 革兰阳性需氧菌
B. 革兰阳性兼性菌
C. 变形链球菌
D. 革兰阴性厌氧菌
E. 唾液链球菌

17. 关于乳牙龋病对儿童口腔局部的影响，不正确的是
A. 咀嚼功能明显降低
B. 继承恒牙的窝沟龋
C. 特纳牙的发生
D. 损伤局部口腔黏膜组织
E. 继承恒牙萌出过早或过迟

18. 混合牙列期最容易患龋的恒牙是
A. 切牙
B. 尖牙
C. 前磨牙
D. 第一恒磨牙
E. 第二恒磨牙

19. 乳牙根尖周病最主要的病源是
A. 深龋
B. 牙髓感染
C. 药物使用不当
D. 外力损伤
E. 充填材料使用不当

20. 何时第一颗乳牙仍未萌出称为乳牙萌出过迟
A. 8 个月
B. 6 个月
C. 10 个月
D. 12 个月
E. 14 个月

21. 乳牙龋多见的好发牙面，以下正确的是
A. 上颌乳中切牙近中面
B. 上颌第一乳磨牙远中面
C. 下颌乳尖牙近远中面
D. 下颌第二乳磨牙远中面
E. 下颌第一乳磨牙远中面

22. 氟化物应用的疗程一般是
A. 每年 3 ~ 4 次
B. 每年 4 ~ 5 次
C. 每年 2 ~ 3 次
D. 每年 1 ~ 2 次
E. 每年 1 次

23. 下列哪项不是恒磨牙早萌的特点
A. 先行的乳磨牙过早脱落
B. 先行的乳磨牙根尖周病变
C. 乳磨牙根尖周病变造成恒磨牙牙胚周围牙槽骨破坏
D. 恒牙发育过快
E. 松动

24. 乳牙龋病好发牙是
A. 下颌乳尖牙
B. 下颌乳切牙
C. 上颌乳尖牙
D. 上颌乳磨牙
E. 下颌乳磨牙

25. 易患牙病的儿童接受一阶段的治疗预防后，家长应明确
A. 每隔 1 个月复查 1 次
B. 每隔 1 周复查 1 次
C. 每隔 3 个月复查 1 次
D. 每隔 6 个月复查 1 次
E. 每隔 1 年复查 1 次

26. 伴放线放线杆菌产生的毒素是
A. 内毒素
B. 白细胞毒素
C. 透明质酸酶
D. 脂磷壁酸
E. 胶原酶

27. 自我清除菌斑的主要手段应是
A. 使用牙线
B. 漱口
C. 刷牙
D. 洁治术
E. 使用牙签

28. 如欲刮治磨牙和前磨牙的近中面，应最好选用哪一种 Gracey 匙形器
A. #5/6
B. #7/8
C. #11/12
D. #13/14
E. #9/10

29. 患儿，男，12 岁，左下第一恒磨牙曾做根尖诱导成形术，今来复查。X 线摄片检查下列哪项不是根尖诱导进步的评价标准
A. 牙根延长
B. 根尖周病变消失
C. 根端闭合
D. 根尖未完全形成
E. 根尖形成极不规则

30. 患儿，女，6 岁，左上颌第二乳磨牙早失，前来医院检查恒牙萌出情况。乳牙早失对继承恒牙的影响不正确的是
A. 邻牙向近中移位
B. 继承恒牙正常萌出
C. 继承恒牙错位萌出
D. 间隙有改变但不影响继承恒牙萌出
E. 继承恒牙萌出困难

31. 患儿，女，12 岁，左下颌第二前磨牙肿痛，无龋坏，但𬌗面中央可见一圆形磨损面，叩痛（＋＋＋），松动 Ⅱ 度。应急处理不正确的是
A. 开髓，开放
B. 切开排脓
C. 抗菌药物全身治疗
D. 封砷失活牙髓
E. 消除根管内感染组织

32. 1 岁幼儿，近来哭闹拒食，嘴角流涎，伴有发热，舌腹、硬腭及牙龈均可见簇集的针头大小透明水疱，拟诊断为
A. 白色念珠菌病
B. 急性坏死性龈口炎
C. 原发性疱疹性口炎
D. 复发性疱疹性口炎
E. 球菌性口炎

33. 患儿，男，7 岁，喜食巧克力，右下颌第一恒磨牙刚萌出，已见窝沟浅龋。医生向家长宣传饮食管理的概念，不正确的是
A. 提示家长不过多地让儿童摄取蔗糖
B. 饮料是流动性的液体，不易引起龋齿

C. 控制点心和零食的次数和量
D. 不宜偏食
E. 不宜单侧咀嚼

34. 新生婴儿，舌背、腭黏膜广泛充血，布满白色小斑点，稍用力可擦去，露出充血糜烂面，局部用药应该选择
    A. 1%普鲁卡因液　　　　　B. 1%碘酊
    C. 0.5%达克罗宁液　　　　D. 5%硝酸银液
    E. 2%~4%碳酸氢钠溶液

35. 患儿，女，8岁，因右下牙塞食物、疼痛就诊，检查发现：探痛（+），松动（-）。叩诊检查不正确的是
    A. 侧面叩
    B. 垂直叩
    C. 先叩患牙，再叩正常邻牙
    D. 叩诊时用力要轻
    E. 患儿对叩痛诉说不清时，观察患儿眼神及表情

36. 患儿，女，7岁，下颌第一恒磨牙做过窝沟封闭，但半年后做口腔检查时发现封闭剂脱落，少有的可能原因是
    A. 牙面有牙石
    B. 儿童唾液丰富，隔湿困难
    C. 局部清洁不彻底
    D. 光固化时间不足
    E. 恒磨牙半萌出而致窝沟难以干燥

37. 患儿，女，9岁，右上颌第一乳磨牙𬌗面龋洞，探痛（-），叩痛（-），松动Ⅰ度，通过X线摄片检查帮助诊断患牙，但不能检测出
    A. 根尖周组织病变的状况和程度
    B. 龋病的深度与髓腔的关系
    C. 乳牙牙根是否出现生理性或病理性吸收
    D. 牙髓是否坏死
    E. 恒牙牙胚发育状况

38. 7个月大的婴儿，上腭正中可见一处不规则形溃疡，大小约0.5cm×0.8cm，周围黏膜微红肿，最可能的原因是
    A. 过烫饮食　　　　　　　B. 阿弗他溃疡
    C. 咬伤　　　　　　　　　D. 橡皮人工奶头过硬
    E. 先天发育原因

39. 患儿，男，10岁，左上颌第二乳磨牙近中邻𬌗面龋洞，叩痛（+），探痛（+），有关松动度检查的关键是
    A. 用镊子轻置于患牙𬌗面窝沟向颊舌向摆动
    B. 用镊子轻夹患牙唇（颊）舌（腭）面向颊舌向摆动
    C. 用镊子轻置于患牙𬌗面窝沟向近远中向摆动
    D. 用镊子轻夹患牙上下移动
    E. 进一步做X线摄片检查帮助诊断

40. 患儿，女，10岁，左上颌中切牙及侧切牙受外伤，未发现硬组织折断，叩痛（+），松动（-），诊断为牙齿震荡。不合理的处置方法是
    A. 减少或避免不良刺激
    B. 消除咬合创伤
    C. 服用抗菌药

D. 釉质若出现裂纹，可用复合树脂修复
E. 定期追踪复查

41. 患儿，女，12岁，口腔内反复发生雪片状的白色斑片、口角炎，伴有头面部和四肢红斑性脱屑皮疹，甲板增厚，最可能的诊断是
    A. 扁平苔藓
    B. 盘状红斑狼疮
    C. 白斑
    D. 慢性皮肤黏膜念珠菌病
    E. 白色海绵状痣

42. 9个月大的婴儿，啼哭拒食，舌背黏膜出现微突起于黏膜表面的小白点，用力可擦去，留下出血面，最可能的诊断是
    A. 球菌性口炎　　　　　　B. 疱疹性口炎
    C. 带状疱疹　　　　　　　D. 口腔白斑病
    E. 雪口病

43. 患儿，男，4岁，上颌乳前牙残根，根尖从唇侧龈黏膜穿出。不正确的处理是
    A. 拔除残根　　　　　　　B. 口服抗菌药
    C. 瘘道应用碘酚　　　　　D. 做间隙保持器
    E. 定期复查

44. 患儿，女，10岁半，左下颌第一乳磨牙远中邻𬌗面充填物完好，松动Ⅱ度，且牙冠透粉红色。最可能的诊断是
    A. 慢性根尖周炎　　　　　B. 急性根尖周炎
    C. 牙髓变性　　　　　　　D. 牙髓坏死
    E. 慢性牙髓炎

45. 患儿，男，3岁，左上颌乳中切牙因碰到硬物致牙齿嵌入牙槽窝，最恰当的处理是
    A. 若牙冠偏向唇侧，拔除乳牙
    B. 拉出嵌入的乳牙复位
    C. 拔出后再植
    D. 复位后固定
    E. 不处理

46. 乳牙根尖周病的临床表现不包括
    A. 早期症状明显　　　　　B. 急性期剧烈疼痛
    C. 反复肿胀　　　　　　　D. 患牙松动
    E. 叩痛

47. 目前认为以下哪种材料更适合乳牙断髓术
    A. 甲醛甲酚　　　　　　　B. 戊二醛
    C. 氧化锌丁香油粘固剂　　D. 氢氧化钙
    E. 骨形成蛋白

48. 治疗年轻恒牙的操作中不妥当的是
    A. 考虑年轻恒牙的形态、组织结构和生理特点
    B. 宜用金刚砂车针高速切削，减少牙质发生裂纹
    C. 挖匙去除深部软化牙本质，避免不必要的露髓
    D. 用龋蚀显示液
    E. 选用对牙髓无刺激的材料垫底

49. 氢氧化钙覆盖窝洞底，使脱矿牙本质可再矿需要多长

时间
A. 2 周　　　　　　　　　B. 1 周
C. 4 周　　　　　　　　　D. 8 周
E. 12 周

50. 下列哪项不是 FC 断髓术应用受限的原因
A. 不易保持根尖部分的牙髓活力
B. 可能引起牙根内吸收
C. 甲醛渗透易引起尖周、牙周组织的刺激
D. 可能引起牙根病理性吸收
E. 具有半抗原作用，可能导致免疫学反应

51. 乳牙根尖周病不适宜的处理是
A. 根管治疗术
B. 牙髓摘除术
C. 断髓术
D. 切开排脓
E. 抗菌药物的全身治疗

52. 一般情况之下，年轻恒牙的萌出是牙根形成多少开始
A. 1/4　　　　　　　　　B. 1/3
C. 2/3　　　　　　　　　D. 3/4
E. 2/5

53. 关于乳牙的早萌牙与上皮珠的鉴别，下列说法正确的是
A. 上皮珠与早萌牙一样，都有牙齿的基本结构
B. 上皮珠是牙板残余所形成，而牙板残余也可以分化形成早萌牙
C. 上皮珠与早萌牙一样，均可自动脱落
D. 上皮珠有牙槽骨支持，而早萌牙无牙槽骨支持
E. 上皮珠与早萌牙一样，均有牙冠形态，但上皮珠为灰白色

54. 早萌乳牙的牙位多见于
A. 上颌乳中切牙　　　　　B. 下颌乳中切牙
C. 上颌乳侧切牙　　　　　D. 下颌乳尖牙
E. 第一乳磨牙

55. 乳牙龋的常见类型
A. 急性龋、干性龋、环状龋
B. 慢性龋、静止性龋、奶瓶龋
C. 急性龋、环状龋、奶瓶龋
D. 奶瓶龋、干性龋、环状龋
E. 湿性龋、环状龋、慢性龋

56. 奶瓶龋最常见于
A. 上颌乳切牙　　　　　　B. 下颌乳切牙
C. 上颌乳磨牙　　　　　　D. 下颌乳磨牙
E. 全部乳牙

57. 乳牙龋病充填治疗中不能用的垫底材料是
A. 聚羧酸锌粘固粉
B. 磷酸锌水门汀
C. 玻璃离子水门汀
D. 丁香油粘固粉

E. 硬性氢氧化钙

B1 型题

1.（共用备选答案）
A. 牙齿震荡　　　　　　　B. 牙冠折断
C. 牙体损伤　　　　　　　D. 牙周损伤
E. 牙齿移位
（1）牙齿受外力完全脱出牙槽骨
（2）牙齿外伤后，没有牙齿硬组织缺损和牙齿移位，主要影响牙周和牙髓组织

2.（共用备选答案）
A. 奶瓶龋　　　　　　　　B. 少年龋
C. 猖獗龋　　　　　　　　D. 环状龋
E. 忽视性龋
（1）突然发生广范围快速的龋蚀，很快发生牙髓感染，下颌乳前牙也受到龋蚀的侵及的是
（2）主要发生于上颌乳切牙唇面的龋蚀，与喂养方式有关的是

3.（共用备选答案）
A. 新生儿期　　　　　　　B. 婴儿期
C. 幼儿期　　　　　　　　D. 混合牙列阶段
E. 年轻恒牙列阶段
（1）乳尖牙萌出是在
（2）多数恒牙开始钙化是在
（3）口腔白色念珠菌感染（鹅口疮）常见于
（4）恒牙建殆的关键时期是

A3/A4 型题

1.（共用题干）患儿，男，7 岁，因多数乳牙龋坏去口腔科就诊，医生治疗龋坏牙后推荐专业应用含氟凝胶防龋。
（1）供专业人员常用的 APF 凝胶的浓度是
A. 500mg/L　　　　　　　B. 1000mg/L
C. 5000mg/L　　　　　　　D. 12300mg/L
E. 20000mg/L

（2）医生叮嘱患者下次复诊时间是
A. 1 周后　　　　　　　　B. 1 个月后
C. 3 个月后　　　　　　　D. 半年后
E. 1 年后

2.（共用题干）患儿，女，4 岁。左上第一乳磨牙颊面及近中殆面大面积龋坏达牙本质浅层，探诊不敏感，叩痛（−），不松动，牙龈未见异常。
（1）考虑诊断为
A. 浅龋　　　　　　　　　B. 中龋
C. 深龋　　　　　　　　　D. 可复性牙髓炎
E. 急性牙髓炎

（2）患牙首选治疗方法是
A. 复合树脂充填　　　　　B. 预成冠修复
C. 药物治疗　　　　　　　D. 间接牙髓治疗
E. 银汞合金充填

第十五章 口腔黏膜疾病

A1/A2 型题

1. 以下药物中不用于口腔念珠菌病治疗的是
- A. 2%~4%碳酸氢钠溶液
- B. 1.5%过氧化氢溶液
- C. 0.2%氯己定溶液
- D. 0.05%甲紫溶液
- E. 西地碘

2. 以下属于创伤性溃疡的是
- A. 重型阿弗他溃疡
- B. 轻型阿弗他溃疡
- C. 疱疹样阿弗他溃疡
- D. Riga – Fede 溃疡
- E. 结核性溃疡

3. 疱疹性龈口炎多见于
- A. 6 个月~2 岁婴幼儿
- B. 学龄前儿童
- C. 中年人
- D. 青少年
- E. 老年人

4. 下颌下腺导管口位于
- A. 舌下肉阜
- B. 舌系带
- C. 舌腹后部
- D. 舌下皱襞
- E. 下前牙舌侧

5. 复发性阿弗他溃疡的临床特征不包括
- A. 反复发作的溃疡为圆形或椭圆形，表面有黄色假膜，周围红晕
- B. 好发于中青年
- C. 多见于唇、颊、舌等非角化黏膜
- D. 病变可影响口周皮肤
- E. 病程 7~14 天，有自限性

6. 鹅口疮最多见于
- A. 中年人
- B. 青少年
- C. 老年人
- D. 新生婴儿
- E. 6 个月~2 岁婴幼儿

7. 创伤性溃疡的治疗应首选
- A. 肾上腺皮质激素及免疫抑制剂
- B. 去除刺激因素
- C. 免疫增强剂
- D. 局部消炎止痛
- E. 全身应用抗生素

8. 疱疹样阿弗他溃疡与疱疹性龈口炎的鉴别要点不包括
- A. 两者病损表现形式不同
- B. 两者病因不同
- C. 病损持续时间不同
- D. 两者分布部位不同
- E. 是否影响皮肤

9. 患者，男，40 岁，感冒后下唇及唇周皮肤出现成簇的针头大小的小水疱，破溃后结痂，局部灼痒疼痛。患者可能患有的疾病为
- A. 唇疱疹
- B. 慢性唇炎
- C. 固定性药物疹
- D. 复发性阿弗他溃疡

E. 盘状红斑狼疮

10. 患者，男，55 岁，吸烟 25 年，每日至少 1 包，近来舌背左侧发现一处白色斑块，大小约 1.5cm×2.0cm，界限清楚，无明显自觉症状，口腔内其余黏膜未见类似病损，首先应该做的是
- A. 根治手术
- B. 维 A 酸乳膏局部涂搽
- C. 口服肾上腺皮质激素
- D. 口服绞股蓝
- E. 戒烟

11. 患者，男，舌背黏膜反复溃烂，疼痛不适，下肢皮肤可见多角形的丘疹，呈紫红色，界限清楚，表面可见 Wickham 纹，指甲增厚，最可能的诊断是
- A. 口腔扁平苔藓
- B. 萎缩性舌炎
- C. 先天性角化病
- D. 盘状红斑狼疮
- E. 瘢痕性类天疱疮

12. 以下关于慢性唇炎的临床表现，描述不正确的是
- A. 常累及上、下唇部，唇部可见针头大小结节
- B. 唇红可见黄白色或褐色脱屑、脱皮
- C. 唇红糜烂剥脱
- D. 有局部干胀、发痒、刺痛或灼痛感
- E. 有炎性渗出物，形成黄色痂皮或出血后凝结为血痂

13. 口腔白斑病的临床类型不包括
- A. 颗粒状
- B. 皱纹纸样
- C. 斑纹状
- D. 溃疡状
- E. 疣状

14. 患者，女，50 岁，下唇唇红覆盖有灰白色鳞屑，唇红及口角区皲裂、出血，脱落上皮直接涂片 PAS 染色发现假菌丝和孢子。最可能的诊断是
- A. 慢性唇炎
- B. 腺性唇炎
- C. 念珠菌性唇炎
- D. 盘状红斑狼疮
- E. 梅 – 罗综合征

15. 患者，男，36 岁，口腔多处溃疡 1 周，疼痛不能进食。检查：双颊、舌和口底可见小米粒大小的溃疡十余个，散在分布，周围黏膜充血发红。患者以往曾有多次类似发作病史。该患者最可能的诊断为
- A. 疱疹性龈口炎
- B. 疱疹性咽峡炎
- C. 白塞病
- D. 带状疱疹
- E. 疱疹样阿弗他溃疡

16. 下列药物中不常用于单纯疱疹病毒感染治疗的是
- A. 利巴韦林
- B. 阿昔洛韦
- C. 聚肌胞
- D. 泼尼松
- E. 胸腺素

17. 激素类口腔制剂不能用于哪一种口腔黏膜病的治疗
- A. 口腔扁平苔藓
- B. 复发性阿弗他溃疡
- C. 多形红斑

D. 类天疱疮

E. 口腔念珠菌病

18. 口腔扁平苔藓的临床类型不包括

A. 斑块型　　　　　　　　B. 条纹型

C. 糜烂型　　　　　　　　D. 溃疡型

E. 萎缩型

19. 游走性舌炎的病损常为

A. 盘形　　　　　　　　　B. 菱形

C. 蝶形　　　　　　　　　D. 地图形

E. 长形

20. 口腔扁平苔藓的基本病损是

A. 斑　　　　　　　　　　B. 丘疹

C. 糜烂　　　　　　　　　D. 丘斑

E. 溃疡

21. 口腔白斑病的病理改变不包括

A. 过度角化或过度不全角化

B. 颗粒层明显，棘细胞层松解

C. 上皮钉突增大

D. 结缔组织中有炎细胞浸润

E. 可伴有上皮异常增生

22. 口腔扁平苔藓是斑纹类疾病的一种，其临床表现不包括

A. 糜烂性损害　　　　　　B. 肉芽肿性损害

C. 萎缩性损害　　　　　　D. 疱性损害

E. 对称性损害

23. 以下与口腔扁平苔藓发病机制无关的是

A. 内分泌因素　　　　　　B. 精神创伤

C. 微循环障碍　　　　　　D. 病毒感染

E. 真菌感染

24. 口腔单纯疱疹病毒感染常用的辅助诊断方法不包括

A. 基因诊断　　　　　　　B. 涂片查找包涵体

C. 电镜检查受损细胞　　　D. 免疫学检查

E. 组织活检

25. 下列与扁平苔藓的发病无关的是

A. 某些药物　　　　　　　B. 精神情绪因素

C. 免疫异常　　　　　　　D. 创伤因素

E. 遗传因素

26. 以下疾病中多发生于上唇的是

A. 口腔扁平苔藓　　　　　B. 盘状红斑狼疮

C. 慢性唇炎　　　　　　　D. 肉芽肿性唇炎

E. 以上都不是

27. 以萎缩性损害为主的舌炎是

A. 菌状乳头炎　　　　　　B. 叶状乳头炎

C. 轮廓乳头炎　　　　　　D. 丝状乳头炎

E. 正中菱形舌炎

28. 以下关于口腔扁平苔藓的治疗，描述不完全正确的是

A. 去除局部牙石，消除感染性炎症

B. 首选口服肾上腺皮质激素

C. 对迁延不愈的患者应考虑使用抗真菌药物

D. 口服雷公藤与昆明山海棠片

E. 中医中药治疗

29. 下列不属于地图舌临床表现的是

A. 舌背形成红色光滑区　　B. 丝状乳头片状剥脱

C. 红色区可糜烂　　　　　D. 萎缩区微凹陷

E. 菌状乳头清晰可见

30. 以下关于念珠菌性口角炎的说法，不正确的是

A. 念珠菌性口角炎常为双侧罹患

B. 常并发舌炎、唇炎、阴囊炎

C. 儿童在寒冷的冬季常发生

D. 年长患者的口角炎多与咬合垂直距离缩短有关

E. 以湿白糜烂为特征

31. 慢性非特异性唇炎与以下因素无关

A. 气候干燥　　　　　　　B. 超敏反应

C. 烟酒刺激　　　　　　　D. 嗜好烫食

E. 舔唇不良习惯

32. 对于无复发史而又长期不愈的边缘呈潜掘状的浅表溃疡，应考虑

A. 深部霉菌感染　　　　　B. 创伤性溃疡

C. 恶性肿瘤　　　　　　　D. 梅毒

E. 口腔结核

33. 以下不属于复发性口疮类型的是

A. 疱疹样阿弗他溃疡

B. 重型阿弗他溃疡

C. 复发性坏死性黏膜腺周围炎

D. 轻型阿弗他溃疡

E. Bednar 溃疡

34. 以下关于复发性阿弗他溃疡治疗最合理的是

A. 寻找与发病有关的全身及局部因素加以治疗

B. 口腔黏膜局部消炎止痛药物治疗

C. 使用免疫增强药物

D. 口服肾上腺皮质激素

E. 腐蚀性药物局部烧灼

35. 重型阿弗他溃疡与创伤性溃疡的区别不包括

A. 疼痛程度不同　　　　　B. 好发部位不同

C. 是否有复发性　　　　　D. 溃疡形状不同

E. 是否有自限性

36. 皱纸状白斑好发于

A. 下唇　　　　　　　　　B. 颊黏膜

C. 上唇　　　　　　　　　D. 口角区

E. 口底及舌腹

37. 口角区颗粒状白斑常与以下哪项微生物感染有关

A. 溶血性链球菌　　　　　B. 金黄色葡萄球菌

C. 变形链球菌　　　　　　D. 白色念珠菌

E. 单纯疱疹病毒

38. 重型阿弗他溃疡与癌性溃疡的区别不包括

A. 好发部位不同　　　　　B. 好发年龄不同

C. 溃疡大小不同　　　　　D. 是否具有自限性

E. 全身情况不同

39. 关于减少瘢痕形成的重要措施中不正确的是

A. 平行与皮肤的天然皱纹设计切口

B. 电刀手术创伤小，切口整齐

C. 用细针细线正确对位缝合

D. 术后无感染

E. 适当早期（面部无张力 5 天，颈部无张力 7 天）拆线

40. 下列不是扁平苔藓发病部位的是

A. 生殖器　　　　　　　　B. 皮肤

C. 指甲　　　　　　　　　D. 眼结膜

E. 口腔黏膜

41. 下列关于口腔白斑病的临床表现错误的是

A. 斑块呈白色或灰白色

B. 病损不易擦掉

C. 可发生在口腔黏膜任何部位

D. 损害大小不一

E. 损害大小与恶变之间有平行关系

42. 口腔黏膜血疱最常见的原因是

A. 血小板减少性紫癜　　　B. 天疱疮

C. 理化及机械刺激　　　　D. 血友病

E. 大疱性类天疱疮

43. 好发于性情好动的青少年颊脂垫处的溃疡最有可能是

A. Riga – Fede 溃疡　　　B. Bednar 溃疡

C. 自伤性溃疡　　　　　　D. 复发性阿弗他溃疡

E. 压疮性溃疡

44. 确定慢性增殖型念珠菌病有无上皮异常增生最有价值的诊断技术为

A. 唾液培养　　　　　　　B. 涂片镜检

C. 血 CEA 测定　　　　　 D. 活体组织病理学检查

E. 念珠菌抗体的检测

45. 口腔念珠菌病病损区涂片直接镜检可见

A. 假菌丝和芽生孢子　　　B. 梭状杆菌和螺旋体

C. 大量细菌及白细胞　　　D. 包涵体

E. 分枝杆菌

46. 临床怀疑口腔念珠菌感染时，首先选用的辅助诊断技术为

A. 唾液及血清念珠菌抗体测定

B. 唾液培养

C. 血清铁及维生素 B_{12} 测定

D. 直接涂片镜检

E. 活体组织检查

47. 患儿，男，8 岁，活泼好动，身体健康，左颊黏膜颊脂垫处可见不规则溃疡，溃疡面较深，而疼痛不明显，最可能的诊断是

A. 压疮性溃疡　　　　　　B. 结核性溃疡

C. 复发性阿弗他溃疡　　　D. 白塞病

E. 自伤性溃疡

48. 以下措施不宜用于口腔白斑病治疗的是

A. 口服维生素 A　　　　　B. 硝酸银烧灼

C. 手术切除　　　　　　　D. 戒烟

E. 涂鱼肝油

49. 以下关于口腔白斑病恶变倾向说法不正确的是

A. 均质型易恶变

B. 不吸烟的女性，特别是年轻女性患者恶变率较高

C. 60 岁以上的患者恶变率较高

D. 位于舌缘、舌腹、口底及口角区的病损恶变率较高

E. 伴有上皮异常增生的病损恶变率较高

50. 患者，女，48 岁，牙龈充血糜烂，呈剥脱状损害，刷牙出血，舌背可见左右对称性分布椭圆形珠光白色斑块，表面舌乳头萎缩，触之柔软，双侧颊黏膜也有类似斑纹改变，最可能的诊断是

A. 坏死性龈口炎　　　　　B. 白色角化病

C. 口腔白斑病　　　　　　D. 口腔扁平苔藓

E. 盘状红斑狼疮

51. 患者，女，45 岁，双侧颊黏膜反复糜烂，疼痛不适，进食时加重，组织病理检查结果为上皮过度不全角化，基底细胞液化变性，固有层淋巴细胞带状浸润，最可能的诊断是

A. 良性黏膜类天疱疮　　　B. 天疱疮

C. 多形渗出性红斑　　　　D. 口腔扁平苔藓

E. 系统性红斑狼疮

52. 对于慢性增殖性念珠菌病的高龄患者，为了明确有无异常增生，首选的诊断方法是

A. 唾液培养

B. 唾液及血清念珠菌抗体测定

C. 活体组织检查

D. 直接涂片镜检

E. 血 CEA 测定

53. 急性红斑型念珠菌性口炎的临床表现是

A. 病损区黏膜充血，有散在的色白如雪的柔软小斑点

B. 病损区黏膜表现为结节状或颗粒状增生，或为固着紧密的白色角质斑块

C. 病损区黏膜呈亮红色水肿，或见斑点状假膜

D. 病损区黏膜充血糜烂，舌背乳头成团块萎缩，周围舌苔增厚

E. 病损区黏膜出现珠光白色网纹伴充血

54. 以下关于口腔单纯疱疹病毒传染方式的叙述，错误的是

A. 呼吸道　　　　　　　　B. 口腔

C. 鼻　　　　　　　　　　D. 眼结膜

E. 消化道

55. 单纯疱疹病毒核衣壳是由

A. 160 个壳微粒组成　　　B. 161 个壳微粒组成

C. 162 个壳微粒组成　　　D. 163 个壳微粒组成

E. 164 个壳微粒组成

56. 关于复发性口腔溃疡特征描述正确的是

A. 具有特异性、复发性和自限性

B. 具有传染性、周期性和自限性

C. 具有特异性、传染性和复发性

D. 具有周期性、复发性和自限性

E. 具有聚集性、特异性和周期性

B1 型题

1.（共用备选答案）

A. 菌状乳头充血、红肿　　　B. 镜面舌

C. 沟纹舌　　　　　　　　　D. 毛舌

E. 菱形舌炎

（1）菌状舌乳头炎的临床表现是

（2）常与地图舌并存的是

（3）临床表现为舌背乳头全部萎缩的是

（4）临床表现为舌背人字沟前舌乳头剥脱的是

（5）临床表现为舌背丝状乳头过度增生的是

2.（共用备选答案）

A. 唇肿胀、糜烂、干燥、脱屑、结痂、疣状或颗粒状增生，可出现白色条纹

B. 有日光照射史，唇红部以糜烂为主要特征

C. 唇肿胀，触之有散在、粟粒状小结节，有透明黏液溢出于唇表面，呈水珠状

D. 唇弥漫性肿胀，柔软而有弹性

E. 唇突然肿胀，触之韧而有弹性，肿胀消退较快

（1）血管神经性水肿的临床表现是

（2）光化性唇炎的临床表现是

（3）腺性唇炎的临床表现是

（4）肉芽肿性唇炎的临床表现是

A3/A4 型题

1.（共用题干）患者，女，61 岁，曾有复发性口疮史，一般 1～2 周可以自行愈合，近来发现舌左侧缘有一处溃疡 1 个月未愈合，体检可见溃疡形状不规则，大小约 2.0cm×0.5cm，边缘隆起，触之稍硬，7 残根，边缘锐利，双侧颌下淋巴结未触及。

（1）根据上述临床表现，最可能的诊断是

A. 重型阿弗他溃疡　　　　　B. 结核性溃疡

C. 压疮性溃疡　　　　　　　D. 癌性溃疡

E. Bednar 溃疡

（2）该病应首先进行的处理是

A. 口服泼尼松片　　　　　　B. 曲安奈德局部封闭

C. 口服复合维生素 B　　　　D. 派瑞松乳膏涂搽

E. 拔除 7 残根

（3）如果第一步处理后溃疡未见缩小，此时应进行的检查是

A. 直接涂片　　　　　　　　B. 细菌培养

C. 免疫荧光检查　　　　　　D. 组织活检

E. 血常规检查

（4）如果进一步检查的结果提示该溃疡为原位癌，此时进行的治疗是

A. 局部贴口腔溃疡膜　　　　B. 全身应用广谱抗生素

C. 手术切除　　　　　　　　D. 拔除 6

E. 口服肾上腺皮质激素

2.（共用题干）患者，男，36 岁，下唇糜烂半年。检查：下唇唇红部有 1cm×1cm 红色糜烂区域，中央微凹陷，边缘隆起，内侧有放射状白色短条纹。口腔内未见病损。

（1）该患者最可能的诊断为

A. 口腔扁平苔藓　　　　　　B. 口腔白斑病

C. 白色角化病　　　　　　　D. 盘状红斑狼疮

E. 唇炎

（2）如果患者同时患皮损，常见部位是

A. 前胸　　　　　　　　　　B. 腰背

C. 四肢　　　　　　　　　　D. 头面部

E. 躯干

（3）可以进一步对患者进行的辅助检查不包括

A. 过敏试验　　　　　　　　B. 组织病理检查

C. 免疫病理检查　　　　　　D. 皮肤病损检查

E. 血清抗核抗体

（4）下列哪项不是该病的病理表现

A. 出现上皮角栓

B. 棘层变薄

C. 固有层淋巴细胞带状浸润

D. 胶原纤维变性

E. 固有层血管四周有炎细胞浸润

3.（共用题干）患者，男，24 岁，上唇部肿胀疼痛 3 天伴全身发热。检查：体温 37.5℃，上唇肿胀明显，可见多个脓头。

（1）此部位感染最常见的致病菌为

A. 铜绿假单胞菌　　　　　　B. 大肠埃希菌

C. 金黄色葡萄球菌　　　　　D. 变形链球菌

E. 白色念珠菌

（2）此部位感染易引发海绵窦化脓性血栓性静脉炎的主要原因是

A. 血运丰富　　　　　　　　B. 面静脉无静脉瓣

C. 上唇运动较多　　　　　　D. 细菌毒力强

E. 局部皮脂腺丰富

4.（共用题干）患者，女，40 岁，双颊黏膜粗糙感 1 个月，有时伴刺激痛。检查：双颊黏膜有网状白色条纹，右颊黏膜轻度充血。

（1）本病应考虑为

A. 口腔白斑病　　　　　　　B. 白色角化病

C. 口腔扁平苔藓　　　　　　D. 白色水肿

E. 盘状红斑狼疮

（2）以下对确诊最为重要的是

A. 直接免疫荧光检查　　　　B. 组织病理检查

C. 脱落细胞涂片检查　　　　D. 病损组织细胞培养

E. 甲苯胺蓝染色

（3）与该病的发病因素无关的是

A. 精神因素　　　　　　　　B. 内分泌因素

C. 吸烟　　　　　　　　　　D. 免疫因素

E. 遗传

（4）下列哪项最不可能是该病的组织病理学表现之一
　　A. 上皮过度角化或不全角化
　　B. 基底层液化变性
　　C. 可见胶样小体
　　D. 有核分裂象
　　E. 固有层中淋巴细胞带状浸润

5.（共用题干）患者，男，36 岁，外伤术后，目前正在接受抗生素治疗，发现近几天味觉减退，口腔黏膜干燥并有灼痛，舌背黏膜充血发红，舌乳头萎缩明显。
（1）结合病史，最可能的诊断是
　　A. 萎缩性舌炎　　　　　B. 口干综合征
　　C. 烟酸缺乏症　　　　　D. 白色念珠菌感染
　　E. 口腔扁平苔藓
（2）为了明确诊断，首先应该进行
　　A. 组织病理检查　　　　B. 血常规检查
　　C. 腮腺造影检查　　　　D. 免疫功能检测
　　E. 直接涂片检查
（3）初步获得检查结果后，还可以考虑进一步进行的检查方法为
　　A. 肝功能检查　　　　　B. 出凝血时间测定
　　C. 泪液分泌功能测定　　D. 唾液培养
　　E. 直接免疫荧光检查
（4）本病可以采用以下哪种药物治疗
　　A. 1.0%～1.5% 过氧化氢溶液局部治疗
　　B. 2.0%～4.0% 碳酸氢钠溶液局部治疗

　　C. 补充维生素
　　D. 补充烟酸
　　E. 口服磷酸氯喹片

6.（共用题干）患者，男，28 岁，每日吸烟 2 包十余年，3 个月前发现舌右侧缘中份发白，并有不适，进食时尤为明显，体检见一处白色斑块，形状不规则，大小约 2cm×1cm，颜色均一，呈小颗粒状突起于黏膜表面，触之仍较柔软，口腔内其余黏膜未见明显异常。
（1）结合上述临床表现，最可能的诊断是
　　A. 白色角化病
　　B. 口腔扁平苔藓
　　C. 白色念珠菌病
　　D. 非均质型口腔白斑病
　　E. 均质型口腔白斑病
（2）做出临床诊断以后，还需要首先进行哪项辅助检查
　　A. 直接涂片检查　　　　B. 念珠菌培养
　　C. 免疫荧光检查　　　　D. 血常规检查
　　E. 组织活检
（3）如取舌右侧缘组织活检，出现以下何种病理表现应该引起重视
　　A. 上皮异常增生
　　B. 上皮过度正角化
　　C. 基底细胞液化变性
　　D. 固有层淋巴细胞带状浸润
　　E. PAS 染色见菌丝和孢子

第十六章　口腔颌面外科学

A1/A2 型题

1. 唇腭裂的发生与遗传因素有关，属于
　　A. 常染色体显性遗传　　B. 常染色体隐性遗传
　　C. 性染色体隐性遗传　　D. 多基因遗传
　　E. 单基因遗传

2. 颌骨骨折伴发脑脊液鼻漏时不应
　　A. 应用抗生素
　　B. 局部保持清洁
　　C. 进行鼻腔冲洗，协助引流
　　D. 观察脑脊液量及色泽
　　E. 脑脊液停止一定时间后处理颌骨骨折

3. 葡萄酒斑状血管瘤属于
　　A. 毛细血管型血管瘤　　B. 海绵状血管瘤
　　C. 混合型血管瘤　　　　D. 蔓状血管瘤
　　E. 杨梅状血管瘤

4. 关于上颌结节麻醉的特点，错误的是
　　A. 适用于上颌磨牙的拔除
　　B. 麻醉的是上牙槽中神经
　　C. 进针点一般在上颌第二磨牙远中颊侧前庭沟
　　D. 注射针与上颌牙的长轴成 45°

　　E. 进针方向为向上后内方刺入

5. 颌面部无菌创口的一般处理原则是
　　A. 每日更换敷料
　　B. 创口湿敷
　　C. 创口冲洗
　　D. 创口严密缝合，早期暴露
　　E. 大剂量应用抗生素

6. 骨性牙颌面畸形是一种复杂的畸形，但不包括
　　A. 颅与颌　　　　　　　B. 𬌗与颌
　　C. 上颌与下颌　　　　　D. 发育过度与不足
　　E. 颌骨上某一解剖部位

7. 冠周炎最好发的牙齿是
　　A. 上颌第一磨牙　　　　B. 上颌尖牙
　　C. 下颌第三磨牙　　　　D. 下颌第一磨牙
　　E. 下颌第二乳磨牙

8. 对于腮腺区肿物不宜进行的检查是
　　A. 细针吸取细胞学检查　B. CT 或 MRI
　　C. 涎腺造影　　　　　　D. 切取活检术
　　E. B 超

9. 下列不属于拔牙禁忌证的是

A. 频发心绞痛

B. 充血性心力衰竭

C. 双束支传导阻滞者

D. 未控制的心律失常

E. 8 个月前发生过心肌梗死

10. 普鲁卡因安全剂量每小时不宜超过

A. 1g B. 1.5g

C. 2g D. 2.5g

E. 3g

11. 关于下颌切牙拔除描述正确的是

A. 下颌切牙与上颌切牙牙根外形类似，可使用旋转力

B. 下颌切牙牙根较细易折断，不可使用旋转力

C. 下颌切牙牙根较细易折断，可稍加旋转力

D. 下颌切牙牙根较细但不易折断，故摇动力和旋转力可同时使用

E. 下颌切牙牙根较细易折断，故摇动力和旋转力都不能使用

12. 口腔种植学的指导理论是

A. 骨结合理论 B. 纤维结合理论

C. 骨牵张理论 D. 微创理论

E. 骨粘连理论

13. 用于智齿冠周炎冲洗的过氧化氢溶液浓度是

A. 1%～3% B. 0.1%～0.3%

C. 0.3%～0.5% D. 0.25%～0.5%

E. 5%～10%

14. 环甲膜切开术后插管时间最长为

A. 8h B. 10h

C. 12h D. 24h

E. 48h

15. 颌面部损伤患者，处理不及时会立即造成生命危险的主要原因是

A. 出血 B. 感染

C. 休克 D. 窒息

E. 弥散性血管内凝血

16. 额颞部软组织出血的止血方法是

A. 压迫颌外动脉 B. 压迫颞浅动脉

C. 压迫颌内动脉 D. 压迫耳后动脉

E. 压迫颞深动脉

17. 单侧唇裂采用下三角瓣法修复的优点是

A. 鼻底封闭好

B. 裂隙两侧前庭沟不需做松弛切口

C. 切除组织少

D. 不切断患侧人中嵴下部

E. 定点较明确，初学者易掌握

18. 单侧唇裂采用旋转推进瓣修复术的优点不包括

A. 鼻底封闭好

B. 切除组织少

C. 鼻小柱歪斜畸形矫正好

D. 能恢复唇高的应有高度

E. 患唇中下部瘢痕与人中嵴相似

19. 以下关于舍格伦综合征的叙述中，错误的是

A. 属慢性炎症性、自身免疫性疾病

B. 多发生于中年妇女

C. 可合并腮腺肿大和类风湿关节炎

D. 唇腺活检主要表现为弥散性淋巴细胞浸润

E. 结节型者可行保存面神经的腮腺腺叶及肿块切除

20. 血压高于多少时应先治疗后拔牙

A. 120/80mmHg B. 130/85mmHg

C. 140/85mmHg D. 160/90mmHg

E. 180/100mmHg

21. 局部麻醉术后麻木症状仍未恢复的可能原因是

A. 注射区有感染 B. 注射区有血肿

C. 注射区有神经损伤 D. 注射针折断

E. 注射区有水肿

22. 面部唯一可活动的骨骼是

A. 上颌骨 B. 下颌骨

C. 鼻骨 D. 额骨

E. 颧骨

23. 口腔癌中最多见的是

A. 腺癌 B. 鳞癌

C. 基底细胞癌 D. 未分化癌

E. 肉瘤

24. 最常见的口腔癌是

A. 舌癌 B. 牙龈癌

C. 唇癌 D. 颊癌

E. 口底癌

25. 外渗性黏液囊肿的特点为

A. 假复层纤毛柱状上皮衬里

B. 复层扁平上皮衬里

C. 扁平上皮衬里

D. 矮柱状上皮衬里

E. 无衬里上皮

26. 牙挫伤时不会出现的临床症状是

A. 患牙松动 B. 自觉伤牙伸长

C. 咬合痛 D. 牙龈撕裂

E. 叩痛

27. 口腔内缝线打结应打

A. 二重结 B. 单重结

C. 三重结 D. 四重结

E. 五重结

28. 颌面部创口初期缝合最宽时间为

A. 12h B. 6h

C. 24h D. 48h

E. 伤后 48h 甚至更久的创口，只要没有明显的化脓，清创后仍可作初期缝合

29. 腮腺区包块通常不作术前病理检查，而采取术中冰冻活检的主要原因是

A. 患者免受两次手术痛苦

B. 有面神经，不易取标本

C. 增加刀口感染机会

D. 重复切口影响美观

E. 增加解剖面神经的困难，并且不符合肿瘤治疗原则

30. 下列局部麻醉药中表面麻醉作用最强的是

A. 2%丁卡因　　　　　　　　B. 4%可卡因

C. 0.5%丁哌卡因　　　　　　D. 0.5%达克罗宁

E. 2%利多卡因

31. 对放射线敏感的肿瘤是

A. 骨肉瘤　　　　　　　　　B. 恶性淋巴瘤

C. 腺癌　　　　　　　　　　D. 恶性黑色素瘤

E. 脂肪肉瘤

32. 用于口腔内消毒的碘酊浓度是

A. 2.0%　　　　　　　　　　B. 1.5%

C. 1.5%　　　　　　　　　　D. 1%

E. 0.5%

33. 能用一针法麻醉的三条神经是

A. 下牙槽神经、舌神经、颊长神经

B. 下牙槽神经、咬肌神经、颊长神经

C. 上牙槽后神经、腭前神经、鼻腭神经

D. 上牙槽后神经、上牙槽中神经、上牙槽前神经

E. 下牙槽神经、咬肌神经、舌神经

34. 下唇、口角、舌尖出现麻木表示何种阻滞麻醉显效

A. 舌神经阻滞麻醉

B. 下牙槽神经阻滞麻醉

C. 颊长神经阻滞麻醉

D. 下颌神经阻滞麻醉

E. 颏神经、切牙神经阻滞麻醉

35. 用于皮肤消毒的氯己定液浓度为

A. 0.3%　　　　　　　　　　B. 0.1%

C. 0.4%　　　　　　　　　　D. 0.5%

E. 1%

36. 用下列哪种消毒剂浸泡的器械，使用前需用灭菌蒸馏水冲洗

A. 戊二醛　　　　　　　　　B. 乙醇

C. 聚维酮碘　　　　　　　　D. 福尔马林

E. 含氯消毒剂

37. 用肥皂液刷洗手和臂时，浸泡范围应在肘部以上

A. 5cm　　　　　　　　　　B. 6cm

C. 7cm　　　　　　　　　　D. 8cm

E. 10cm

38. 冠周炎冲洗净并擦干后，局部常涂以何种药物

A. 甲紫　　　　　　　　　　B. 红汞

C. 高锰酸钾　　　　　　　　D. 樟脑酚

E. 碘甘油或碘酚

39. 常用于腐败坏死性口底蜂窝织炎脓腔冲洗的局部用药

A. 复方硼砂液　　　　　　　B. 3%过氧化氢液

C. 0.1%氯己定液　　　　　　D. 10%过氧化氢液

E. 0.5%氯己定液

40. 增生型边缘性颌骨骨髓炎的病理学表现不包括

A. 骨松质硬化　　　　　　　B. 骨密质增生

C. 大量死骨形成　　　　　　D. 少量新骨形成

E. 骨膜反应活跃

41. 鼻唇沟变浅可能是因为损伤了面神经的

A. 颧支　　　　　　　　　　B. 颞支

C. 颊支　　　　　　　　　　D. 颈支

E. 下颌缘支

42. 易发生休克的损伤是

A. 撕裂　　　　　　　　　　B. 咬伤

C. 刺伤　　　　　　　　　　D. 挫伤

E. 切割伤

43. 腭裂整复手术中造成软腭水肿最大的肌肉是

A. 舌腭肌　　　　　　　　　B. 咽上缩肌

C. 咽腭肌　　　　　　　　　D. 腭帆张肌

E. 腭帆提肌

44. 双侧唇裂修复手术的时机为

A. 3～6个月　　　　　　　　B. 1～3个月

C. 6～12个月　　　　　　　　D. 12～15个月

E. 15～18个月

45. 初次唇裂修复术不包括

A. 红唇修复　　　　　　　　B. 白唇修复

C. 一期鼻畸形整复　　　　　D. 口鼻前庭瘘关闭

E. 牙槽裂的整复

46. 患儿，男，5岁，玩耍时颏部着地，神志清楚，无恶心、呕吐症状，现最需要进行的临床检查是

A. 颞下颌关节检查　　　　　B. 牙周检查

C. 殆关系检查　　　　　　　D. 咀嚼肌检查

E. 缺牙区检查

47. 颞下颌关节紊乱病的主要症状不包括

A. 疼痛　　　　　　　　　　B. 下颌运动异常

C. 弹响　　　　　　　　　　D. 杂音

E. 吞咽困难

48. 腺样囊性癌最常发生远处转移的脏器是

A. 骨　　　　　　　　　　　B. 脑

C. 肝　　　　　　　　　　　D. 肾

E. 肺

49. 新生儿诊断为右侧完全性唇腭裂最先实施的手术治疗

A. 牙槽突裂植骨术　　　　　B. 新生儿正畸

C. 唇裂修复术　　　　　　　D. 腭裂修复术

E. 颌骨正畸术

50. 腭前神经出自

A. 腭前孔　　　　　　　　　B. 腭大孔

C. 蝶腭孔　　　　　　　　　D. 腭小孔

E. 眶下孔

51. 多型性腺瘤好发于

A. 颌下腺　　　　　　　　B. 腮腺
C. 舌下腺　　　　　　　　D. 小涎腺
E. 腭腺

52. 关于骨硬板，下列叙述错误的是
A. 牙槽窝的内壁
B. 即固有牙槽骨
C. 围绕牙根而连续不断
D. 是牙片上牙周膜的 X 线表现
E. 是一种高密度线条状影像

53. 拔除右侧下颌垂直阻生牙时，医生应站在
A. 患者左前方　　　　　　B. 患者右前方
C. 患者右后方　　　　　　D. 患者左后方
E. 患者正后方

54. 单纯上颌前突应主要与下列哪种畸形相鉴别
A. 开𬌗畸形
B. 下颌真性前突
C. 偏颌突颌畸形
D. 上颌后缩（假性下颌前突）
E. 小下颌畸形

55. 一外伤昏迷的病员准备运送，采取的措施错误的是
A. 采取俯卧位
B. 采取侧卧位
C. 随时观察伤情变化，防止窒息和休克发生
D. 额部垫高
E. 疑有颈椎损伤的伤员，颈下应放置小枕，头部左右两侧用小枕固定

56. 关于皮片移植的生理变化错误的是
A. 术后 8 天已有足够的血供
B. 18h 后，创面毛细血管与皮片毛细血管吻合建立血液循环
C. 术后 2 年神经末梢开始生长
D. 48~72h 后皮片已基本成活
E. 皮片移植后数分钟，创面毛细血管扩张，血浆渗出维持皮片存活

57. 上颌神经属于
A. 交感神经　　　　　　　B. 运动神经
C. 副交感神经　　　　　　D. 感觉神经
E. 混合性神经

58. 颞下颌关节紊乱病的病因不包括
A. 𬌗因素　　　　　　　　B. 心理社会因素
C. 遗传因素　　　　　　　D. 关节负荷过重
E. 关节解剖因素

59. 下牙槽神经阻滞麻醉时出现面瘫的一般处理方法是
A. 注射维生素 B_1、维生素 B_{12}
B. 局部热敷
C. 局部理疗
D. 口服镇静剂
E. 不做特殊处理

60. 进行单侧唇裂整复术最适合的年龄为

A. 出生后即刻　　　　　　B. 1~2 个月
C. 3~6 个月　　　　　　　D. 6~12 个月
E. 1~2 岁

61. 关节内强直与关节外强直最有诊断意义的鉴别点是
A. 髁突活动减弱或消失
B. 开口困难
C. 𬌗关系变化
D. 口腔和面部畸形
E. X 线片下正常解剖形态的变化或消失

62. 以下关于涎腺肿瘤的说法错误的是
A. 颌下腺肿瘤约半数为良性
B. 腮腺肿瘤多数为良性
C. 舌下腺肿瘤恶性多见
D. 黏液囊肿是良性肿瘤
E. 涎腺肿瘤组织类型很复杂

63. 以下有关腮腺良性肿瘤的诊断与治疗错误的是
A. 可采用"细针吸取活检"做穿刺细胞学检查
B. 术前行活组织检查以明确诊断
C. 术中应保证面神经不受损伤
D. 术中可行冰冻活组织检查以明确肿瘤性质
E. 禁忌做简单的、顺包膜剥离的剜出术

64. 下列关于混合瘤的临床表现描述错误的是
A. 一般呈圆形或椭圆形不规则肿块
B. 可发生于任何年龄，以 30~50 岁多见
C. 肿瘤质地硬，呈结节状
D. 肿瘤生长缓慢，可伴有明显疼痛
E. 混合瘤较常发生于腮腺区

65. 唇裂是因为下列哪些面突未能融合所致
A. 上颌突与球状突　　　　B. 上颌突与下颌突
C. 上颌突与中鼻突　　　　D. 上颌突与侧鼻突
E. 球状突与侧鼻突

66. 腭裂发生于
A. 胚胎第 6 周　　　　　　B. 胚胎第 3 周
C. 胚胎第 7 周　　　　　　D. 胚胎第 8 周
E. 胚胎第 9~12 周

67. 口腔颌面部感染的主要途径是
A. 牙源性感染　　　　　　B. 腺源性感染
C. 损伤性感染　　　　　　D. 血源性感染
E. 医源性感染

68. 下列咬肌间隙感染的临床表现不包括
A. 常因下颌智齿冠周炎引起
B. 常伴明显开口受限
C. 脓肿形成后有明显的压痛点
D. 脓肿形成后，常在咬肌前缘触及波动感
E. 可向相邻间隙扩散

69. 下列颧骨骨折中，复位后不需固定的是
A. 颧骨体骨折向后下内移位，不伴有转位
B. 内转位颧骨体骨折
C. 颧弓骨折

D. 复杂性骨折

E. 颧、上颌骨骨折

70. 以基底细胞癌多见的癌症是

A. 唇癌　　　　　　　　　B. 皮肤癌

C. 口底癌　　　　　　　　D. 腭癌

E. 颊黏膜癌

71. 恶性黑色素瘤多来源于

A. 皮内痣　　　　　　　　B. 交界痣

C. 复合痣　　　　　　　　D. 毛痣

E. 雀斑

72. 对放射线不敏感的肿瘤是

A. 未分化癌　　　　　　　B. 恶性淋巴瘤

C. 鳞状细胞瘤　　　　　　D. 恶性淋巴上皮瘤

E. 骨肉瘤

73. 腮腺肿瘤，镜下见瘤细胞呈梭形和浆细胞样两种细胞同时混在，这些细胞聚集成条索或团块，导管样结构少见。最可能的病理诊断是

A. Warthin 瘤　　　　　　B. 多形性腺瘤

C. 基底细胞腺瘤　　　　　D. 腺泡细胞癌

E. 肌上皮瘤

74. X 线片表现为涎腺导管扩张不整，如同"腊肠"状影像的病变是

A. 慢性复发性涎腺炎　　　B. 慢性阻塞性涎腺炎

C. 舍格伦综合征　　　　　D. 涎腺良性肿瘤

E. 涎腺恶性肿瘤

75. 牙槽突裂植骨术后拆线时间是

A. 5 天　　　　　　　　　B. 7 天

C. 8 天　　　　　　　　　D. 9 天

E. 10～14 天

76. 投照下颌下腺导管结石的 X 线片检查首选

A. 颌下腺造影

B. 下颌体腔片

C. 下颌曲面断层片

D. 下颌下腺侧位片加下颌横断𬤊片

E. 下颌骨侧位片加下颌横断𬤊片

77. 腮腺"临界瘤"中最常见的是

A. 圆柱瘤　　　　　　　　B. 多形性腺瘤

C. 腺淋巴瘤　　　　　　　D. 腺瘤

E. 神经纤维瘤

78. 黏液囊肿好发于

A. 腭部　　　　　　　　　B. 颊部

C. 下唇及舌尖腹侧　　　　D. 上唇及舌尖腹侧

E. 下唇及舌根腹侧

79. 涎腺肿瘤中几乎仅发生于腮腺的是

A. 腺泡细胞癌　　　　　　B. 沃辛瘤

C. 腺样囊性癌　　　　　　D. 多形性腺瘤

E. 黏液表皮样癌

80. 正颌手术引起牙及骨坏死的原因不包括

A. 软组织张力过大或覆盖不全引起的小区域骨质暴露

B. 切开牙槽骨时损伤两侧牙周或牙根，引起单纯牙髓坏死

C. 牙－骨复合体软组织蒂部撕伤或断裂，造成严重供血障碍

D. 创部感染

E. 患者是乙型病毒性肝炎病毒携带者

81. 颞下颌关节紊乱病不包括

A. 咀嚼肌紊乱病　　　　　B. 关节结构紊乱病

C. 炎性疾病　　　　　　　D. 关节强直

E. 骨关节病

82. 在面部轴型皮瓣的长宽比例可为

A. 2∶1　　　　　　　　　B. 3∶1

C. 4∶1　　　　　　　　　D. 5∶1

E. 在血管长轴内不受长宽比例的限制

83. 下列哪项不属于下颌骨骨折的好发部位

A. 正中联合部　　　　　　B. 颏孔区

C. 下颌角区　　　　　　　D. 髁状突颈部

E. 喙突

84. 可提高肿瘤局部区域的药物浓度且减轻药物的不良反应的给药方法是

A. 静脉给药　　　　　　　B. 口服给药

C. 肌内注射　　　　　　　D. 区域性动脉插管

E. 瘤内注射

85. 患者投照根尖片所显示的牙齿邻面影像相互重叠的原因是

A. X 线与被检查牙齿的长轴不平行

B. X 线与被检查牙齿的邻面不平行

C. X 线与被检查牙齿的长轴不垂直

D. X 线与被检查牙齿的邻面不垂直

E. 正常现象

86. 投照上颌后牙的注意事项是

A. 听眶线与地面平行

B. 听口线与地面平行

C. 听鼻线与地面平行

D. 咬合平面与地面平行

E. 前牙的唇侧面与地面垂直

87. 三叉神经第三支属于

A. 运动神经　　　　　　　B. 交感神经

C. 感觉神经　　　　　　　D. 混合神经

E. 分泌神经

88. 构成面部最大的骨骼是

A. 鼻骨　　　　　　　　　B. 额骨

C. 颧骨　　　　　　　　　D. 上颌骨

E. 下颌骨

89. 颞下颌关节紊乱病关节间隙改变最常见的 X 线表现是

A. 前间隙变窄，后间隙增宽，髁突位置前移

B. 前间隙增宽，后间隙变窄，髁突位置后移

C. 整个关节间隙变窄，髁突位置上移

D. 整个关节间隙增宽，髁突位置下移

E. 以上均为常见表现

90. 以下涎腺肿瘤最易发生种植复发的肿瘤是

A. 肌上皮瘤　　　　　　B. 多形性腺瘤

C. 基底细胞腺瘤　　　　D. 腺淋巴瘤

E. 嗜酸细胞腺瘤

91. 颜面部疖痈最常见的致病菌为

A. 金黄色葡萄球菌　　　B. 白色葡萄球菌

C. 厌氧性链球菌　　　　D. 溶血性链球菌

E. 铜绿假单胞菌

92. 牙周膜注射浸润麻醉适用于血友病患者的原因

A. 注射时不痛

B. 注射所致的损伤很小

C. 麻醉效能强度高

D. 注射用药量较大，故止血好

E. 麻醉作用时间长

93. 要观察儿童第三磨牙牙胚情况时最好采用

A. 口内根尖片

B. 下颌横断𬌗片

C. 上下颌第三磨牙口外投照片

D. 𬌗翼片

E. 下颌前部片

94. 阻滞麻醉镇痛效果不全时加用

A. 表面麻醉　　　　　　B. 冷冻麻醉

C. 骨膜上浸润麻醉　　　D. 牙周膜注射浸润麻醉

E. 针刺麻醉

95. 确诊脓肿形成的最可靠依据是

A. 血培养　　　　　　　B. 穿刺

C. 测体温　　　　　　　D. 触诊

E. 透视

96. 可产生呼吸困难的间隙感染是

A. 颞间隙感染　　　　　B. 口底多间隙感染

C. 翼下颌间隙感染　　　D. 下颌下间隙感染

E. 颏下间隙感染

97. 颧骨的上颌突骨折会损伤的结构是

A. 眶下神经　　　　　　B. 面神经颧支

C. 腮腺腺体　　　　　　D. 腮腺导管

E. 颌内动脉

98. 骨折后的 1～2 周为

A. 血肿炎症机化期　　　B. 血肿形成期

C. 骨痂形成期　　　　　D. 骨痂改建期

E. 颌骨临床愈合期

99. 下列关于黏液表皮样癌的描述错误的是

A. 有的无包膜而向周围组织浸润

B. 约 2/3 的黏液表皮样癌发生在腮腺

C. 低分化型常见颈淋巴结转移

D. 血行转移多见，且多转移至肝脏

E. 高分化型生长慢，转移率低，预后较佳

100. 下列关于舌损伤处理原则中错误的是

A. 舌组织有缺损时缝合创口要尽量保持舌的长度，将创口前后纵行方向进行缝合

B. 如缺损较大，必要时可将舌尖向后折转缝合

C. 应用粗针粗线缝合

D. 舌侧面及邻近牙龈和口底黏膜均有创口而又不能同时关闭时，应先缝合舌的创口

E. 进针处应距创缘较远，缝合要深一点

101. 口腔颌面部恶性黑色素瘤临床特点中，错误的是

A. 常发生广泛转移

B. 肿瘤生长迅速，常向四周扩散

C. 诊断主要根据色素表现及临床症状，不宜活检

D. 口腔内恶性黑色素瘤多发生于牙龈、腭部及颊部的黏膜

E. 对放疗高度敏感，故治疗以放疗为主

102. 不属于癌前病变的是

A. 鲜红斑痣　　　　　　B. 白斑

C. 扁平苔藓　　　　　　D. 红斑

E. 乳头状瘤

103. 良性肿瘤的特征不包括

A. 细胞分化好，细胞形态和结构与正常相似

B. 一般生长较慢

C. 多呈浸润性生长

D. 一般对机体无影响

E. 一般不发生转移

104. 以下关于颞下颌关节紊乱综合征的叙述，错误的是

A. 关节内微小创伤与精神心理因素是本病的两个主要致病因素

B. 好发于青壮年，是一组疾病的总称

C. 本病有自限性，一般不会发生关节强直

D. 三个主要临床症状是下颌运动异常、自发痛及关节弹响和杂音

E. 以保守治疗为主

105. 最能有效证明贝尔面瘫患者是否有膝状神经节损伤的检查方法是

A. 听觉检查　　　　　　B. Schimer 试验

C. 神经电图检查　　　　D. 味觉检查

E. 肌电图检查

106. 不属于牙源性中央性颌骨骨髓炎弥漫性破坏期 X 线片表现的是

A. 点状密度减低影

B. 骨小梁结构模糊不清

C. 斑片状密度减低影

D. 线状骨膜反应

E. 死骨形成

107. 以下种植体植入原则中，错误的是

A. 种植体的初期稳定性

B. 手术的无创性

C. 种植体植入后即可承受咬合

D. 尽量保留健康的附着龈

E. 避免污染

108. 口腔颌面部最常见的感染病原菌是

A. 单纯厌氧菌感染

B. 单纯需氧菌感染

C. 需氧菌和厌氧菌混合感染

D. 单纯真菌感染

E. 单纯病毒感染

109. 痈的局部治疗宜采用

A. 高渗盐水纱布持续湿敷

B. 热敷

C. 尽早切开引流

D. 硝酸银或苯酚烧灼

E. 切开引流后尽早停止局部湿敷

110. 不属于口腔颌面部后天畸形和缺损病因的是

A. 结核   B. 肿瘤

C. 交通事故   D. 颌骨发育畸形

E. 放射性骨坏死

111. 皮样囊肿与表皮样囊肿的主要区别是

A. 表皮样囊肿的囊壁含皮肤附属结构

B. 皮样囊肿的囊壁不含皮肤附属结构

C. 皮样囊肿含一种或多种皮肤附属结构

D. 皮样囊肿内不含角化物

E. 表皮样囊肿内不含角化物

112. 掌控口腔颌面部感觉和运动功能的主要脑神经是

A. 下牙槽神经和面神经

B. 三叉神经和面神经

C. 颊神经和面神经

D. 舌神经和三叉神经

E. 三叉神经和颞神经

113. 关于牙龈瘤的治疗正确的是

A. 切除瘤体及其周围的牙龈

B. 行单纯摘除术即可

C. 切除瘤体、周围牙龈及拔除波及牙和牙周膜

D. 切除瘤体、周围牙龈及拔除波及牙和牙周膜，并切除邻近的骨膜与牙槽骨

E. 做瘤区的颌骨方块切除

114. 下列关于涎腺肿瘤的说法，正确的是

A. 颌下腺良性肿瘤全是混合瘤

B. 腮腺肿瘤80%发生于腮腺深叶

C. 舌下腺肿瘤良性多见

D. 小涎腺肿瘤大部分发生于腭部

E. 涎腺肿瘤大多数发生在小涎腺

115. 以下关于良性肿瘤特点的叙述，错误的是

A. 永不威胁生命

B. 细胞分化程度高

C. 有包膜，界限清，少数可恶变

D. 多呈膨胀性生长，不发生转移

E. 肿瘤细胞与来源组织细胞相似

116. 可扪及搏动感的肿瘤是

A. 牙龈瘤   B. 神经纤维瘤

C. 成釉细胞瘤   D. 骨巨细胞瘤

E. 颈动脉体瘤

117. 以下关于成釉细胞瘤的说法，错误的是

A. 属"临界瘤"

B. 是最常见的牙源性肿瘤

C. 有浸润性生长的特性

D. 生长缓慢

E. 上颌骨比下颌骨多发

118. 对于腮腺区肿物不宜采用的检查方法是

A. CT   B. 细针吸细胞学检查

C. 涎腺造影   D. B超

E. 组织活检术

119. 关于舌癌的描述，错误的是

A. 多数为鳞癌

B. 是最常见的口腔癌

C. 舌后1/3癌肿属口咽癌范畴

D. 生长快，浸润性较强

E. 主要以血道转移为主

120. 游离皮片移植失败的主要原因是

A. 皮下有血肿

B. 患者贫血

C. 加压包扎压力过大或过小

D. 皮片取得太薄

E. 缝合过紧

121. 粒细胞绝对计数低于多少时属拔牙禁忌证

A. $6 \times 10^9/L$ B. $1 \times 10^9/L$

C. $3 \times 10^9/L$ D. $5 \times 10^9/L$

E. $2 \times 10^9/L$

122. 囊性淋巴管瘤的临床表现不包括

A. 主要发生于颈部锁骨上

B. 好发于儿童及青少年

C. 表面皮肤正常，柔软有波动感

D. 内有透明浅黄色水样液体

E. 有可压缩性，体位移动试验阳性

123. 骨纤维异常增殖症常见的典型X线片表现是

A. 大小不等的圆形齿状阴影

B. 呈日光放射状排列的骨刺

C. 不规则骨质破坏

D. 单囊状阴影

E. 毛玻璃样阴影

124. 可扪到静脉石的血管病变是

A. 杨梅样毛细血管瘤

B. 葡萄酒斑状毛细血管瘤

C. 血管痣

D. 海绵状血管瘤

E. 蔓状血管瘤

125. 中线致死性肉芽肿的治疗应首选

A. 手术　　　　　　　B. 放疗

C. 激素　　　　　　　D. 化疗

E. 冷冻

126. 最易并发颅脑损伤的颌骨骨折是

A. LeFort Ⅱ型骨折　　B. LeFort Ⅰ型骨折

C. LeFort Ⅲ型骨折　　D. 髁突骨折

E. 下颌骨正中骨折

127. 挫伤的治疗措施中不包括

A. 止血、止痛　　　　B. 清创术

C. 促进血肿吸收　　　D. 预防感染

E. 恢复功能

128. 恶性淋巴瘤的治疗应首选

A. 手术加放疗　　　　B. 手术加化疗

C. 化疗加放疗　　　　D. 中药治疗

E. 热疗

129. 单颌固定不具备的优点是

A. 对进食、语言功能影响较少

B. 可行使张闭口运动

C. 具有一定功能活动，有利于改善局部血液循环

D. 便于保持口腔卫生

E. 固定坚实可靠

130. 下列治疗眶下间隙脓肿的方法正确的是

A. 中药外敷　　　　　B. 拔除病灶牙

C. 口内切开引流　　　D. 根管开放引流

E. 口外切开引流

131. 颌面部"危险三角区"内静脉的特点是

A. 粗大

B. 无瓣膜

C. 与进入颅内的动脉吻合

D. 有瓣膜

E. 形成静脉丛与颅内静脉相通

132. 婴幼儿化脓性颌骨骨髓炎多见于

A. 下颌骨　　　　　　B. 上颌骨

C. 颧骨　　　　　　　D. 颞骨

E. 鼻骨

133. 牙齿在萌出过程中牙冠周围软组织发生的炎症称为

A. 冠周炎　　　　　　B. 牙周炎

C. 牙髓炎　　　　　　D. 牙龈炎

E. 根周炎

134. 拔除下颌第一前磨牙采用的麻醉方法是

A. 局部浸润麻醉 + 下牙槽神经阻滞麻醉

B. 下牙槽神经 + 舌神经阻滞麻醉

C. 下牙槽神经 + 颊神经阻滞麻醉

D. 颊神经 + 舌神经阻滞麻醉

E. 颊神经及舌神经阻滞麻醉 + 局部浸润麻醉

135. 临床创口分类中包括

A. 无菌创口、污染创口、感染创口

B. 污染创口、感染创口、化脓创口

C. 感染创口、无菌创口、化脓创口

D. 化脓创口、无菌创口、污染创口

E. 无菌创口、可疑创口、污染创口

136. 较2%普鲁卡因，2%利多卡因的特点不包括

A. 有较强的组织穿透性和扩散性

B. 毒性较大，但可用作表面麻醉

C. 麻效强，起效快

D. 有抗室性心律失常作用

E. 维持时间较短

137. 下列哪项检查不适合于口腔颌面部深部脓肿的诊断

A. 压痛点检查　　　　B. B超

C. 穿刺法　　　　　　D. 波动试验

E. CT

138. 颞下颌关节的一般检查不包括

A. 咀嚼肌检查　　　　B. 面型和关节动度检查

C. 下颌运动检查　　　D. 𬌗关系检查

E. 关节滑液检查

139. 通常不会引起张口受限的间隙感染是

A. 眶下间隙感染　　　B. 翼下颌间隙感染

C. 咬肌间隙感染　　　D. 颞下间隙感染

E. 下颌骨急性化脓性骨髓炎

140. 刃厚皮片包含

A. 表皮层

B. 表皮 + 真皮最上层乳头层

C. 表皮 + 真皮 + 皮下组织

D. 表皮 + 真皮全层

E. 表皮 + 真皮 + 皮下组织 + 肌肉

141. 涎石摘除术的适应证是

A. 涎石在腺体内，腺体未纤维化者

B. 涎石在导管内，腺体有纤维化者

C. 涎石在导管前份，腺体未纤维化者

D. 涎石在导管与腺体交接处

E. 涎石在腺体内，进食有明显肿胀者

142. 以下关于急性化脓性腮腺炎的叙述，错误的是

A. 病原菌主要是金黄色葡萄球菌

B. 肿胀以耳垂为中心，局部皮肤红热及触痛不明显

C. 患者全身中毒症状明显

D. 腮腺导管口红肿，可挤压出脓液

E. 脓液可穿破腮腺筋膜进入邻近组织或间隙

143. 颞下颌关节紊乱病中患病率最高的是

A. 咀嚼肌紊乱疾病类

B. 关节结构紊乱疾病类

C. 骨关节病类

D. 炎性疾病类

E. 上述各类疾病发生率大致相等

144. 不是颞下颌关节紊乱病发病因素的是

A. 心理 - 社会因素　　B. 年龄因素

C. 解剖因素　　　　　D. 自身免疫因素

E. 关节内微小创伤

145. 三叉神经痛的特点为
  A. 疼痛一般与咀嚼和张闭口运动有关
  B. 持续性疼痛，夜间加重
  C. 临床上常有先兆期和头痛期
  D. 骤然发生的阵发性电击样剧烈疼痛
  E. 每次发作持续数小时

146. 游离皮片移植后抗感染力最强的是
  A. 带脂肪的全厚皮片   B. 厚中厚皮片
  C. 刃厚皮片   D. 全厚皮片
  E. 薄中厚皮片

147. 腮腺造影表现为腺泡不规则充盈缺损，造影剂外溢的病变是
  A. 阻塞性腮腺炎   B. 腮腺恶性肿瘤
  C. 涎石病   D. 复发性腮腺炎
  E. 腮腺腺瘘

148. 下颌骨开口后前位片主要显示部位是
  A. 双侧下颌骨角部   B. 双侧下颌骨体部
  C. 双侧下颌骨升支部   D. 双侧髁颈部
  E. 双侧喙突

149. 下列有关游离皮片移植的描述正确的是
  A. 全厚皮片较刃厚皮片移植后易收缩
  B. 皮片愈薄，生长能力愈差
  C. 全厚皮片耐磨及负重，但色泽变化也大
  D. 有感染的肉芽创面只能采用全厚皮片移植
  E. 口腔内植皮多采用中厚皮片

150. 下列拔牙后注意事项中错误的是
  A. 拔牙后30min可吐掉压迫止血用棉球
  B. 拔牙当日可刷牙或漱口
  C. 拔牙当日进软食
  D. 不宜反复吸吮创口
  E. 拔牙当日进食不宜过热

151. 下列哪项不是颞下颌关节紊乱病的骨质改变
  A. 髁突前斜面模糊不清   B. 髁突硬化
  C. 髁突磨平   D. 髁突囊样变
  E. 髁突溶骨性破坏

152. 中厚皮片的厚度是
  A. 0.2~0.25mm   B. 0.1mm
  C. 0.35~0.80mm   D. 0.62~0.75mm
  E. 1~2mm

153. 颌骨骨折主要治疗目的是
  A. 防止继发感染   B. 使骨折早期愈合
  C. 恢复正常殆功能   D. 使面容有最小的畸形
  E. 减少患者痛苦

154. 口底多间隙感染是指
  A. 双侧下颌下、舌下和颏下间隙感染
  B. 双侧下颌下、舌下间隙感染
  C. 双侧下颌下、舌下和咽旁间隙感染
  D. 双侧下颌下、舌下和颊间隙感染
  E. 双侧下颌下、舌下和翼下颌间隙感染

155. 口底腐败坏死性感染治疗中错误的是
  A. 广泛切开引流
  B. 加压包扎消灭无效腔
  C. 充分分离脓腔
  D. 2%过氧化氢反复冲洗
  E. 高压氧治疗

156. 瘘管长期排脓且有时可排出死骨片的颌骨骨髓炎是
  A. 中央性颌骨骨髓炎急性期
  B. 中央性颌骨骨髓炎慢性期
  C. 边缘性颌骨骨髓炎溶解破坏型
  D. 边缘性颌骨骨髓炎增生型
  E. 新生儿颌骨骨髓炎

157. 下列哪项不是咬肌间隙感染的临床表现
  A. 常伴明显开口受限
  B. 常因下颌智齿冠周炎引起
  C. 脓肿形成后有明显的压痛点
  D. 可向邻间隙扩散
  E. 脓肿形成后，常在咬肌前缘触及波动感

158. 化脓性颌骨骨髓炎最常见的病原菌是
  A. 金黄色葡萄球菌   B. 溶血性链球菌
  C. 大肠埃希菌   D. 肺炎双球菌
  E. 变形杆菌

159. 腺源性感染常见于
  A. 颌下间隙   B. 咽旁间隙
  C. 舌下间隙   D. 咬肌间隙
  E. 颞下间隙

160. 缝合面颈部皮肤时针尖与皮肤的关系是
  A. 针尖与皮肤呈30°角
  B. 针尖与皮肤呈15°角
  C. 针尖与皮肤呈90°角
  D. 切口两侧进针间距小于皮下间距
  E. 切口两侧进针间距大于皮下间距

161. 口腔医师在确定拔牙适应证时首先应考虑的是
  A. 有无全身系统疾病
  B. 患者年龄因素
  C. 对局部麻醉药是否过敏
  D. 女性患者是否在月经期
  E. 患牙是否能够保存

162. 皮肤创口缝合后过度外翻的原因是
  A. 两侧进针深度不一致
  B. 进针点距创缘过远
  C. 皮肤切口两侧进针间距大于皮下间距
  D. 皮肤切口两侧进针间距小于皮下间距
  E. 打结锁紧

163. 化疗最严重的不良反应是
  A. 厌食   B. 恶心、呕吐
  C. 皮肤瘙痒   D. 骨髓抑制
  E. 脱发

164. 霍纳征属于

A. 上牙槽后神经阻滞麻醉并发症
B. 下牙槽神经阻滞麻醉并发症
C. 眶下神经阻滞麻醉并发症
D. 颈丛神经阻滞麻醉并发症
E. 下颌神经阻滞麻醉并发症

165. 面部的"危险三角区"指的是
    A. 鼻尖至两侧内眦的三角区
    B. 口至两侧外眦的三角区
    C. 鼻翼至两侧口角的三角区
    D. 鼻根至两侧口角的三角区
    E. 鼻根至两侧鼻翼的三角区

166. 下列哪项不属于腭裂的临床特点
    A. 上颌发育障碍，牙列错乱
    B. 吸吮功能障碍，口、鼻腔卫生不良
    C. 口腔内黏膜感觉异常
    D. 腭裂语音
    E. 听力降低

167. 患者，女，50岁，双侧腮腺肿大多年，自觉口干。镜下见腺体内淋巴细胞及组织细胞增生浸润，侵犯腺小叶，腺泡破坏、消失，密集的淋巴细胞可形成淋巴滤泡，小叶内导管上皮增生。最可能的病理诊断是
    A. 慢性腮腺炎　　　　B. 病毒性腮腺炎
    C. 急性腮腺炎　　　　D. 涎腺疾病
    E. 舍格伦综合征

168. 先天性腭裂手术修复的时间最好是
    A. 1～2个月　　　　B. 生后即刻
    C. 3～6个月　　　　D. 6～12个月
    E. 1～2岁

169. 下列关于唾液腺损伤和涎瘘的治疗方法中错误的是
    A. 新鲜的腮腺导管断裂伤可作导管端端吻合术
    B. 腺体瘘分泌量少者，新鲜创口直接加压包扎
    C. 腮腺导管断裂处接近口腔，可行导管改道术
    D. 腮腺瘘口靠近腺体且为不完全瘘者，可做瘘管封闭术
    E. 腮腺损伤形成导管瘘者一律做腮腺切除术

170. 腭裂的分类包括
    A. 不完全腭裂　　　　B. 软腭裂
    C. 单侧完全腭裂　　　D. 双侧完全腭裂
    E. 以上都是

171. 修复口腔黏膜常采用的游离皮瓣是
    A. 上臂皮瓣　　　　B. 腹股沟皮瓣
    C. 肩胛皮瓣　　　　D. 胸三角肌皮瓣
    E. 前臂皮瓣

172. 骨折线横过鼻背、眶部后经颧骨上方达翼突的上颌骨折称为
    A. Le Fort Ⅰ型骨折　　　B. Le Fort Ⅱ型骨折
    C. 颅底骨折　　　　　　　D. Le Fort Ⅲ型骨折
    E. 鼻骨骨折

173. 舌癌病变，镜下见角化珠量多，细胞间桥明显，核分裂少见，无非典型核分裂象及多核巨细胞。依据WHO 1997年的分级标准应归为
    A. 鳞癌Ⅱ～Ⅲ级　　　　B. 鳞癌Ⅲ级
    C. 鳞癌Ⅰ级　　　　　　D. 鳞癌Ⅰ～Ⅱ级
    E. 鳞癌Ⅱ级

174. 在正常华特位片上可以看到
    A. 筛窦、眼眶、鼻腔及翼突等
    B. 上颌窦、额窦、髁突等
    C. 上颌窦、额窦、眼眶及上颌骨等
    D. 颧骨、颧弓及舌骨等
    E. 上颌骨、颧骨及棘孔等

175. 下面不属于口内片的是
    A. 𬌗翼片　　　　　　B. 根尖片
    C. 下颌前部咬合片　　D. 上颌前部咬合片
    E. 下颌骨侧位片

176. 暂时性面瘫是由于
    A. 麻醉药注入下颌下腺内
    B. 麻醉药注入腮腺内
    C. 麻醉药注入面部表情肌内
    D. 麻醉药注入舌下腺内
    E. 以上均是原因

177. 下列关于舍格伦综合征的说法错误的是
    A. 唾液腺造影为舍格伦综合征主要诊断方法之一
    B. 一般是良性过程，极少可发生恶变
    C. 以腮腺为最常见，多为单侧发生
    D. 多见于中年以上女性
    E. 龋病发生率明显增加，且常为猖獗龋

178. 关于皮瓣描述错误的是
    A. 术后72h内是游离皮瓣最容易发生血管危象的时候
    B. 轴形皮瓣只要在血管的长轴内设计，一般可不受长宽比例的限制
    C. 皮瓣设计应比缺损处稍大，以预防皮瓣转移后发生收缩
    D. 原则上组织畸形或缺损能用带蒂皮瓣修复就不用游离皮瓣，能用游离皮瓣就不用管状皮瓣
    E. 皮瓣感觉首先是温度觉恢复，最后是痛觉恢复

179. 较易发生淋巴结转移的肿瘤是
    A. 舌癌　　　　　　　B. 基底细胞癌
    C. 唇癌　　　　　　　D. 多形性腺瘤
    E. 腺淋巴瘤

180. 关于慢性阻塞性腮腺炎临床表现正确的是
    A. 多为双侧受累
    B. 女性多于男性
    C. 挤压腮腺可有"雪花样"蛋清样唾液流出
    D. 发作均与进食有关
    E. 以上均不正确

181. 眶下神经阻滞麻醉口外注射法进针方向为
    A. 注射针与皮肤成60°，向上、后、外进针
    B. 注射针与皮肤成45°，向下、后、外进针

C. 注射针与皮肤成 45°，向上、后、外进针

D. 注射针与皮肤成 45°，向上、后、内进针

E. 注射针与皮肤成 60°，向上、后、内进针

182. 关于慢性复发性腮腺炎的病理表现正确的是

    A. 脱落的上皮细胞形成黏液栓子阻塞腺管

    B. 导管上皮肿胀，管腔狭窄

    C. 后期导管周围白细胞浸润，导管上皮破坏

    D. 常有腺泡丧失及微小脓肿形成

    E. 晚期腺小叶结构破坏，被脂肪及结缔组织替代

183. 腮腺良性肥大的改变属于

    A. 非炎症性   B. 炎症性

    C. 特异性感染   D. 病毒性感染

    E. 家族性

184. 上颌突和球状突未愈合导致

    A. 面横裂   B. 面斜裂

    C. 腭裂   D. 唇裂

    E. 正中裂

185. 关于成釉细胞瘤的叙述错误的是

    A. 早期无症状，生长缓慢，晚期可引起颌骨畸形

    B. 好发于青壮年

    C. X线片表现为呈多房性囊肿样阴影、单囊或多囊变

    D. 手术切除后不复发

    E. 以上都不对

186. 牙源性角化囊肿易复发的原因不包括

    A. 可能存在多发病灶

    B. 囊壁薄

    C. 同一病灶内有多个囊腔

    D. 可能存在子囊

    E. 囊肿内有角化物

187. 容易早期发生肺部转移的口腔颌面部肿瘤是

    A. 舌癌   B. 牙龈癌

    C. 黏液表皮样癌   D. 颊癌

    E. 腺样囊性癌

188. 当三叉神经第三支痛伴有舌神经痛时应注意加以鉴别的是

    A. 蝶腭神经痛   B. 簇集性头痛

    C. 耳颞神经痛   D. 枕神经痛

    E. 舌咽神经痛

189. 下列有关牙槽骨的叙述错误的是

    A. 上牙槽骨密质薄而骨松质多，骨小梁数目多

    B. X线片上显示影像比水密度稍低

    C. 下牙槽密质骨厚而松质骨少，骨小梁数目少

    D. 下牙槽骨 X线片呈颗粒状影像

    E. 牙槽骨有骨密质和骨松质

190. 良性肿瘤的主要治疗方法是

    A. 中医中药治疗   B. 伽马刀治疗

    C. 化疗   D. 放射治疗

    E. 手术治疗

191. 以下关于黏液表皮样癌的说法中，不正确的是

    A. 高分化较低分化者常见

    B. 2/3 黏液表皮样癌发生在腮腺

    C. 高分化型血行转移不多见

    D. 低分化型常见颈淋巴结转移

    E. 高分化型常见区域淋巴结转移

192. 在上颌尖牙腭侧发生吻合的神经是

    A. 鼻腭神经与腭中神经

    B. 上牙槽前神经与上牙槽中神经

    C. 腭前神经与腭中神经

    D. 腭中神经与腭后神经

    E. 腭前神经与鼻腭神经

193. 最容易发生面瘫的涎腺恶性肿瘤是

    A. 腮腺鳞状细胞癌   B. 腺样囊腺癌

    C. 混合瘤恶变   D. 黏液表皮样癌

    E. 腺淋巴瘤恶变

194. 下列脓肿切开引流操作中错误的是

    A. 切口的位置选择在愈合后瘢痕隐蔽的位置

    B. 切口的位置在脓肿的低位

    C. 最好选择在口内切开引流

    D. 切开至黏膜下或皮下，可钝性分离扩大创口

    E. 颜面危险三角区的脓肿切开后只能轻度挤压，以保证引流通畅

195. 下颌下腺摘除术切口在下颌骨下缘下 1.5～2cm 处的目的是

    A. 避开舌下神经   B. 避开舌神经

    C. 避开面神经下颌缘支   D. 避开颌外动脉

    E. 避开面前静脉

196. 牙源性腺样瘤的好发部位为

    A. 下颌切牙区   B. 上颌切牙区

    C. 上颌单尖牙区   D. 下颌单尖牙区

    E. 磨牙区

197. 有关颌面畸形的描述哪项是正确的

    A. 牙颌面畸形患者必然存在错殆

    B. 常见的上颌骨发育畸形包括发育过度与发育不足两大类

    C. 错殆远不能反映和代表牙颌面畸形基本的病变特征

    D. 畸形可以是对称的或非对称的

    E. 以上均正确

198. 多形性腺瘤易复发的原因是

    A. 因为发生在腮腺

    B. 包膜不完整，其内常有瘤细胞侵入

    C. 无包膜

    D. 该肿瘤好转移

    E. 有恶变可能

199. 不属于阻塞性睡眠呼吸暂停综合征的特征性临床表现的是

    A. "碟形"脸

    B. 打鼾

C. 头痛、夜间遗尿症、性格变化等

D. 日间极度嗜睡

E. 睡眠中呼吸暂停发生异常行为和症状

200. 涎腺黏液囊肿好发于

A. 舌下腺和颌下腺　　　B. 下唇和颌下腺

C. 上唇和颌下腺　　　　D. 上唇和舌下腺

E. 下唇和舌尖腹侧

201. 关节盘穿孔最易发生的部位在

A. 关节盘中间带　　　　B. 关节盘前带

C. 关节盘后带　　　　　D. 关节盘双板区

E. 关节盘后附着

202. 颞下颌关节急性前脱位是髁突位于

A. 关节结节的下方或稍前方

B. 关节结节的前上方

C. 关节窝顶部

D. 关节窝内

E. 关节窝后方

203. 颞下颌关节成形术两个骨断面之间的间隙应保持在

A. 2.0cm　　　　　　　B. 0.5cm 以内

C. 3.0cm　　　　　　　D. 0.5 ~ 1.0cm

E. 2.0 ~ 3.0cm

204. 治疗三叉神经痛的首选药为

A. 苯妥英钠　　　　　　B. 卡马西平

C. 维生素 B　　　　　　D. 地塞米松

E. 阿托品

205. 贝尔征是指

A. 面瘫患者患侧表情肌瘫痪、口眼歪斜的表现

B. 面瘫患者用力闭目时，患侧眼睑不能闭合，眼球转向上方而露出角膜下方的巩膜的表现

C. 面瘫患者睑裂变小，眼球震颤的表现

D. 面瘫患者患侧口、眼歪斜的表现

E. 面瘫患者合并发生面肌痉挛的表现

206. 显微血管外科一般指外径在

A. 2mm 以下的血管外科手术

B. 4mm 以下的血管外科手术

C. 6mm 以下的血管外科手术

D. 5mm 以下的血管外科手术

E. 7mm 以下的血管外科手术

207. 腭裂治疗中对改善腭咽闭合功能不全的治疗手段不包括

A. 戴可摘式软腭上抬器　　B. 单侧唇裂修补术

C. 腭咽成形术　　　　　　D. 腭成形术

E. 语音训练

208. 关于原发性三叉神经痛的描述错误的是

A. 间歇期无症状

B. 疼痛为阵发性剧烈切割痛

C. 有"扳机点"存在

D. 神经系统检查常有阳性体征

E. 多单侧发病

209. 患者颏部外伤 2 周，现患者开口受限，拟排除髁突颈部骨折，X 线摄片检查首选片位是

A. 曲面断层　　　　　　B. 下颌骨开口后前位片

C. 华氏位片　　　　　　D. 颧弓位片

E. 下颌升支切线位片

210. 某患者，因烧伤后遗留颏颈部纵向条索状瘢痕，长约 10cm，患者仰头等活动受限。对该患者治疗最好采用

A. 沿瘢痕长轴切除后拉拢缝合

B. "Y - V" 成形术

C. 切除瘢痕后刃厚皮片移植术

D. "Z" 成形术

E. 瘢痕打磨术

211. 男婴，7 个月，出生时唇部裂开，查体见左侧红唇至鼻底裂开，右侧裂隙未至鼻底。根据以上资料，可诊断为

A. 双侧不全唇裂

B. 左侧不全唇裂，右侧完全唇裂

C. 左Ⅱ度唇裂，右Ⅲ度唇裂

D. 左Ⅲ度唇裂，右Ⅰ度唇裂

E. 左侧完全唇裂，右侧不全唇裂

212. 患者，女，31 岁，因左面部巨大毛痣，行毛痣切除植皮术，术后更换敷料的时间是

A. 术后 6 周　　　　　　B. 术后 3 ~ 5 天

C. 术后 8 ~ 10 天　　　　D. 术后 2 ~ 3 周

E. 术后 2 个月

213. 患者，男，60 岁，左耳垂下无痛性肿物缓慢长大 4 年，局部有胀感。检查见肿块位于腮腺后下极，表面光滑，质中偏软，不可压缩，与皮肤无粘连。最可能的诊断是

A. 腮腺混合瘤　　　　　B. 腮腺腺淋巴瘤

C. 腮腺血管瘤　　　　　D. 腮腺内慢性淋巴结炎

E. 腮腺囊肿

214. 一位颌骨多发粉碎性骨折患者，因伴有颅脑损伤而发生昏迷，继而出现吸入性窒息，有效的抢救措施应该是

A. 牵舌至口外

B. 用手指或用吸痰管清除口内血痰块或分泌物

C. 将下颌骨推向前上

D. 做气管切开术，并加强吸痰措施

E. 颅颌绷带悬吊移位的上颌骨

215. 患者，男，46 岁，左下齿槽神经传导阻滞麻醉后 3 天出现发热，左咽侧深部疼痛，张口受限，左下颌升支后缘压痛，此患者可能发生了

A. 翼下颌间隙感染　　　B. 咬肌间隙感染

C. 颞间隙感染　　　　　D. 颞下间隙感染

E. 翼内肌痉挛

216. 拔除上颌第一磨牙腭侧断根时，牙根阻力突然消失，拔牙窝空虚，捏鼻鼓气时拔牙窝无气体溢出，可能为

A. 牙根进入鼻腔黏膜上

B. 牙根进入腭部黏膜下

C. 牙根进入上颌窦

D. 牙根进入上颌窦黏膜下

E. 牙根进入颊侧黏膜下

217. 患儿，男，8个月，双侧完全唇裂，行直线缝合法修复，并使用唇弓，术后拆除唇弓的时间为

A. 4~5天　　　　　　　B. 3~4天

C. 5~6天　　　　　　　D. 7~8天

E. 10天以后

218. 某患者，有大张口习惯，检查时发现患者张口度超过三横指，颞下颌关节张口侧位X线片发现髁突位于关节结节的稍前方。该患者初步考虑为

A. 咀嚼肌群痉挛　　　　B. 翼外肌痉挛

C. 滑膜炎　　　　　　　D. 关节囊炎

E. 关节囊扩张伴关节盘附着松弛

219. 患者，男，40岁，右咽旁间隙脓肿，切开引流出大量灰白色稀薄腐臭脓液，此为何种细菌感染所致

A. 混合性感染　　　　　B. 变形链球菌

C. 肺炎链球菌　　　　　D. 大肠埃希菌

E. 铜绿假单胞菌

220. 患者，女，19岁，以张口受限为主诉就诊，自诉左耳有中耳炎史。查体见患者开口度不足一指，左侧下颌体小、丰满，右侧下颌狭长。根据以上信息，此患者最可能的诊断为

A. 左颞下颌关节强直　　B. 右颞下颌关节强直

C. 左髁突肥大　　　　　D. 右髁突肥大

E. 双侧关节强直

221. 牙槽骨修整术的手术时间应选择在拔牙后

A. 1周　　　　　　　　B. 2周

C. 3周　　　　　　　　D. 1~3个月

E. 6个月标准

222. 颌面部创伤伴脑震荡的典型表现是患者有

A. 剧烈头痛　　　　　　B. 中间清醒期

C. 呕吐　　　　　　　　D. 逆行性遗忘

E. 同侧偏瘫

223. 妊娠期妇女可拔牙的时间段为

A. 整个妊娠期

B. 妊娠第1、2、3个月期间

C. 妊娠第4、5、6个月期间

D. 妊娠第7、8、9个月期间

E. 整个妊娠期均不能拔牙

224. 不属于心脏病拔牙绝对禁忌证的是

A. 前壁心肌梗死1个月

B. 充血性心力衰竭

C. 频发的室性期前收缩，未治疗

D. 完全性右束支传导阻滞

E. 不稳定型心绞痛

225. 患者，女，52岁，上唇突然肿胀2h，伴局部灼热、痒感。检查：上唇肿胀肥厚，表面光亮，无触痛。约3h后，肿胀逐渐消退。该病可能的诊断是

A. 肉芽肿性唇炎　　　　B. 血管神经性水肿

C. 梅-罗综合征　　　　D. 淋巴增生性唇炎

E. 腺性唇炎

226. 患者，女，78岁。口腔内仅有一颗余留牙，因影响修复要求拔除。患者贫血，血压正常。血常规检查血红蛋白应在多少以上时方可拔牙

A. 12g/dl　　　　　　　B. 10g/dl

C. 8g/dl　　　　　　　D. 9g/dl

E. 6g/dl

227. 患者，男，30岁。颌面部受击打伤3小时。口腔检查：下颌颏部软组织红肿，口腔内外未见创口，咬合关系无异常。下颌正位片示下颌颏部正中有骨折线影像。正确的固定方法是

A. 手术切开骨间固定　　B. 牙弓夹板固定

C. 克氏针内固定　　　　D. 骨钉加金属支架固定

E. 皮质骨螺钉固定

228. 某患者，头面部外伤，昏迷约7min后清醒，对当时情况遗忘，主诉头痛、头晕，检查无神经系统阳性体征。诊断应为

A. 脑挫裂伤　　　　　　B. 脑震荡

C. 颅底骨折　　　　　　D. 硬脑膜外血肿

E. 脑膜炎

229. 某患者，一侧下颌骨磨牙区、下颌角及升支部渐进性膨大，按之有乒乓球感。X线片示透明囊性阴影，呈多房性，房室大小极不一致，阴影边缘呈切迹状。最可能的诊断是

A. 牙源性角化囊肿　　　B. 成釉细胞瘤

C. 牙源性黏液瘤　　　　D. 牙源性钙化囊肿

E. 牙源性纤维瘤

230. 患者，男，37岁，右颌下区胀痛2周，进食时痛加剧，继而可减轻。该患者体检中最可能发现的是

A. 颌下区波动

B. 开口困难

C. 颌舌沟隆起、舌上抬

D. 颌下腺导管口唾液分泌增多

E. 可扪及颌下腺导管结石

231. 患儿，男，5岁，近1年来双侧腮腺反复肿胀，抗感染治疗有效，近1个月发作频繁。以下哪项检查最有助于明确诊断

A. B超检查　　　　　　B. CT检查

C. 涎腺造影　　　　　　D. 细针细胞学检查

E. 切取组织活检术

232. 患者，男，24岁，早餐进食过快，发现右侧软腭突然发现一处血疱，疼痛不适，大小约1.0cm×0.5cm，自诉以前从未有过类似病损，体检：口腔内其余黏膜及皮肤未见异常，最可能的诊断是

A. 大疱性类天疱疮　　　B. 寻常型天疱疮

C. 血小板减少性紫癜　　D. 黏膜血疱

E. 以上都不是

233. 患者，男，40 岁，因右腮腺混合瘤行右腮腺浅叶切除术＋肿物切除术＋面神经解剖术，术后 1 周复诊发现右侧口角偏斜，右鼻唇沟变浅，余无异常。这是因为术中损伤了
    A. 面神经颧支和上颌支
    B. 面神经颞支和颧支
    C. 面神经总干
    D. 面神经颊支和下颌缘支
    E. 面神经颈支

234. 一患者以颞下颌关节开口末、闭口初单音弹响就诊。X 线片显示髁突开口位时超过关节结节，你认为该患者所患疾病是
    A. 翼外肌痉挛   B. 翼外肌功能亢进
    C. 颞肌痉挛   D. 嚼肌痉挛
    E. 关节盘移位

235. 某患者下颌后牙肿痛 1 周后自觉吞咽时疼痛，进食困难，张口困难，并出现声音嘶哑，进食呛咳。检查可见咽侧壁红肿，腭扁桃体突出，腭垂被推向健侧。诊断为
    A. 下颌第三磨牙急性冠周炎引起的翼下颌间隙感染
    B. 下颌第三磨牙急性冠周炎引起的颊间隙感染
    C. 下颌第三磨牙急性冠周炎引起的舌下间隙感染
    D. 下颌第三磨牙急性冠周炎引起的咽旁间隙感染
    E. 下颌第三磨牙急性冠周炎引起的下颌下间隙感染

236. 患者，女，65 岁，下颌义齿基托边缘锐利，下后牙前庭沟处可见一处深在溃疡，边缘隆起，疼痛不明显，最可能的诊断是
    A. 结核性溃疡   B. 自伤性溃疡
    C. 压疮性溃疡   D. 癌性溃疡
    E. 义齿性口炎

237. 患者右下后牙拔除。术中因牙龈分离不全引起撕裂。术后压迫止血。术后 2h 出现牙龈出血。处理方法是
    A. 口服止血药
    B. 再咬棉球压迫止血
    C. 局部敷止血药
    D. 局部麻醉下搔刮牙槽窝
    E. 局部麻醉下缝合撕裂牙龈

238. 患者，男，50 岁。诉左上颌后牙出现肿痛 1 周，张口困难 3 天。口腔检查：左上第二磨牙残冠，叩痛（＋＋），颊侧前庭沟稍变浅。仔细检查后发现颧弓上下及下颌支后方稍肿，有深压痛，张口受限（一横指），拟诊断为
    A. 颞间隙感染   B. 眶下间隙感染
    C. 颞下间隙感染   D. 颊间隙感染
    E. 翼下颌间隙感染

239. 某患者，45 岁，右耳垂下肿物 5 年，生长缓慢，无痛。检查：肿物以耳垂为中心，界限清楚，活动，呈椭圆形，表面呈结节状，硬度中等。最可能的诊断是右侧腮腺
    A. 腺淋巴瘤   B. 混合瘤

C. 黏液表皮样癌   D. 血管瘤
    E. 淋巴结炎

240. 患者，男，21 岁，7 岁开始左面颊肿胀畸形，表面皮肤可见咖啡色斑。检查见左右面部不对称，左面颊可扪及多发性结节，质软，皮肤松弛下垂。面部、胸部与背部可见大片棕褐色色素斑。最可能的诊断是
    A. 血管瘤   B. 淋巴管瘤
    C. 神经鞘瘤   D. 神经纤维瘤
    E. 脂肪瘤

241. 患者，女，16 岁，右侧下颌骨逐渐膨大 8 年，近来增大速度减慢。检查见下颌骨体部弥漫性膨大，但以颊侧更明显，质硬。X 线片示右下颌骨体部呈磨砂玻璃样，与骨皮质相移行。术后标本病理检查发现纤维组织代替正常骨组织，其中有较多的纤细骨小梁。诊断为
    A. 骨化性纤维瘤   B. 牙骨质化纤维瘤
    C. 骨纤维异常增殖症   D. 巨颌症
    E. 牙源性纤维瘤

242. 某患者因腮腺良性肿瘤拟行腮腺浅叶切除术加面神经解剖术，术前家属签字时，以下谈话内容哪项是不必要的
    A. 耳垂麻木   B. 术后可能出现面瘫
    C. 涎瘘   D. Frey 综合征
    E. 可能出现半侧下颌骨麻木

243. 患者，男，32 岁。颌面部跌伤 4h。口腔检查：下颌偏向左侧，不能向左侧做侧颌运动。前牙及左侧后牙开𬌗，上、下牙列未见明显骨折段移位。初步诊断为
    A. 双侧髁突骨折   B. 颏部正中骨折
    C. 颏孔区骨折   D. 下颌角部骨折
    E. 单侧髁突骨折

244. 患儿，男，9 岁。舌体外伤出现部分组织缺损，处理原则是
    A. 细针细线缝合   B. 缝合不宜过深过宽
    C. 保持舌体长度   D. 保持舌体宽度
    E. 保持舌体厚度

245. 患者，男，23 岁，下唇正中撕裂伤后形成楔状缺损，其范围约为下唇的 1/5。以下处理原则中哪项是不正确的
    A. 直接拉拢缝合
    B. "Z" 成形术
    C. 采用下唇组织瓣转移修复上唇缺损
    D. 应用抗生素
    E. 注射 TAT

246. 患者，男，56 岁，近 1 个月来开始有左侧舌根、软腭及咽部阵发性剧烈疼痛，并向外耳道放射。吞咽、说话均可引起疼痛，甚至夜间有疼醒现象，临床检查以上部位未见明显肿胀，黏膜色正常无溃疡，服用卡马西平有效。最有可能的原因是
    A. 三叉神经痛   B. 非典型性口炎

C. 蝶腭神经痛   D. 舌咽神经痛

E. 鼻咽癌

247. 患者右上后牙拔牙后 3 天，麻醉药注射区局部红肿，触痛明显，皮肤发热，有轻度张口受限，引起疼痛的原因是

A. 注射针头弯曲损伤组织

B. 损伤血管引起血肿

C. 消毒不严引起深部组织感染

D. 损伤神经

E. 麻醉药注入翼内肌内

248. 患者，男，30 岁，因上颌第三恒磨牙拔除，上齿槽后神经阻滞麻醉后，出现患侧面部肿胀，可能的原因是

A. 感染   B. 炎症

C. 麻醉药过敏   D. 翼静脉丛损伤

E. 注射过量

249. 患儿，女，7 岁，根尖脓肿伴左下颌下淋巴结肿大，根尖脓肿切开引流后好转，但颌下区肿痛加重，局部皮肤发红并出现波动感，此颌下区感染来源最大可能为

A. 牙源性   B. 腺源性

C. 血源性   D. 创伤性

E. 医源性

250. 患者，男，40 岁，口底多间隙感染，肿胀明显，可及捻发音及波动感，主诉呼吸困难，下列处理正确的是

A. 加大抗生素剂量   B. 局部热敷

C. 穿刺抽脓   D. 广泛切开引流

E. 局限性切开引流后加压包扎

251. 患者，男，18 岁，左上中切牙变色，唇颊沟肿胀伴窦道。X 线片显示根尖阴影约 2cm 大小，边缘整齐，无骨质增强影。最可能的诊断是

A. 含牙囊肿   B. 鼻腭囊肿

C. 球上颌囊肿   D. 上颌正中囊肿

E. 根端囊肿

252. 患者，女，50 岁，右侧腮腺无痛进行性肿大，有类风湿关节炎病史，球蛋白增高，针刺活检有大量淋巴细胞。最可能的诊断是

A. 慢性化脓性腮腺炎   B. 舍格伦综合征

C. 腺淋巴瘤   D. 腮腺多型性腺瘤

E. 黏液表皮样癌

253. 患者，男，16 岁，曾行双侧唇裂修复术，术后上唇过紧畸形，该患者可行哪项手术

A. Abbe 瓣转移修复术   B. Tennison 修复术

C. 提肌重建术   D. Millard 修复术

E. 岛状瓣手术

254. 患者，女，71 岁，无烟酒嗜好，口腔内未进行义齿修复舌腹区域出现大面积白色损害，边界清楚，表面粗糙，但触之柔软，无明显疼痛，最可能的诊断是

A. 颗粒状白斑   B. 疣状白斑

C. 非均质性白斑   D. 斑块状白斑

E. 皱纸状白斑

255. 患者，男，30 岁，因下颌第一恒磨牙龋坏拔除，给予 2％利多卡因下齿槽神经阻滞麻醉，未行注射器回抽注射后患者出现烦躁不安、恶心、气急、全身湿冷、脉快、血压升高，可能的原因是

A. 麻醉药过敏   B. 低血糖反应

C. 麻醉药中毒   D. 肾上腺素反应

E. 过于紧张、恐惧

256. 患者，男，30 岁。诉右上颌后牙出现反复肿痛 1 个月余，右颊部肿胀 1 周。口腔检查：6 残冠，叩痛（＋～＋＋），松动 Ⅰ 度。X 线片示：根尖阴影。右颊部红肿，触痛明显，有波动感。诊断为牙源性颊间隙脓肿，口内切开引流时切口设计应为

A. 在颊部下前庭沟之上做牙槽骨平行切口

B. 腮腺导管口之下做垂直切口

C. 在下前庭沟之上做垂直切口

D. 在颊部上前庭沟之下做水平切口

E. 在上前庭沟之下做垂直切口

257. 一位患者因外伤致上颌骨骨折，骨折块向下移位，现场预防窒息的急救处理应是

A. 紧急气管切开

B. 紧急从鼻腔气管插管，保持呼吸道通畅

C. 复位上颌骨块，利用压舌板等物做颅上颌固定

D. 使用呼吸兴奋剂

E. 维持患者于头低脚高位

258. 创伤现场有一颈部开放性损伤患者，经初步检查未伤及大血管，急救措施应该是

A. 伤口用无菌纱布填塞，严密观察

B. 创口填塞，外加绷带包扎，转送医院处理

C. 给镇静药物

D. 当即输血

E. 立即输血、补液，并给血管扩张剂

259. 一患者因舌受外伤致比较严重的出血，急诊止血的方法应选择

A. 纱布填塞   B. 注射止血药物

C. 颈外动脉结扎   D. 指压患侧颈总动脉

E. 缝合止血

260. 患者，女，43 岁，晨起刷牙时发现右侧口角漏水即刻照镜子发现右口角下垂，右眼不能完全闭合，即来就诊。门诊检查发现除以上外观表现外，右侧舌前 2/3 味觉迟钝，同侧舌、颊及口底黏膜较对侧明显无光泽、干燥。听力检查右侧明显较对侧差。Schirmer 试验双侧泪液分泌均正常、对称。请判断该患者面神经损害发生的部位可能在

A. 脑桥与膝状神经节之间

B. 膝状神经节

C. 镫骨肌与膝状神经节之间

D. 鼓索与镫骨肌神经节之间

E. 茎乳孔以外

261. 一患者左颞颌关节疼痛半年，咀嚼开口时疼痛加剧，关节区压痛，开闭口时，闻及摩擦音，开口型偏左侧，其诊断应为
    A. 左关节盘后区损伤
    B. 左翼外肌痉挛
    C. 左关节囊附着松弛
    D. 左侧骨关节病
    E. 左关节盘穿孔

262. 患者，男，34 岁，下颌角部有一肿块，按之有乒乓球感。X 线片示透明囊性阴影，呈多房性，房室大小不一致，阴影边缘呈切迹状。最可能的诊断是
    A. 牙源性角化囊肿
    B. 成釉细胞瘤
    C. 牙源性钙化囊肿
    D. 牙源性黏液瘤
    E. 牙源性纤维瘤

263. 患者，男，78 岁，左下颌后牙黏膜出现破溃疼痛 1 年。口腔检查：左下第一、第二磨牙残冠，颊侧黏膜上有一个直径 1.5cm 的深溃疡，周围硬，边缘不齐，底部呈菜花状，扪诊基底部有硬结。触诊下颌下淋巴结肿大。为明确诊断，最佳辅助诊断方法是
    A. 刮片检查
    B. X 线摄片检查
    C. 结核菌素试验
    D. 活体组织病理学检查
    E. 超声体层检查

264. 患者，女，56 岁，上颌全口义齿修复，近来发现腭黏膜水肿发亮，覆有黄白色假膜，疼痛不能佩戴，涂片检查有假菌丝，应选择
    A. 0.2% 洗必泰和制霉菌素溶液清洗基托组织面
    B. 0.075% 地塞米松溶液清洗基托组织面
    C. 1.5% 过氧化氢溶液清洗基托组织面
    D. 0.1% 醋酸液清洗基托组织面
    E. 0.5% 达克罗宁溶液清洗基托组织面

265. 患者，男，56 岁，行上颌第三磨牙拔除，注射麻醉药后出现恶心、呕吐，可能是
    A. 腭前神经麻痹
    B. 慢性咽炎
    C. 腭后神经麻痹
    D. 上牙槽神经麻痹
    E. 以上都不是

266. 患者，女，42 岁，局部麻醉下拔除 4 残根，术后第 3 天出现发热，右咽侧疼痛，随即出现张口受限，吞咽疼痛。化验检查：白细胞 $15 \times 10^9/L$，此情况可能是发生了
    A. 翼内肌痉挛
    B. 嚼肌痉挛
    C. 拔牙创感染
    D. 翼颌间隙感染
    E. 下牙槽神经损伤

267. 患者，女，20 岁。诉右下后牙反复肿痛 3 个月求治。就诊时无症状。有慢性原发性血小板减少性紫癜病史。口腔检查：8̄ 垂直阻生，冠周无明显炎症。如欲行患牙拔除术，则要求患者血液检查功能良好血小板计数应达
    A. $20 \times 10^9/L$
    B. $10 \times 10^9/L$
    C. $30 \times 10^9/L$
    D. $40 \times 10^9/L$
    E. $50 \times 10^9/L$

268. 患者，女，41 岁，右下颌磨牙区膨胀 1 年，X 线片见不规则透射区并含大小不等的不透光区。肉眼观察肿物呈实性，镜下肿瘤由片状或岛状多边形上皮细胞组成，细胞间桥清晰，肿瘤细胞及细胞核有多形性，但核分裂象罕见。肿瘤组织内见嗜伊红均质状物质，并有同心圆形钙化。最可能的病理诊断是
    A. 牙源性钙化囊肿
    B. 成釉细胞瘤
    C. 牙源性钙化上皮瘤
    D. 牙源性角化囊肿
    E. 牙源性鳞状细胞瘤

269. 上唇部分裂开，鼻底完整属于
    A. Ⅰ度唇裂
    B. Ⅱ度唇裂
    C. Ⅲ度唇裂
    D. 单侧完全性唇裂
    E. 隐性唇裂

270. 患者，男，50 岁，左上颌后牙肿痛 1 周，开口困难 3 天，检查：左上 7 残冠，叩诊（＋＋），颊侧前庭沟稍肿，有深压痛，开口无受限，最可能的诊断是
    A. 颊间隙感染
    B. 颞下间隙感染
    C. 眶下间隙感染
    D. 颞间隙感染
    E. 翼下颌间隙感染

271. 关于锐性分离的说法错误的是
    A. 用于精细的层次解剖或分离粘连坚实的瘢痕组织
    B. 使用的器械为锐性的手术刀和手术剪
    C. 此法对组织损伤小
    D. 动作要求细巧、准确
    E. 一般应在盲视下进行

272. 颞下颌关节检查不包括
    A. 面形与关节动度检查
    B. 咀嚼肌检查
    C. 下颌运动检查
    D. 胸锁乳突肌检查
    E. 咬合关系检查

273. 碘酊用于口腔黏膜消毒常用的浓度为
    A. 0.5%
    B. 1%
    C. 2%
    D. 3%
    E. 5%

274. 下列哪种情况不是外科引流的适应证
    A. 创口渗液多
    B. 无菌创口
    C. 留有无效腔的创口
    D. 术中止血不彻底的创口
    E. 凝血功能低下的患者

275. 放置引流的适应证不包括
    A. 可能发生感染的污染创口
    B. 较浅小的无菌创口
    C. 留有死腔的创口
    D. 止血不全的创口
    E. 脓肿切开的创口

276. 缝合面颈部皮肤进针时，针尖与皮肤的关系是
    A. 针尖与皮肤呈 30° 角
    B. 针尖与皮肤呈 45° 角
    C. 皮肤切口两侧进针间距大于皮下间距
    D. 皮肤切口两侧进针间距等于或略小于皮下间距

E. 以上说法均不正确

277. 缝合时造成创缘内卷最主要的原因可能是

A. 打结过紧

B. 进针过深

C. 打结过松

D. 两侧进出针间距大于皮下间距

E. 两侧进出针间距小于皮下间距

B1 型题

1.（共用备选答案）

A. 3～6 个月　　　　　　B. 12～15 个月

C. 4～6 岁　　　　　　　D. 9～11 岁

E. 16 岁以后

（1）单侧唇裂修复术的时间是

（2）腭裂修复术的时间是

（3）语音评价及语音训练治疗时间是

2.（共用备选答案）

A. 颅底 - 上牙槽座角　　B. 颅底 - 下牙槽座角

C. 面角　　　　　　　　D. 颌平面角

E. 上中切牙角

（1）上中切牙长轴与前颅底平面之间的夹角为

（2）前颅底平面与鼻根点至上牙槽座点连线之间的夹角为

（3）前颅底平面与鼻根点至下牙槽座点连线之间的夹角为

3.（共用备选答案）

A. Tennison 法　　　　　B. Langenbeck 法

C. Furlow 法　　　　　　D. Millard 法

E. Dorrance 法

（1）腭裂修复的基本术式是

（2）目前临床上最常用的单侧唇裂修复法是

（3）适用于裂隙较窄的各种腭裂和腭裂术后腭咽闭合不全或先天性腭咽闭合不全者的手术方法是

4.（共用备选答案）

A. 上牙槽前神经　　　　B. 上牙槽中神经

C. 上牙槽后神经　　　　D. 鼻腭神经

E. 腭前神经

（1）分布于上颌切牙、侧切牙和尖牙的腭侧牙龈及黏骨膜的神经为

（2）分布于上颌尖牙、第一前磨牙、第二前磨牙和第一磨牙、第二磨牙、第三磨牙的腭侧牙龈及黏骨膜的神经为

5.（共用备选答案）

A. 皮瓣内包含有一对知名血管

B. 无知名血管的皮瓣长宽比例最好不超过 2:1

C. 在缺损附近的皮肤组织形成的皮瓣，供旋转用，无知名血管

D. 皮瓣含有一条血管蒂，经过皮下隧道而转移

E. 应用显微外科技术，将远处轴型皮瓣移植到缺损区

（1）游离皮瓣

（2）轴型皮瓣

6.（共用备选答案）

A. 暂时制动　　　　　　B. 牙间结扎

C. 颌间结扎　　　　　　D. 切开复位内固定术

E. 暂不处理，随访

（1）移位明显的骨折，不能手法复位的，需要

（2）没有移位的骨折，需要

7.（共用备选答案）

A. 眼睑闭合不全　　　　B. 额部皱纹消失

C. 鼻唇沟变浅　　　　　D. 伸舌偏向患侧

E. 下唇歪斜

（1）面神经颊支损伤表现为

（2）面神经颧支损伤表现为

8.（共用备选答案）

A. 牙源性颌骨囊肿　　　B. 发育性囊肿

C. 阻塞性囊肿　　　　　D. 牙源性肿瘤

E. 孤立性囊肿

（1）血外渗性囊肿属于

（2）皮脂腺囊肿属于

9.（共用备选答案）

A. 高温高压消毒　　　　B. 干热灭菌

C. 紫外线消毒　　　　　D. 化学浸泡

E. 化学熏蒸

（1）手机的消毒最好用

（2）金属器械的消毒能用

（3）修复模型的消毒选用

10.（共用备选答案）

A. 开放性损伤　　　　　B. 闭合性损伤

C. 复合伤　　　　　　　D. 穿通伤

E. 枪弹伤

（1）皮肤或口腔黏膜完整性受到破坏的损伤称为

（2）除颌面部损伤外，合并有其他部位或器官损伤称为

（3）皮肤或黏膜完整性尚存的损伤称为

11.（共用备选答案）

A. 眼睑闭合不全　　　　B. 额部皱纹消失

C. 鼻唇沟变浅　　　　　D. 伸舌偏向患侧

E. 下唇歪斜

（1）面神经下颌缘支损伤表现为

（2）舌下神经损伤表现为

12.（共用备选答案）

A. 颏下淋巴结　　　　　B. 颌下淋巴结

C. 颈二腹肌淋巴结　　　D. 颈肩胛舌骨肌淋巴结

E. 颈深上淋巴结

（1）舌尖淋巴管大部引流至

（2）舌体边缘的淋巴管部分引流至颌下淋巴结，另一部分流至

（3）舌中央淋巴管最后多汇入

13.（共用备选答案）

A. 开口初期有弹响，可发展为开口中期、开口末期的弹响

B. 开闭、前伸、侧方运动的任何阶段有多声破碎音

C. 开口运动中有连续的摩擦音，有的似捻发音，有的

似揉玻璃纸音

D. 弹响发生于开口末或闭口初，下颌侧方和前方运动不出现弹响

E. 无弹响

（1）翼外肌功能亢进出现此症状的特点为

（2）可复性关节盘前移位出现此症状的特点为

（3）关节盘穿孔、破裂出现此症状的特点为

14.（共用备选答案）

A. 翼内肌炎　　　　　B. 关节囊炎

C. 关节盘破裂　　　　D. 可复性关节盘前移位

E. 关节强直

（1）属于颞下颌关节功能紊乱病中的咀嚼肌紊乱的是

（2）属于颞下颌关节功能紊乱病中的关节结构紊乱的是

（3）属于颞下颌关节功能紊乱病中的关节炎性病变的是

（4）属于颞下颌关节功能紊乱病中的骨关节病的是

15.（共用备选答案）

A. 下颌骨体有大小不等的多房阴影

B. 下颌骨内有单房透明阴影，四周有白色骨质线

C. 颌骨内虫蚀状骨质破坏区，四周骨质可有破坏

D. 下颌角见骨质疏松脱钙，并有骨质增生

E. 下颌骨体有骨质破坏，并有死骨形成

（1）成釉细胞瘤 X 线片表现

（2）颌骨囊肿 X 线片表现

16.（共用备选答案）

A. 颅底 - 上牙槽座角　　B. 颅底 - 下牙槽座角

C. 面角　　　　　　　　D. 颌平面角

E. 上中切牙角

（1）上中切牙长轴与前颅底平面之间的夹角

（2）前颅底平面与鼻根点至上牙槽座点连线之间的夹角

（3）前颅底平面与鼻根点至下牙槽座点连线之间的夹角

17.（共用备选答案）

A. 没有知名血管供血，在设计皮瓣时，其长宽比例要受到一定限制的带蒂皮瓣

B. 通过肌组织发出营养支，垂直穿透深筋膜至皮下组织及皮肤的游离皮瓣

C. 营养皮肤的动脉在穿出深筋膜后与皮肤表面平行，走行于皮下组织内，并沿途发出小支以供养皮下组织及皮肤的游离皮瓣

D. 有一对知名血管供血与回流，因而只要在血管的长轴内设计皮瓣，一般可不受长宽比例的限制

E. 由动脉干上直接发出许多微细的血管支，组成丰富的网状结构，直接营养其所属的皮肤的游离皮瓣

（1）肌皮血管皮瓣

（2）动脉干网状血管皮瓣

18.（共用备选答案）

A. 阻生尖牙位于腭侧，可呈水平位、垂直位或半垂直位

B. 阻生尖牙位于唇侧，可呈水平位、垂直位或半垂直位

C. 阻生尖牙位于腭及唇侧

D. 阻生尖牙位于牙槽突，多为垂直位，在侧切牙和第一前磨牙之间

E. 无牙颌之阻生尖牙

（1）上颌尖牙Ⅳ类阻生

（2）上颌尖牙Ⅰ类阻生

（3）上颌尖牙Ⅲ类阻生

19.（共用备选答案）

A. 唇裂修复术　　　　B. 腭成形术

C. 牙槽突裂植骨术　　D. 咽成形术

E. 正畸矫治治疗

（1）唇腭裂患者恢复上唇正常生理功能及形态的治疗方法是

（2）可实现通过唇肌生理运动压迫作用促使牙槽突裂隙逐渐调节的目的的治疗方法是

（3）以增进腭咽闭合为主的治疗方法是

20.（共用备选答案）

A. 乳白色豆渣样

B. 黄白色角化物

C. 草黄、草绿色，含胆固醇结晶

D. 棕褐色

E. 白色凝乳状

（1）根尖周囊肿的穿刺囊液是

（2）皮样囊肿的穿刺囊液是

（3）牙源性角化囊性瘤穿刺囊液是

21.（共用备选答案）

A. 丁卡因　　　　　　B. 利多卡因

C. 氯乙烷　　　　　　D. 普鲁卡因

E. 布比卡因

（1）临床上主要用作冷冻麻醉的药物是

（2）临床上主要用作阻滞麻醉的药物是

A3/A4 型题

1.（共用题干）患儿，10 岁，半小时前不慎摔倒，2 牙松动渗血。

（1）临床检查时应特别注意的是

A. 牙折线的方向及位置　　B. 叩痛

C. 冷热诊　　　　　　　　D. 电活力测定

E. 牙齿颜色

（2）对确诊最有帮助的检查

A. CT　　　　　　　　　　B. 华氏位片

C. 上颌前部咬合片　　　　D. 根尖片

E. 全景片

（3）若诊断为冠折露髓，最佳治疗方案是

A. 拔除牙冠断片　　　　　B. 拔除牙冠及牙根

C. 拔除断冠及牙髓　　　　D. 粘结断冠于原位

E. 拔除断冠，行活髓切断术

（4）若诊断为冠折，经治疗后牙根得以保留，当患者提出冠修复时，其最佳时机是

A. 11 岁　　　　　　　　　B. 11 岁半

C. 12 岁　　　　　　　　　D. 治疗后无叩痛时

E. X 线片示根尖已发育完善时

2.（共用题干）患者，男，54 岁，右面颊疼痛似刀割，阵发，间歇期较长，神经系统检查无阳性体征。

（1）患者诊断最大的可能是
A. 三叉神经痛 　　 B. 脊神经痛
C. 脑肿瘤痛 　　 D. 血管神经痛
E. 继发性神经痛

（2）患者神经痛的分支可能是
A. 三叉神经Ⅲ支 　　 B. 三叉神经Ⅰ支
C. 三叉神经Ⅱ支 　　 D. 三叉神经Ⅰ、Ⅱ支
E. 三叉神经Ⅱ、Ⅲ支

3.（共用题干）患者，女，45 岁，近 2 年来自觉口干，双侧腮腺区肿大，有眼干的症状。

（1）不需进行的检查是
A. 施墨（Schimer）试验 　　 B. 四碘四氯荧光素染色
C. 尿量测定 　　 D. 放射性核素功能测定
E. 唇腺活检

（2）应考虑的诊断是
A. 黏液囊肿 　　 B. 慢性腮腺炎
C. 舍格伦综合征 　　 D. 霍奇金淋巴瘤
E. 混合瘤

4.（共用题干）患者，男，18 岁，先天性完全性腭裂，4 岁时行腭裂修复术，现腭前部牙槽突仍有裂隙与鼻腔相通，下前牙反𬌗，上颌牙拥挤，面中部凹陷，面下部前突。

（1）腭裂修复术后，语音功能恢复正常的必要条件是
A. 软腭有长度
B. 患儿牙列完整，排列整齐
C. 悬雍垂外形良好
D. 发音时能形成良好的腭咽闭合
E. 患儿咽后壁上派氏嵴明显

（2）腭裂修复术后，因咽腔过宽需行缩小咽腔手术，下列哪一种属于缩小咽腔的手术术式
A. 三瓣法 　　 B. 四瓣法
C. 兰氏法 　　 D. 改良兰氏法
E. 腭咽肌瓣成形术

5.（共用题干）男性高血压患者，65 岁，右上颌第一、第二磨牙残根，无心脏病史，需拔牙。

（1）为了避免意外情况发生，可采用下列措施，其中错误的是
A. 做好术前思想工作
B. 术前 1 小时口服镇静药
C. 术前 1 周停用降压药
D. 给予心电监护
E. 尽量消除紧张情绪

（2）局部麻醉药最好选用
A. 2% 普鲁卡因（含肾上腺素）
B. 1% 普鲁卡因（含肾上腺素）
C. 2% 利多卡因

D. 2% 丁卡因
E. 1% 丁卡因

（3）拔除时应麻醉的神经是
A. 眶下神经 + 腭前神经
B. 上牙槽前神经 + 上牙槽后神经 + 腭前神经
C. 上牙槽后神经 + 上牙槽中神经 + 鼻腭神经
D. 上牙槽后神经 + 上牙槽中神经 + 腭前神经
E. 上牙槽后神经 + 腭前神经

6.（共用题干）某患者，左颞下颌关节在开口、咀嚼时疼痛，无自发痛，检查发现开口中度受限、开口型偏向左侧，左髁突后方明显压痛，未见红肿。

（1）其诊断应该是
A. 左翼外肌痉挛 　　 B. 左关节盘后区损伤
C. 左关节囊附加松弛 　　 D. 左髁突破坏
E. 左关节盘穿孔

（2）其治疗应选用
A. 0.5% 或 1% 普鲁卡因封闭
B. 2% 普鲁卡因 2~3ml 封闭
C. 泼尼松龙 0.5~0.8ml 局部封闭
D. 复位𬌗垫治疗
E. 髁突高位切除加关节盘摘除

7.（共用题干）患者，男，47 岁。右下颌后牙反复肿痛 3 个月。口腔检查：右下第三磨牙萌出不全，远中有盲袋，冠周无明显炎症。X 线片示：右下第三磨牙横向生长，牙冠朝向右下第二磨牙远中根，牙根距离下颌管 2mm，无明显龋坏。

（1）右下第三磨牙阻生类型为
A. 近中阻生 　　 B. 水平阻生
C. 远中阻生 　　 D. 倒置阻生
E. 颊向阻生

（2）拟拔除右下第三磨牙，所需麻醉的神经是
A. 下牙槽神经 + 舌神经
B. 下牙槽神经 + 颊神经
C. 下牙槽神经 + 颊神经 + 舌神经
D. 下牙槽神经 + 舌神经 + 颏神经
E. 下牙槽神经 + 舌神经 + 颊神经 + 咬肌神经

（3）右下第三磨牙经切开去骨后艰难拔除，拔除 1 周复诊，出现右下唇麻木，创口无感染，为明确诊断需
A. X 线摄片检查 　　 B. 麻醉下搔刮牙槽窝
C. 麻醉下探查牙槽窝 　　 D. 口服抗生素
E. 服用神经营养药

8.（共用题干）患者，女，22 岁，因右下智齿低位埋伏阻生，要求拔除。

（1）为减少出血，保持术野清晰，常在麻醉药中加入
A. 肾上腺素 　　 B. 巴曲酶
C. 卡巴克络 　　 D. 酚磺乙胺
E. 氨甲苯酸

（2）拔除该牙应麻醉的神经是同侧的
A. 下牙槽神经 + 舌神经

B. 下牙槽神经 + 颊神经

C. 颊神经 + 舌神经

D. 腭神经 + 舌神经 + 颊神经

E. 下牙槽神经 + 颊神经 + 舌神经

（3）注射麻醉药后出现左眼睑闭合不全，可能的原因是

　　A. 麻醉了下牙槽神经　　　B. 麻醉了嚼肌神经

　　C. 麻醉了颊神经　　　　　D. 麻醉了面神经

　　E. 口服激素

9.（共用题干）患者，男，18 岁。右下颌下区出现无痛性质软肿物 3 年余。检查见：肿块表面皮肤正常，口内检查也无异常。行下颌下肿块手术时见肿块呈囊性，术中囊壁破裂，流出黏稠且略带黄色蛋清样液体，遂将囊壁及下颌下腺一并摘除，但术后不久囊肿复发。

（1）本病最可能的诊断是

　　A. 下颌下腺囊肿　　　　　B. 潜突型舌下腺囊肿

　　C. 下颌下区软组织囊肿　　D. 囊性水瘤

　　E. 鳃裂囊肿

（2）术前对诊断最有帮助的检查是

　　A. 下颌下腺侧位片　　　　B. 下颌下腺造影

　　C. 舌下腺造影　　　　　　D. 囊肿穿刺检查

　　E. B 超检查

（3）最适治疗方法是

　　A. 切除下颌下腺，吸尽囊液，加压包扎

　　B. 完整摘除囊壁，加压包扎

　　C. 切除下颌下腺及摘除囊壁

　　D. 切除舌下腺及摘除囊壁

　　E. 切除舌下腺，吸尽囊液，加压包扎

10.（共用题干）患者，男，23 岁，先天性唇裂术后上唇过紧，人中部组织缺少，下唇相对前突。

（1）行二期手术应选择下列哪一种方法

　　A. 唇交叉组织瓣转移术　　B. 滑行皮瓣成形术

　　C. "Z" 字成形术　　　　　D. 岛状皮瓣成形术

　　E. 旋转皮瓣成形术

（2）如选择唇交叉组织瓣成形术，其断蒂的时间是

　　A. 术后 1 周　　　　　　　B. 术后 1 ~ 2 周

　　C. 术后 2 ~ 3 周　　　　　D. 术后 3 ~ 4 周

　　E. 术后 4 ~ 5 周

11.（共用题干）患者，男，68 岁，右下牙龈癌，拟行颌颈联合根治术 + 胸大肌、肋骨复合组织瓣修复术。

（1）该骨肌皮瓣血供来源于

　　A. 胸背动脉　　　　　　　B. 胸肩峰动脉

　　C. 颈横动脉　　　　　　　D. 肋间动脉

　　E. 胸廓内动脉

（2）该骨肌皮瓣转移修复后，应主要注意观察下列哪项

　　A. 伤口渗血　　　　　　　B. 水肿

　　C. 血液循环　　　　　　　D. 质地

　　E. 感觉

（3）如组织瓣出现血管危象，应采取的措施是

　　A. 继续观察

B. 静脉滴注低分子右旋糖酐

C. 及时手术探查

D. 头部制动

E. 补足血容量

12.（共用题干）患者，男，32 岁，6 天前感冒后出现左下后牙区胀痛，进食、吞咽时加重。昨日起出现局部自发性跳痛，张口受限，低热，头痛，检查可见：左下颌角区颊部稍肿胀，无压痛，张口度两指，左下第三磨牙近中阻生牙龈红肿充血，挤压可见远中盲袋内少量脓液溢出，颊侧前庭沟丰满、充血，压痛明显、叩痛（－），无松动，咽侧壁稍充血，无压痛。

（1）如患者出现重度开口受限，以下颌角为中心的肿胀，皮肤潮红、压痛，此时应怀疑存在

　　A. 颞下间隙感染　　　　　B. 颞间隙感染

　　C. 颌下间隙感染　　　　　D. 翼颌间隙感染

　　E. 咬肌间隙感染

（2）如下颌角区存在广泛凹陷性水肿，怀疑局部脓肿形成，此时最有效的检查方法为

　　A. 触诊　　　　　　　　　B. X 线摄片检查

　　C. 化验　　　　　　　　　D. 粗针头穿刺

　　E. 观察体温变化

（3）如果下颌升支区脓肿形成而未得到及时引流，约多长时间可造成骨质破坏

　　A. 7 ~ 10 天　　　　　　　B. 1 ~ 2 周

　　C. 2 ~ 4 周　　　　　　　D. 4 ~ 6 周

　　E. 6 周以上

（4）此患者经治疗后，病情好转，仅有远中牙龈轻度压痛，此时应

　　A. 龈切消除盲袋　　　　　B. 局部冲洗上药

　　C. 拔除患牙　　　　　　　D. 口服抗生素继续消炎

　　E. 锻炼身体提高抵抗力

13.（共用题干）患者，男，45 岁，因右上颌肿物行右上颌骨切除 + 植皮术，术后所植皮片大部分坏死，遗留较大肉芽创面，准备再行皮肤移植消灭创面。

（1）游离植皮术后，皮片最初数小时的营养供应主要是靠

　　A. 创缘的毛细血管　　　　B. 皮片本身的营养

　　C. 创面血浆渗出　　　　　D. 血凝块溶解

　　E. 术后静脉输入营养成分

（2）皮片移植后，皮片恢复知觉的时间约在

　　A. 术后 1 ~ 2 周　　　　　B. 术后 48 ~ 72 小时

　　C. 术后 1 ~ 2 个月　　　　D. 术后 5 ~ 6 个月

　　E. 术后 2 年以上

14.（共用题干）7 个月大男婴，出生时唇部腭部裂开，一直未治疗，现来诊治。查体见患者双侧红唇至鼻底完全裂开，双侧鼻翼塌陷明显，口内见左侧牙槽突部分裂开，腭部无裂隙。

（1）患儿唇部畸形修复最佳时间是

　　A. 6 ~ 12 个月　　　　　　B. 1 ~ 3 个月

　　C. 3 ~ 6 个月　　　　　　D. 1 ~ 2 岁

E. 2 岁以后

（2）如术后唇部张力较大，使用唇弓减张时间应至少为

A. 7 天　　　　　　　　　B. 10 天

C. 14 天　　　　　　　　D. 1 个月

E. 半年

（3）牙槽突裂修补的最佳时间为

A. 2 ~ 4 岁　　　　　　　B. 6 ~ 8 岁

C. 9 ~ 11 岁　　　　　　D. 12 ~ 14 岁

E. 16 岁以后

15.（共用题干）一患者因车祸伤及颅面部，有一过性昏迷病史，急诊检查发现面中份凹陷，眶周瘀血，咬合错乱，后牙早接触，前牙开𬌗。

（1）应首先做哪项辅助检查

A. 头颅 CT　　　　　　　B. 上颌骨华氏位片

C. 颧弓位片　　　　　　　D. 上颌咬合片

E. 鼻颏位片

（2）根据临床检查，对面骨骨折的诊断可能是

A. Le Fort Ⅰ 型骨折　　　　B. Le Fort Ⅱ 型骨折

C. Le Fort Ⅲ 型骨折　　　　D. 上颌骨纵形骨折

E. 颧骨颧弓骨折

（3）在检查过程中发现患者出现呼吸困难，可能的原因是

A. 患者出现休克症状

B. 口内异物堵塞咽喉部

C. 血液、涎液等误吸入气管、支气管

D. 上颌骨向下移位，推软腭向后，缩小咽腔

E. 迷走神经损伤

（4）出现呼吸困难时，紧急处理是

A. 手法复位，用压舌板等吊起下移的上颌骨

B. 颌间拴结

C. 颌间拴结 + 颅颌固定

D. 手术切开复位、固定

E. 气管切开

第十七章　口腔修复学

A1/A2 型题

1. 可摘局部义齿中没有传导𬌗力作用的部件是

A. 人工牙　　　　　　　　B. 基托

C. 大、小连接体　　　　　D. 卡环体

E. 卡臂尖

2. 铸造全冠最常用的颈缘形态为

A. 直角肩台型　　　　　　B. 斜面型

C. 刃状型　　　　　　　　D. 凹面型

E. 凹斜型

3. 可摘局部义齿中，金属基托的厚度应为

A. 0.3mm　　　　　　　　B. 0.5mm

C. 1.0mm　　　　　　　　D. 1.5mm

E. 2.0mm

4. 需要考虑增加固定桥基牙数目的情况是

A. 基牙为单根牙

B. 基牙轻度倾斜

C. 基牙牙周膜增宽

D. 基牙牙槽骨吸收 1/3 以上

E. 无对𬌗功能的基牙

5. 牙槽嵴修整术进行的最佳时间是

A. 拔牙后 2 周　　　　　　B. 拔牙后 1 周

C. 拔牙后 1 个月　　　　　D. 拔牙后 2 个月

E. 拔牙后 3 个月

6. 全冠戴用几天后出现咬合痛，如何处理

A. 调磨早接触𬌗干扰点　　B. 进行根管治疗

C. 拔除患牙　　　　　　　D. 药物治疗

E. 保守观察

7. 以下是修复体松动脱落的主要原因，无关的是

A. 基牙𬌗龈距短

B. 基牙轴壁聚合角过大

C. 基牙远中没有邻牙依靠

D. 粘固时组织面有污染

E. 侧向咬合干扰

8. 以下哪一种情况一般有可能设计单端固定桥

A. 上颌侧切牙缺失　　　　B. 上颌尖牙缺失

C. 第一、第二磨牙缺失　　D. 第二、第三磨牙缺失

E. 间隔缺失

9. 下颌第一、第二磨牙缺失，第三磨牙牙冠大面积龋坏，修复方案为

A. 单端固定桥　　　　　　B. 双端固定桥

C. 粘结固定桥　　　　　　D. 活动桥

E. 暂不处理

10. 以下关于基牙牙根叙述错误的是

A. 粗壮的牙根比细小的牙根支持作用大

B. 多根牙比单根牙的支持能力大

C. 长牙根比短牙根支持作用强

D. 融合牙根比多根牙负重能力强

E. 牙根横截面呈扁圆或椭圆时支持作用好

11. 下列哪项不属于家族史

A. 颅骨发育不全症　　　　B. 先天缺牙

C. 牙周病　　　　　　　　D. 乳光牙本质

E. 龋病

12. 可摘局部义齿组成其修复缺失的部分是

A. 𬌗支托、基托　　　　　B. 人工牙、𬌗支托

C. 固位体、人工牙　　　　D. 连接体、基托

E. 人工牙、基托

13. 下列哪项不是可摘局部义齿设计的生理性原则

A. 不影响口腔软组织的生理活动
B. 尽可能广泛而均匀地分布义齿所承受的𬌗力
C. 保持正确的垂直距离
D. 建立生理性𬌗关系
E. 完全恢复咀嚼功能

14. 可摘局部义齿前牙的设计中哪项不正确
A. 形态、大小、颜色与口腔中余留牙类似
B. 选牙时，应在灯光下与口腔余留牙对比
C. 所选择的人工牙唇面，应与脸部的侧面外形弧度一致
D. 与患者的肤色、脸型等相协调
E. 颜色是选择人工前牙的主要依据

15. 右上侧切牙缺失，间隙小，尖牙根长大，但牙冠切角少量缺损，下颌对颌牙为局部义齿，最好的设计是
A. 双端固定桥   B. 单端固定桥
C. 种植义齿   D. 局部可摘义齿
E. 暂不修复

16. 下颌中切牙缺失，可选择的修复方案有
A. 粘结桥   B. 双端固定桥
C. 活动义齿   D. 种植义齿
E. 以上均正确

17. 若一种粘结材料与牙本质的接触角为35°，则该粘结剂在牙釉质表面
A. 完全不浸润   B. 能完全浸润
C. 能浸润   D. 浸润性差
E. 以上都不对

18. 藻酸盐印模材料制取印模后若不能立即灌注工作模型，采用下列哪一种方法能使印模在灌注模型前保持尺寸相对稳定
A. 制取的印模室温放置
B. 制取的印模放置用潮湿的纸巾包裹于塑料袋中密封
C. 制取的印模放置在37℃的烘箱中
D. 制取的印模浸泡在自来水中
E. 制取的印模浸泡在温水中

19. 热凝义齿基托材料粉液调和后的最佳充填时间是
A. 面团期   B. 湿砂期
C. 糊状期   D. 橡胶期
E. 硬固期

20. 关于牙槽骨的吸收，错误的是
A. 上颌牙槽骨吸收较快
B. 不同个体牙槽骨吸收结果不同
C. 牙槽骨的吸收与全身健康状况有关
D. 同一个体不同部位牙槽骨吸收结果不同
E. 牙槽骨的吸收速率与是否修复缺失牙有关

21. 下颌剩余牙槽嵴的平均吸收速率是上颌的
A. 1/2~1/4   B. 3~4倍
C. 2~3倍   D. 1/2~1/3
E. 4~5倍

22. 下颌牙槽嵴吸收的结果是

22. (续)
A. 颞下颌关节紊乱   B. 下颌前突
C. 下颌角增大   D. 髁突变位
E. 以上都是

23. 前牙3/4冠邻轴沟位于邻面的
A. 舌1/3与中1/3交界   B. 唇1/3
C. 中1/3   D. 中1/3与唇1/3交界
E. 舌1/3

24. 主承托区可承受较大咀嚼压力的主要原因是
A. 此处牙槽嵴无骨尖   B. 此处牙槽嵴宽
C. 面积大   D. 牙槽骨致密
E. 有坚韧的黏膜下层

25. 下列哪种材料不能用作桥体的龈端
A. 合金   B. 陶瓷
C. 复合树脂   D. 热凝塑料
E. 自凝塑料

26. 种植全口义齿的特点不包括
A. 制作过程复杂   B. 价格较贵
C. 适用于牙槽嵴低平患者   D. 固位好
E. 咀嚼效率不佳

27. 做嵌体牙体预备时，错误的做法是
A. 去尽病变腐质
B. 轴面最大周径线降至龈缘
C. 适当磨改异常的对颌牙
D. 提供良好的固位形和抗力形
E. 预防性扩展

28. 上颌可摘局部义齿恢复功能的部分是
A. 𬌗支托   B. 腭杆
C. 基托   D. 人工牙
E. 人工牙和基托

29. 全冠粘固后出现龈缘炎，可能的原因不包括
A. 冠边缘过长   B. 全冠的轴壁凸度不良
C. 冠边缘悬突   D. 试冠时损伤牙龈
E. 冠边缘位于龈下

30. 非充填修复的固位形不包括以下哪项
A. 沟固位形   B. 环抱固位形
C. 倒凹固位形   D. 洞固位形
E. 鸠尾固位形

31. 下列口腔条件中可采用固定修复的是
A. 牙缺失数目多、缺隙跨度大
B. 牙列远中游离端缺失
C. 前牙区伴有严重的颌骨缺损
D. 前牙缺失两侧基牙稳固
E. 以上条件均适合固定修复

32. 上前牙3/4冠邻轴沟的方向为
A. 与牙长轴平行   B. 与唇面切2/3平行
C. 与唇面龈1/3平行   D. 与舌面切2/3平行
E. 与舌隆突平行

33. 上颌牙槽骨吸收的特点是

A. 向上向外
B. 切牙乳突与牙槽嵴顶逐渐拉近
C. 内侧骨板吸收较多
D. 上牙弓外形增大
E. 腭穹隆变深

34. 全口义齿试戴时检查后牙应包括以下几个方面，除了
A. 排列在牙槽嵴顶的适当位置
B. 下颌殆平面在舌侧缘或略高处
C. 没有早接触
D. 有稳定的尖窝接触关系
E. 两侧对称协调

35. 金瓷冠不透明瓷的厚度一般为
A. 0.1mm   B. 0.2mm
C. 0.4mm   D. 0.3mm
E. 0.5mm

36. 调和模型石膏时，调拌速度过快，将导致
A. 强度增加，膨胀减少   B. 强度降低，膨胀增加
C. 强度降低，膨胀减少   D. 强度增加，膨胀增加
E. 硬度增大，强度增加

37. 一般只用于制作临时义齿基托的材料是
A. 热凝义齿基托材料   B. 自凝义齿基托材料
C. 隐形义齿基托材料   D. 光固化义齿基托材料
E. 义齿软衬材料

38. 下列印模材料中属水胶体弹性可逆印模材料的是
A. 硅橡胶印模材料   B. 藻酸盐印模材料
C. 琼脂印模材料   D. 聚醚橡胶印模材料
E. 印模膏

39. 义齿重衬适用于
A. 义齿初戴时发现基托不密合
B. 全口义齿戴用一段时间后，由于组织的吸收所致的固位不好
C. 义齿折断修理后的义齿基托的重衬
D. 适用于全口或局部义齿的修理
E. 以上都对

40. 用清扫水清洁金属修复体时，应将金属修复体
A. 放于室温相同的清扫水中逐渐加热煮沸
B. 先将清扫水加热煮沸，再将修复体放入
C. 将金属修复体加热后放入煮沸的清扫水中
D. 先将金属修复体加热，再放入清扫水中
E. 将金属修复体直接接浸泡于清扫水中

41. 有关固位体设计的描述哪项是错误的
A. 嵌体的固位效果最差
B. 桥体跨度越长、越弯曲，殆力越大者，固位体的固位力越小
C. 各固位体之间必须有共同的就位道
D. 基牙两端的固位体固位力应基本相等
E. 应防止基牙牙尖折裂

42. 基托的主要功能是
A. 防止义齿翘动   B. 防止义齿下沉

C. 防止食物嵌塞   D. 发挥咀嚼功能
E. 起连接、支持和固位作用

43. 全口义齿试戴时检查前牙的内容不包括
A. 前牙切嵴线
B. 形状、位置、排列、中线
C. 前牙与上、下唇的关系
D. 下前牙应略向舌侧倾斜
E. 下颌义齿的唇侧基托应略有凹陷

44. 全口义齿试戴时，判断颌位关系是否正确的方法很多，除了
A. 后牙咬合时，双侧颞肌的动度是否一致
B. 后牙咬合时，双侧颞肌的收缩是否有力
C. 后牙咬合时，下颌是否偏斜
D. 卷舌咬合时，下颌是否还能后退
E. 嘱患者发"嘶"的舌齿音

45. 关于上颌后堤区的描述，哪项是错误的
A. 是上颌全口义齿后缘的封闭区
B. 该区组织柔软，有一定可让性
C. 在义齿承受压力时，该区组织可随义齿而移动
D. 在模型上可采用刮除石膏的方法形成后堤区
E. 后堤区可作为排牙的标志

46. 与义齿固位关系不大的是
A. 唾液的质和量   B. 口腔解剖形态
C. 基托面积大小   D. 基托边缘伸展
E. 咬合力大小

47. 双端固定桥固位不良的原因有
A. 固位体设计不当，固位力不足
B. 两端的基牙数目不等
C. 桥体强度不足
D. 基牙制备时，轴面聚合度过小
E. 一端固位体的固位力略高于另一端

48. 下列固定桥中哪类属于特殊结构固定桥
A. 单端固定桥   B. 双端固定桥
C. 半固定桥   D. 复合固定桥
E. 种植基牙固定桥

49. 全口义齿戴牙时需检查的内容为
A. 义齿的稳定和固位   B. 咬合关系
C. 发音及面容协调   D. 垂直距离
E. 以上都是

50. 关于固定桥的说法错误的是
A. 各基牙之间有共同的就位道
B. 基牙和人工牙是一个功能整体
C. 桥体部分和黏膜紧密接触
D. 殆力通过基牙传递给牙周支持组织和颌骨
E. 固定桥分为双端固定桥、半固定桥、单端固定桥以及复合固定桥

51. 病史采集不包括
A. 口腔专科病史   B. 系统病史
C. 家族史   D. 主诉

E. 口腔检查

52. 病史采集是通过什么来了解患者的主诉、系统病史以及口腔专科病史等情况
    A. 临床检查
    B. 临床问诊
    C. 临床回顾
    D. 特殊检查
    E. 患者主诉

53. 以下关于邻𬌗嵌体邻面片切洞形的描述哪项是错误的
    A. 可在片切面内制备箱型固位
    B. 用于邻面缺损面大而浅时
    C. 可在片切面内制备小肩台
    D. 片切面颊舌边缘应达到自洁区
    E. 用于邻面突度较大时

54. 下列关于嵌体洞斜面的描述哪项是错误的
    A. 去除洞缘无基釉
    B. 可以选择性地避开咬合接触1mm
    C. 防止粘结剂被唾液溶解
    D. 位于牙釉质内
    E. 位于牙本质内

55. 下颌第二磨牙缺失，第三磨牙健康，修复方案为
    A. 以第一磨牙和第二前磨牙为基牙的单端桥
    B. 双端固定桥
    C. 活动桥
    D. 种植义齿
    E. 以上均适合

56. 下列合金中可用于铸造烤瓷内核的合金是
    A. 铸造镍铬不锈钢
    B. 高金合金
    C. 铸造铜合金
    D. 低金合金
    E. 锻制镍铬合金

57. 龈上边缘的主要优点是
    A. 美观
    B. 边缘密合
    C. 牙周刺激小
    D. 不易引起菌斑附着
    E. 避免龈缘染色

58. 嵌体洞形与充填洞形的共同点是
    A. 邻面可做片切形
    B. 轴壁外展2°~5°
    C. 备洞时作预防性扩展
    D. 有洞线斜面
    E. 可作邻沟

59. 检测某颗牙的牙周袋深度，通常应检查几个位点
    A. 3个
    B. 2个
    C. 4个
    D. 6个
    E. 8个

60. 以下对残根的处理正确的是
    A. 所有残根都应保留
    B. 所有残根都需拔除
    C. 只要没有临床症状，残根可不进行根管治疗
    D. 对于缺损至龈下的残根，可在完善的根管治疗后用正畸的方法牵引至合适位置
    E. 为了美观，前牙残根都应该拔除

61. 增加基牙数目的主要作用是
    A. 分散𬌗力
    B. 使两端基牙承受的𬌗力相同
    C. 重新分配基牙负荷
    D. 可将单端固定桥改为双端固定桥
    E. 增加桥体跨度

62. 下列关于部分冠的说法错误的是
    A. 后牙4/5冠覆盖舌面，近、远中邻面和𬌗面
    B. 前牙3/4冠覆盖舌面及近、远中邻面
    C. 部分冠比全冠更符合保存修复原则
    D. 部分冠的试戴与粘固的过程与要求同嵌体
    E. 部分冠不可作为固定桥的固位体

63. 下面哪项不是义齿就位困难的原因
    A. 基托进入倒凹区
    B. 卡环臂进入倒凹区
    C. 支托位置不当
    D. 卡环体进入倒凹区
    E. 义齿变形

64. 可摘局部义齿基牙选择的原则中，哪项是错误的
    A. 牙根多且根长的基牙
    B. 后牙靠近缺牙区的基牙
    C. 牙体无缺损、牙周正常的基牙
    D. 多个基牙应相对集中
    E. 多个基牙彼此应合理分散

65. 如果根桩过长，易引起
    A. 根折
    B. 断桩
    C. 拆桩困难
    D. 只要根尖愈合，无明显影响
    E. 根尖周炎

66. 下列何种情况不适宜制作金属烤瓷冠
    A. 四环素牙
    B. 牙体缺损大，无法充填治疗
    C. 青少年恒牙
    D. 前牙错位
    E. 牙釉质发育不全

67. 在同样咬合力情况下，哪一颗牙患牙隐裂综合征的概率最高
    A. 有楔状缺损的4|
    B. 有银汞MOD充填的7|
    C. 冷测反应阳性的6|
    D. 松动Ⅱ度的6|
    E. 有3/4金属冠的5|

68. 邻切嵌体牙体预备
    A. 针道不可做在龈壁上
    B. 切缘台阶长度不超过其1/2
    C. 针道与𬌗面龈2/3平行
    D. 邻面舌壁做洞斜面
    E. 需预备倒凹增加固位力

69. 以下关于全冠咬合面的描述不准确的是
    A. 应恢复原有的𬌗面大小与形态
    B. 应与邻牙𬌗面形态相协调

C. 验力方向接近牙齿长轴
D. 应与对颌牙验面形态相协调
E. 无早接触

70. 在全冠修复中，不大可能对牙髓有不利影响的因素是
A. 粘固全冠　　　　　B. 牙体预备产热
C. 消毒牙齿　　　　　D. 取印模
E. 用自凝塑料作暂时冠

71. 固定桥的固位不是依靠
A. 约束力　　　　　B. 摩擦力
C. 粘结力　　　　　D. 压应力
E. 约束反力

72. 下面对固定连接体的叙述哪项不正确
A. 面积不小于 4mm
B. 位于天然牙近远中接触区
C. 四周外形圆钝并高度抛光
D. 全部通过铸造方法制作
E. 形成正常的唇颊、舌外展隙及邻间隙

73. 下面哪种牙列缺损应采用蜡验堤记录正确验关系
A. $\overline{1|156}$ 缺失　　　　B. $\overline{|12}$ 缺失
C. $\overline{876|5678}$ 缺失　　D. $\overline{654|56}$ 缺失
E. $\overline{54|6}$ 缺失

74. 关于高龄患者的特点，错误的是
A. 骨愈合慢　　　　　B. 组织感觉迟钝
C. 耐受力差　　　　　D. 牙槽嵴萎缩明显
E. 调节能力差

75. 缺牙区牙槽嵴愈合良好方可制作固定义齿，固定桥修复一般应在拔牙后
A. 1 个月　　　　　B. 半个月
C. 3 个月　　　　　D. 6 个月
E. 1 年

76. 桥体验面形态应做到
A. 桥体验面应形成颊沟和舌沟
B. 边缘嵴形态要正确恢复
C. 桥体与固位体之间应形成一定的内、外展隙及邻间隙
D. 验面功能牙尖与对颌牙的接触应均匀
E. 以上各点均应做到

77. 关于复合固定桥，下列叙述哪项是错误的
A. 取得共同就位道比较困难
B. 一般包括 4 个或 4 个以上的牙单位
C. 基牙多，各基牙受力相对小，固定桥更稳定
D. 由 2 种或 2 种以上的简单固定桥组合而成
E. 一般为一个双端固定桥加一个单端固定桥

78. 银汞合金调和后，增大充填压力，则
A. 降低压缩强度　　　B. 提高压缩强度
C. 增加膨胀　　　　　D. 增加蠕变
E. 增加 γ_2 相

79. 模型石膏材料中，调和时加水量越多，则

A. 强度越高　　　　　B. 强度越低
C. 硬度越高　　　　　D. 膨胀越小
E. 固化时间缩短

80. 临床要制作一精度要求高的修复体，用硅橡胶制取印模后，应选用下列哪种材料灌注工作模型
A. 熟石膏　　　　　B. 生石膏
C. β 型半水石膏　　D. 超硬石膏
E. 模型蜡

81. 可摘局部义齿修复前口内检查的内容不包括
A. 缺牙区牙槽嵴的骨表面状态
B. 缺牙区的部位和数目
C. 余留牙的情况
D. 口内软组织的情况
E. 唾液的黏度和分泌量

82. 下列关于固位钉的设计说法错误的是
A. 脆弱牙尖可通过横向固位钉与修复体连成整体
B. 固位钉尽可能多，以获得更好固位
C. 前牙选直径小、较长的固位钉
D. 钉道的位置应选在牙体最坚实的部位
E. 后牙选直径大、较短的固位钉

83. 以下关于增加冠桩固位的方法，说法不正确的是
A. 增加桩与管壁的密合度
B. 尽可能利用根管长度
C. 选用性能优良的粘结剂
D. 尽可能保留残冠牙体组织
E. 以上都不是

84. 冠桩直径一般不超过
A. 根径的 1/3　　　　B. 根径的 1/2
C. 根径的 3/4　　　　D. 根径的 2/3
E. 根径的 3/5

85. 上颌两侧多个后牙缺失，混合支持式可摘局部义齿设计时连接两侧鞍基的大连接体一般不考虑
A. 后腭杆　　　　　B. 前腭杆
C. 全腭板　　　　　D. 变异腭板
E. 关闭马蹄状腭板

86. 以下描述错误的是
A. 对残根缺损达龈下的患牙，可以考虑用矫正的方法将其牵出
B. 修复前对错位牙使用牙少量移动的矫治技术，能改善修复的效果
C. 牙列缺损并且有上前牙间隙的病例，可先将间隙关闭后再修复
D. 对进行性牙周炎的患者，可用矫正技术解决牙周病造成的牙齿移位
E. 正确使用牙少量移动的矫治技术可以达到良好的效果

87. 完全固定桥是指
A. 双端固定桥
B. 连接体均为固定连接的固定桥

C. 粘结固定桥

D. 复合固定桥

E. 种植固定桥

88. 颞下颌关节 X 线侧位片不能了解的是

A. 髁突的外形

B. 关节凹的外形

C. 髁突与关节凹的位置关系

D. 有无残根

E. 髁突骨折

89. 固定桥的应力集中区在

A. 基牙颈周骨皮质处   B. 连接体处

C. 基牙根尖处   D. 牙槽嵴顶处

E. 以上均是

90. 混合支持式义齿受力后，𬌗力由

A. 𬌗支托承载

B. 基牙承载

C. 基牙和基托下黏膜、牙槽骨承载

D. 基托承载

E. 基托下的黏膜、牙槽骨承载

91. 下颌第一磨牙缺失后久未修复，下颌第二磨牙近中倾斜移位，应设计为

A. 不覆盖远中面的变异 3/4 冠固位体

B. 半固定桥活动端

C. 单端桥

D. 嵌体固位体

E. 完全固定桥

92. X 线曲面断层片可以准确了解的是

A. 牙槽骨内是否有残根存留

B. 牙槽骨支持组织的状况

C. 牙根形态

D. 有无龋坏

E. 龋坏范围

93. 前牙区缺失牙较多，牙弓突度较大时，设计固定桥的危害有

A. 可能对基牙牙周造成危害

B. 杠杆作用力大

C. 备牙困难

D. A + B

E. A + B + C

94. 以下哪项不是全冠印模的要求

A. 𬌗面清晰   B. 边缘清晰

C. 𬌗关系正确   D. 无变形

E. 印模边缘伸展充分

95. 下列关于热凝义齿基托材料加热固化工艺正确的是

A. 直接将充填好的型盒放入 100℃ 沸水中维持一段时间

B. 将充填好的型盒放入室温水浴中，缓慢加热至沸腾维持一段时间

C. 将充填好的型盒放入 100℃ 的烘箱中加热固化

D. 将充填好的型盒放入室温水浴中，快速加热至沸腾维持一段时间

E. 以上都不对

96. 患牙临床冠完全缺损，断面达龈下，但根长较长。欲行桩冠修复时，必须保证经冠延长术或牵引术后暴露出断面以下的根面高度为

A. 0.5mm   B. 0.25mm

C. 1.0mm   D. 1.5～2.0mm

E. 3.0mm

97. 复合固定桥的优越性有

A. 增加了对抗杠杆力的作用

B. 增加了抗力臂的长度

C. 加强了固定桥的稳定性

D. A + B

E. A + B + C

98. 残根缺损达龈下时，正确的处理方法是

A. 消炎后，直接在根上修复

B. 一律拔除

C. 残根根管治疗后，直接在根上修复

D. 不处理

E. 可考虑残根根管治疗后，使用正畸牵引至合适的位置后修复

99. 牙列缺损的影响不包括下列哪项

A. 牙周组织病变   B. 咀嚼功能减退

C. 龋坏   D. 发音功能障碍

E. 影响美观

100. 牙列缺损最常见的病因为

A. 龋病、牙周病

B. 牙及牙槽骨外伤

C. 颌面部肿瘤和发育障碍

D. 颌骨骨髓炎

E. 心脏病

101. 当义齿基托组织面黏附有不易去除的石膏时，可将义齿浸泡在

A. 乙醇   B. 清水

C. 30% 枸橼酸钠溶液   D. 过氧化氢溶液

E. 次氯酸钠

102. 以下关于前牙 3/4 冠切沟的描述哪项是错误的

A. 连接两邻轴沟

B. 平行于切嵴

C. 可增加 3/4 冠强度

D. 最主要的抵抗舌侧脱位的结构

E. 可用倒锥钻预备

103. 上颌牙弓义齿承托面积是下颌牙弓的

A. 1.5 倍   B. 1.8 倍

C. 2.8 倍   D. 2.5 倍

E. 3.0 倍

104. 铸造金合金中增加钯元素将导致材料的

A. 熔点降低   B. 强度增加

C. 抗腐蚀性降低　　　　D. 延展性增加

E. 强度降低

105. 金瓷结合中最重要的结合力是

A. 范德华力　　　　　　B. 机械结合力

C. 倒凹固位　　　　　　D. 化学结合力

E. 压力结合

106. 下列哪种方法不能增强固定桥的固位

A. 增大修复体与预备体的接触面积

B. 修复体与预备体的接触面密合

C. 减少殆向聚合度

D. 备牙时适当增加预备体表面的粗糙度

E. 设计羽状边缘

107. 固定桥龈上边缘的缺点是

A. 边缘不易密合　　　　B. 容易造成菌斑附着

C. 易产生继发龋　　　　D. 在前牙区不美观

E. 易形成肩台

108. 下列哪项不是固定桥修复后引起龈炎的原因

A. 桥体轴面外形不良　　B. 食物嵌塞

C. 殆力过大　　　　　　D. 多余的粘固剂

E. 光洁度差，边缘粗糙

109. 半固定桥活动连接体的栓体位于

A. 固位体　　　　　　　B. 桥体

C. 基牙　　　　　　　　D. 固定连接体

E. 以上都不是

110. 前牙固定桥最好的固位体设计是

A. 开面冠　　　　　　　B. 金瓷冠

C. 金塑冠　　　　　　　D. 3/4 冠

E. 邻切嵌体

111. 若一种铸造合金的液相线温度为 920℃，则宜选用下列哪种包埋材料

A. 铸钛包埋材料　　　　B. 磷酸盐包埋材料

C. 正硅酸乙酯包埋材料　D. 石膏包埋材料

E. 硅溶胶包埋材料

112. 固定桥与可摘局部义齿相比，其优点是

A. 固位力强

B. 对基牙要求不高

C. 制作复杂

D. 损坏后容易修补和添加

E. 可以恢复骨缺损区

113. 藻酸盐印模材料中，藻酸盐的主要作用是

A. 与交结剂反应赋予材料弹性

B. 延长工作时间

C. 减少渗润

D. 缩短工作时间

E. 降低凝溢

114. 磨除基牙牙体组织最少的固定桥是

A. 单端固定桥　　　　　B. 双端固定桥

C. 半固定桥　　　　　　D. 粘结固定桥

E. 固定 – 可摘联合桥

115. 下列哪项不是单端固定桥的适应证

A. 承受殆力不大　　　　B. 缺牙间隙小

C. 基牙牙根长大　　　　D. 桥体设计合理

E. 基牙牙冠形态异常

116. 磷酸盐包埋材料用下列哪种物质调和时产生的膨胀较大

A. 水　　　　　　　　　B. 硅溶胶

C. 正硅酸乙酯　　　　　D. 乙醇

E. 单体

117. 口腔专科病历记录患者的主诉包括

A. 患者的主要要求

B. 患者的发病过程及主要要求

C. 患者的主要症状

D. 患者就诊的主要原因和迫切要求解决的主要问题

E. 患者需要医生解决的主要问题

118. 开口型是指

A. 张口后口腔内部的形态

B. 下颌自闭口到张大后口腔的形态

C. 下颌自闭口到张大的过程中，上、下牙弓相对位置的变化

D. 下颌自闭口到张大的过程中，下颌运动的轨迹

E. 下颌自闭口到张大的过程中，下唇运动的轨迹

119. 影响牙槽嵴吸收的全身因素有

A. 骨质疏松　　　　　　B. 全身健康状况差

C. 营养不良　　　　　　D. 高龄

E. 以上都是

120. 以下关于固定桥龈端的描述，哪项是错误的

A. 与牙槽嵴黏膜接触面要尽量小

B. 与牙槽嵴黏膜紧密接触，轻度加压

C. 最好为凸形

D. 高度光滑

E. 扩大舌侧邻间隙

121. 不属于主诉的是

A. 肿胀　　　　　　　　B. 疼痛

C. 出血　　　　　　　　D. 功能障碍

E. 贫血

122. 表征材料刚性的物理量是

A. 强度　　　　　　　　B. 硬度

C. 应变　　　　　　　　D. 弹性模量

E. 挠度

123. 局部可摘义齿设计间接固位体的目的是

A. 防止龈向移位

B. 防止殆向移位

C. 防止义齿近远中向移位

D. 防止侧向移位

E. 防止义齿断裂

124. 以下关于颌位记录错误的说法是

A. 颌位关系记录包括垂直关系和水平关系记录两部分

B. 用𬌗托确定和记录患者面下 1/3 的适宜高度

C. 所确定的颌位是正中颌位

D. 恢复两侧髁突在下颌关节凹生理后位的上下颌关系

E. 便于在这个上下颌骨的位置关系上重建患者的正中𬌗关系

125. 一型观测线的特点是

A. 基牙近缺隙侧倒凹小，远缺隙侧倒凹大

B. 基牙近缺隙侧倒凹小，远缺隙侧倒凹也小

C. 基牙近缺隙侧倒凹大，远缺隙侧倒凹也大

D. 基牙近缺隙侧倒凹大，远缺隙侧倒凹小

E. 基牙颊侧倒凹大，舌侧倒凹小

126. 卡环臂尖位于基牙的

A. 外形高点线𬌗方　　　B. 外形高点线上

C. 外形高点线龈方　　　D. 导线的𬌗方

E. 导线的龈方

127. 卡环需用对抗臂的主要目的是

A. 加强稳定作用　　　B. 加强固位作用

C. 防止义齿移位　　　D. 防止基牙移位

E. 防止义齿摆动

128. 模型检查可以观察的内容不包括

A. 牙的形态　　　　　B. 牙的位置

C. 牙体组织磨耗印迹　D. 𬌗关系

E. 牙槽骨吸收破坏程度

129. 在选择人工牙时减少颊舌径宽度是为了

A. 增强稳定性　　　　B. 增强固位力

C. 减小侧向力　　　　D. 减小咀嚼力

E. 减小支持组织的负荷

130. 下列哪种物质常作为复合树脂、黏接材料的基质

A. HEMA　　　　　　B. MMA

C. TEGDMA　　　　　D. Bis－GMA

E. BPO

131. 制作准确的全口义齿可恢复适当的垂直距离，其作用不包括

A. 避免下颌前伸　　　B. 使面部比例协调

C. 发挥最大咀嚼效能　D. 使肌张力正常

E. 有益于颞下颌关节健康

132. 下列所指缺牙区，哪项属肯氏第一类第二亚类

A. 761|246　　　　　　B. 8764|246

C. 261|123　　　　　　D. 8764|3678

E. 64|13678

133. 𬌗支托长度要求为

A. 基牙𬌗面颊舌径的 1/3（前磨牙）或 1/2（磨牙）

B. 基牙𬌗面颊舌径的 1/3（磨牙）或 1/2（前磨牙）

C. 𬌗面近远中径的 1/4（磨牙）或 1/3（前磨牙）

D. 𬌗面近远中径的 1/4（前磨牙）或 1/3（磨牙）

E. 一般要求为 1～1.5mm

134. 下列哪项不属于间接固位体

A. 连续卡环　　　　　B. 舌支托

C. 𬌗支托　　　　　　D. 邻间钩

E. 舌杆

135. 全口义齿初戴时，关于下颌出现后退的现象说法错误的是

A. 上、下前牙水平开𬌗

B. 确定颌位关系时，如果患者误做了前伸咬合，而又未被及时发现

C. 垂直距离增高

D. 如果仅有小范围的后退，适当调改有关牙尖即可

E. 必须返工重做

136. 塑料基托的厚度一般是

A. 2.0mm　　　　　　B. 2.5mm

C. 1.0mm　　　　　　D. 0.5～1.0mm

E. 1.0～1.5mm

137. 全口义齿初戴时，前牙开𬌗可能的原因不包括

A. 磨牙后垫区取模时过分受压

B. 外斜嵴处形成硬区

C. 颌位关系错误

D. 义齿基托组织面有支点

E. 垂直距离过低

138. 卡环的主要固位作用部分是

A. 卡环臂　　　　　　B. 卡环体

C. 𬌗支托　　　　　　D. 连接体

E. 卡环肩

139. 消除修复体引起的食物嵌塞最好的办法是

A. 牙体预备时消除食物嵌塞的原因

B. 粘固后视情况消除食物嵌塞的原因

C. 只要把邻接点恢复好

D. 试戴时消除食物嵌塞的原因

E. 加大外展隙利于食物排溢

140. 下列哪项不是牙体缺损的病因

A. 牙外伤　　　　　　B. 牙隐裂

C. 酸蚀症　　　　　　D. 牙发育畸形

E. 磨损

141. 全口义齿初戴，下颌义齿基托需要缓冲的地方有

A. 磨牙牙槽骨区　　　B. 前牙牙槽骨区

C. 磨牙后垫　　　　　D. 下颌舌骨嵴

E. 舌侧翼缘区

142. 热凝义齿基托材料加热固化时升温过快，将导致固化后的基托

A. 力学性能降低　　　B. 力学性能提高

C. 残留单体增多　　　D. 尺寸精确度提高

E. 基托中气泡减少

143. 材料单位面积所受的内力称为

A. 应变　　　　　　　B. 应力

C. 挠度　　　　　　　D. 强度

E. 硬度

144. 开口度检查记录的是
  A. 患者大张口时, 上、下前牙牙槽嵴之间的距离
  B. 患者大张口时, 上、下唇缘之间的距离
  C. 患者大张口时, 上、下后牙之间的距离
  D. 患者大张口时, 患者鼻底至下唇的距离
  E. 患者大张口时, 上、下中切牙切缘之间的距离

145. 牙列缺损会引起的不良影响是
  A. 咀嚼效能降低   B. 咬合关系紊乱
  C. 发音障碍   D. 颞下颌关节病变
  E. 以上均是

146. 全口义齿的固位与哪一个因素关系最小
  A. 内聚力   B. 附着力
  C. 表面张力   D. 大气压力
  E. 咬合力

147. 桩核冠修复中, 对所修复残冠的处理不正确的是
  A. 沿龈乳头顶连线切断   B. 去除腐质
  C. 去除无基釉   D. 去除薄壁
  E. 尽可能保留残冠硬组织

148. 上颌磨牙桩冠修复时最可能利用的根管是
  A. 近中舌侧根管   B. 近中颊侧根管
  C. 腭侧根管   D. 以上都是
  E. 以上都不是

149. 固定桥金属支架就位的标志是
  A. 桥体无翘动   B. 边缘密合
  C. 不影响咬合   D. 以上都是
  E. 以上都不是

150. 固定桥试戴时, 下列哪一项不是引起翘动的原因
  A. 邻牙接触过紧   B. 组织面有金属瘤
  C. 预备体轴壁聚合度大   D. 未完全就位
  E. 就位道不一致

151. 全口义齿初戴时, 义齿不稳定的原因不包括
  A. 外斜嵴处基托组织面未做缓冲
  B. 上颌硬区处基托组织面未做缓冲
  C. 下颌隆突处基托组织面未做缓冲
  D. 基托变形
  E. 一侧上颌结节过大

152. 设计半固定桥的主要原因是
  A. 应力缓冲
  B. 以便获得共同的就位道
  C. 制作方便
  D. 美观
  E. 价格便宜

153. 蜡制成蜡型后应冷却固定, 主要是为了防止
  A. 应力松弛变形   B. 冷却收缩变形
  C. 弹性形变变形   D. 蠕变变形
  E. 聚合收缩变形

154. Kennedy 分类的依据是
  A. 牙齿缺损的形式

  B. 缺牙数目
  C. 基牙数目
  D. 缺隙部位及鞍基与余留天然牙的关系
  E. 支点线形式

155. 下列所指为缺牙区, 哪项属于肯氏分类第二类第三亚类
  A. 7321|12678   B. 87621|1378
  C. 8743|2356   D. 7632|45678
  E. 87652|1234

156. 可摘局部义齿不适用于
  A. 单侧游离端缺失   B. 双侧游离端缺失
  C. 缺隙牙槽嵴低平   D. 基牙Ⅲ度松动
  E. 拔牙创未愈合

157. 金属烤瓷桥在口内试戴时, 正确的操作是
  A. 检查固位体边缘与基牙颈部肩台是否密合
  B. 桥体龈端与牙槽嵴黏膜紧密接触
  C. 与邻牙的邻接关系为点接触式
  D. 与对颌牙有较轻的咬合接触
  E. 按压就位后检查邻接关系

158. 上前牙缺失, 可摘义齿戴入后, 基托前后翘动, 常见的原因是
  A. 基托伸展过长
  B. 塑料填塞期选择不当
  C. 基托过薄
  D. 弯制卡环时模型被磨损
  E. 未设置卡环

159. 与固定桥基牙牙周潜力有关的因素不包括
  A. 牙龈   B. 牙周膜
  C. 牙槽骨   D. 咀嚼肌
  E. 结合上皮

160. 关于固定桥的说法, 正确的是
  A. 适用范围大
  B. 患者可以自行取下
  C. 邻牙无足够的支持和固位能力者也可使用
  D. 牙列中多数牙缺失时也可应用
  E. 能充分恢复因缺牙而丧失的部分咀嚼功能

161. 固定桥修复中不大可能对牙髓造成危害的因素是
  A. 磨牙过多   B. 牙体预备产热
  C. 消毒基牙   D. 取印模
  E. 未戴暂时冠

162. 根管治疗完成后, 一般多长时间可行桩冠修复
  A. 1 天后   B. 可即刻修复
  C. 3 天后   D. 1 周后
  E. 任何时间

163. 可摘局部义齿使用观测器的主要作用是
  A. 确定基牙的外形高点线
  B. 确定拾支托的位置
  C. 确定义齿的共同就位道
  D. 确定间接固位体的位置
  E. 确定基托的伸展范围

164. 关于固定桥的说法，错误的是
- A. 无异物感
- B. 稳定、固位、支持作用良好
- C. 缺失牙的殆力主要通过缺牙区的牙槽骨承担
- D. 美观
- E. 通过粘结固位

165. 固定桥粘固后短期内出现咬合疼痛，最可能的原因是
- A. 牙髓充血
- B. 牙龈炎
- C. 咬合早接触
- D. 固位体边缘过长
- E. 根尖周炎

166. 下列有关 3/4 冠牙体预备的叙述，正确的是
- A. 临床牙冠长、倒凹大者，邻面冠边缘应止于龈缘
- B. 上前牙切斜面由舌侧斜向唇侧
- C. 邻轴沟与邻面的线角尖锐
- D. 前牙邻轴沟预备应尽可能靠近唇侧
- E. 前牙邻轴沟方向与牙体长轴平行

167. 主诉是
- A. 患者迫切要求解决的主要问题
- B. 患者本次就诊的主要原因
- C. 常常是患者的感受
- D. 可以是功能障碍
- E. 以上内容都是

168. 后牙 3/4 冠与前牙 3/4 冠在牙体预备中邻轴沟的主要不同是
- A. 预备的车针
- B. 邻轴沟方向
- C. 邻轴沟形态
- D. 邻轴沟深度
- E. 邻轴沟位置

169. 固定桥的基牙牙槽骨吸收不能超过根长的
- A. 1/4
- B. 1/3
- C. 1/5
- D. 1/2
- E. 2/3

170. 暂时修复体粘固剂的要求不包括
- A. 去除暂时修复体方便
- B. 能将暂时冠粘固在基牙上不脱落
- C. 不刺激牙髓
- D. 无毒害
- E. 牢固粘固于基牙

171. 烤瓷冠设计金属颈环的肩台宽度一般为
- A. 0.3mm
- B. 0.5mm
- C. 1.0mm
- D. 0.8mm
- E. 0.5~0.8mm

172. 烤瓷合金的热膨胀系数（金 a）与烤瓷粉的热膨胀系数（瓷 a）的关系是
- A. 金 a 略大于瓷 a
- B. 金 a 明显大于瓷 a
- C. 金 a 明显小于瓷 a
- D. 金 a 略小于瓷 a
- E. 两者无差别

173. 通常前牙金属烤瓷冠唇面龈边缘的最佳选择是
- A. 龈上凹形边缘
- B. 龈下肩台边缘
- C. 龈下凹形边缘
- D. 龈上肩台边缘
- E. 平龈边缘

174. 增强桩冠固位的方法，不妥当的是
- A. 尽可能利用根管长度
- B. 尽可能保留残冠的健康牙体组织
- C. 增加桩与管壁的密合度
- D. 根管预备成柱形
- E. 选用适当的粘结剂

175. 影响固定桥稳定的因素是
- A. 牙尖斜度
- B. 固定桥的结构
- C. 杠杆作用
- D. 覆殆程度
- E. 以上都是

176. 对于松动牙的认识和处理，下列哪项不正确
- A. 为保证治疗效果，松动牙应一律拔除
- B. 牙槽骨吸收达根长的 2/3，牙齿松动达Ⅲ度者应拔除
- C. 创伤殆引起的牙齿松动，病因去除后可逐渐恢复稳定
- D. 对于严重程度不深的松动牙，经有效治疗后应尽量保留
- E. 不良修复体引起的牙齿松动，病因去除后可逐渐恢复稳定

177. 下列关于鸠尾洞形的说法错误的是
- A. 在殆面发育沟处扩展
- B. 轴壁与洞底无倒凹
- C. 洞深应在 2mm 以上
- D. 尽量保留牙尖的三角嵴
- E. 鸠尾的宽度应为磨牙颊舌尖宽度的 1/2

178. 固定桥修复后调殆的目标是
- A. 尖牙平衡殆
- B. 组牙平衡殆
- C. 前伸平衡殆
- D. 恢复缺牙前的咬合关系，降低殆力
- E. 与对颌牙无咬合接触

179. 修复体未能恢复倾斜牙和移位牙正常的外形会引发
- A. 修复体脱落
- B. 龈缘炎
- C. 咬合痛
- D. 基牙松动
- E. 修复体松动

180. 固定桥粘固后短时间内出现咬合疼痛，首先要检查的是
- A. 牙槽骨状况
- B. 根尖状况
- C. 对颌牙状况
- D. 咬合状况
- E. 固位体边缘

181. 银汞合金调和时增加汞的量将导致
- A. 固化后合金强度增加
- B. 固化后合金强降低
- C. 合金固化过程中产生收缩
- D. 对强度无影响
- E. 产生 η 相

182. 以倾斜牙作固定桥基牙的最大障碍是

A. 倾斜度
B. 共同就位道的获得
C. 牙髓损害
D. 承受拾力较大
E. 牙周应力集中

183. 对于牙冠长，冠根比例大的老年患者，设计错误的是
A. 适当增加轴面凸度
B. 冠边缘设计在龈上
C. 适当减小轴面凸度
D. 适当减小拾面面积
E. 增加与邻牙的接触面积

184. 以下关于双端固定桥固位体的说法中正确的是
A. 两端的固体位固位力可以不相等
B. 不需要有共同就位道
C. 固位体固位力应与拾力大小相适应
D. 共同就位道应与牙长轴平行
E. 固位体固位力应与桥体跨度不相适应

185. 前牙金瓷冠中唇面瓷层的厚度一般为
A. 0.5mm
B. 1mm
C. 2.5mm
D. 2mm
E. 3mm

186. 上颌牙列中牙周膜面积最大的是
A. 第二磨牙
B. 第三磨牙
C. 第一磨牙
D. 第二前磨牙
E. 尖牙

187. 下列哪种粘固剂不能用于复合树脂的直接衬层
A. 磷酸锌粘固剂
B. 玻璃离子粘固剂
C. 氧化锌丁香油粘固剂
D. 聚羧酸锌粘固剂
E. 以上都不能用

188. 关于基牙预备的说法错误的是
A. 各基牙预备体之间必须有共同的就位道
B. 牙体预备的原则基本上与全冠和嵌体的相同
C. 各基牙的牙体磨除量相当
D. 应留有连接体的空间
E. 拾向聚合角度不超过6°

189. 固位体设计时应考虑
A. 抗力形
B. 固位形
C. 共同就位道
D. 材料性能
E. 以上都是

190. 以下哪项不是固定桥的优点
A. 无须患者摘戴，使用方便
B. 临床上适应范围广泛
C. 价格便宜
D. 美观效果好，容易调改
E. 固位和稳定作用好

191. 下列哪种情况适合采用平均倒凹法确定就位道
A. 前牙缺失
B. 后牙游离缺失
C. 单侧多数牙缺失
D. 前、后同时缺失
E. 缺牙间隙多，倒凹大

192. 中国人牙列缺损的常见病因是
A. 发育障碍
B. 龋病、牙周病
C. 根尖周病
D. 颌骨外伤
E. 遗传因素

193. 下列哪项不是固定义齿的特点
A. 拾力由牙周组织承担
B. 咀嚼效率高
C. 舒适
D. 稳固
E. 磨除牙体组织少

194. 固定桥修复前的口腔准备包括
A. 治疗龋病
B. 治疗牙周疾患
C. 外科处理
D. 余留牙的调拾
E. 以上都是

195. 下列关于铸造金属全冠的特点，说法错误的是
A. 主要用于后牙
B. 与牙体的接触面积大，固位力强
C. 外形、厚度与邻接状况均可调整
D. 不能用于固定桥
E. 对剩余牙体有保护作用

196. 缺牙后长期未修复可能导致的牙周组织改变不包括
A. 继发龋
B. 邻接丧失
C. 牙周袋
D. 早接触
E. 对拾牙伸长

197. 关于连接体的叙述，正确的是
A. 前腭杆应离开龈缘至少8~10mm
B. 如果基牙牙周情况越差，则大连接体覆盖面积应越小
C. 如果是下颌后牙区双侧缺失，则要用舌杆不能用舌板
D. 舌板应用于前牙松动需要夹板固定、舌侧倒凹过大或舌系带附丽过高不能容纳舌杆者
E. 舌杆位于下颌舌侧龈缘与舌系带、黏膜皱襞之间，距离牙龈缘应4~6mm

198. 义齿的哪个部位与使义齿脱位的水平力量有关
A. 组织面
B. 咬合面
C. 磨光面
D. 拾平面
E. 缓冲面

199. 患者，男，58岁，要求可摘局部义齿修复，全身检查应注意的方面，不包括
A. 是否患有偏瘫
B. 是否有痴呆症或肢、手残缺
C. 是否患有癫痫
D. 是否对丙烯酸树脂过敏
E. 是否有高血压病史

200. 有中间基牙的多单位固定桥，近中末端无基牙，其称为
A. 双端固定桥
B. 种植体固定桥
C. 半固定桥
D. 复合固定桥
E. 粘结固定桥

201. 以下关于桩冠的说法错误的是

A. 桩越长固位越好

B. 固位力取决于摩擦力和粘结力

C. 桩冠修复后可以减少根尖组织病变的发生

D. 修复前必须行完善的根充

E. 可做固定桥的固位体

E. 远中颊角区

210. 后堤区位于

A. 硬腭后 1/3

B. 硬腭和软腭连接区

C. 软腭腱膜和软腭肌连接区

D. 软腭后 1/3

E. 前后颤动线之间

202. 在一般条件下冠桩固位力最大的是

A. 光滑柱形 　　　 B. 槽柱形

C. 铸造冠桩 　　　 D. 螺纹桩

E. 梯形桩

211. 关于牙体缺损的修复原则，下列说法错误的是

A. 去净腐质和感染牙本质

B. 预备抗力形

C. 预备固位形

D. 采用适当的修复材料

E. 大量去除牙体组织

203. 以下关于桩冠固位的说法哪项是错误的

A. 粘结力是最主要的固位力

B. 桩与根管壁要密合

C. 桩越长固位越好

D. 桩直径与固位有关

E. 桩形态影响固位

212. 口腔颌面部疾病检查中，常用的 X 线摄片检查方法不对的是

A. X 线牙片

B. X 线曲面断层片

C. 颞下颌关节 X 线侧位片

D. 胸透

E. 头颅定位片

204. 对牙槽嵴损伤最大的人工牙是

A. 解剖式瓷牙 　　　 B. 半解剖式瓷牙

C. 解剖式塑料牙 　　 D. 半解剖式塑料牙

E. 非解剖式塑料牙

213. 进行口腔修复前的一般处理过程，错误的是

A. 制订治疗计划 　　 B. 处理急性症状

C. 保证良好的口腔卫生 D. 拆除不良修复体

E. 治疗和控制龋病牙周病

205. 对于固定桥破损后的处理，正确的是

A. 检查咬合，是否存在𬌗干扰等咬合不平衡

B. 对于树脂变色、磨损等，可以在口内用光固化树脂直接修补

C. 对于瓷少量缺损而未暴露金属底冠者，可在口内用专用树脂修补

D. 对于瓷裂和崩瓷，必要时可拆除后重新制作

E. 以上都正确

214. 金属烤瓷冠的金属基底太薄时，不会发生的现象是

A. 容易引起崩瓷

B. 会降低金瓷界面的热稳定性并影响金瓷结合力

C. 金属基底越薄，由瓷层的收缩力引起的金属基底变形量越大

D. 会引起金瓷冠颈部敞开导致修复体不密合

E. 会使基牙出现冷热酸痛和不适

206. 可摘局部义齿基托伸展范围错误的是

A. 基托的唇颊侧边缘伸展至黏膜转折处，不妨碍唇颊的正常活动

B. 下颌基托的舌侧边缘伸展至舌侧黏膜转折处，不妨碍舌的正常活动

C. 上颌基托的后缘伸展至翼上颌切迹，远中颊侧盖过上颌结节

D. 上颌基托后缘中分伸展至腭小凹

E. 下颌基托后缘应覆盖磨牙后垫 1/3 ~ 1/2

215. 不属于缓冲区的是

A. 上颌隆突 　　　 B. 颧突

C. 切牙乳突 　　　 D. 下颌舌骨嵴

E. 上颌后堤区

216. 肯氏第一类牙列缺损者，选用混合支持式义齿，游离端鞍基左右摆动的影响因素一般不考虑

A. 牙尖斜度的大小 　 B. 侧向𬌗力的大小

C. 游离鞍基的下沉量 D. 牙槽嵴的高低

E. 牙槽嵴黏膜的厚度

207. 上颌基托的哪个部分适宜做薄，以减少对发音的影响

A. 前腭 2/3 部分 　 B. 前腭 1/2 部分

C. 前腭 1/3 部分 　 D. 后腭 2/3 部分

E. 后腭 1/3 部分

217. 选择人工前牙时不必考虑的因素是

A. 余留牙的颜色、形状和大小

B. 患者过去是否戴过义齿

C. 患者的面型

D. 患者的肤色

E. 患者的年龄

208. 下列关于铸造卡环的叙述正确的是

A. 铸造卡环较适合于三型观测线

B. 铸造卡环固位臂一般需要 0.75mm 的水平倒凹

C. 铸造卡环臂一般设计为 1 杆

D. 铸造卡环较锻丝卡环弹性、韧性好，不易折断

E. 铸造卡环与基牙的接触面积较锻丝卡环大

218. 不属于边缘封闭区的是

A. 颊棚区 　　　 B. 黏膜皱襞

C. 系带附着部 　 D. 上颌后堤区

209. 下列哪项不属于无牙颌口腔前庭的解剖标志

A. 颧突 　　　 B. 上颌结节

C. 翼上颌切迹 　 D. 颊侧翼缘区

E. 下颌磨牙后垫

219. 下列对桩核牙体预备的叙述正确的是

A. 按金瓷冠预备体的要求进行残冠磨除

B. 齐龈磨除残冠

C. 牙体预备不应磨除薄壁

D. 为增强固位可在根管内壁预备倒凹

E. 可不必去尽腐质

220. 造成铸造全冠就位困难的原因不包括

A. 石膏代型磨损

B. 蜡型蠕变变形

C. 间隙涂料涂得过厚

D. 牙颈部肩台不整齐

E. 铸造冠缘过长

221. 焊接合金的熔点应

A. 高于被焊合金 100℃

B. 低于被焊合金 100℃

C. 高于被焊合金 200℃

D. 等于被焊合金的熔点

E. 与被焊合金的熔点无关

222. 粘固剂与被粘物体产生牢固结合的必要条件是

A. 与被粘物体表面形成化学结合

B. 能在被粘物体表面浸润

C. 与被粘物体表面产生静电引力

D. 与被粘物体表面形成机械嵌合

E. 与被粘物体表面形成范德华力结合

223. 下列印模材料制取印模后，室温放置时存在凝溢和渗润现象的是

A. 印模石膏

B. 硅橡胶印模材料

C. 印模蜡

D. 藻酸盐印模材料

E. 聚醚橡胶印模材料

224. 义齿基托从口腔中取出后应浸泡于

A. 热水中

B. 凉水中

C. 丙酮溶液中

D. 乙醇溶液中

E. 肥皂水中

225. 表示材料的长度和体积随温度变化的物理量是

A. 韧性

B. 弹性模量

C. 热膨胀系数

D. 导热率

E. 传导性

226. 在制作烤瓷牙时，预成型体制作时应

A. 加压并适当放大尺寸

B. 加压并适当缩小尺寸

C. 常压并保持原尺寸

D. 加压并保持原尺寸

E. 常压并缩小尺寸

227. 全口义齿修复的目的是

A. 增强心理适应能力

B. 恢复咀嚼功能

C. 改善发音

D. 保护颌骨

E. 以上都是

228. 受牙列缺失影响不大的是

A. 咀嚼功能

B. 面容

C. 颞下颌关节

D. 神经系统

E. 内分泌系统

229. 牙缺失的原因不包括

A. 牙周病

B. 龋齿

C. 生理退行性病变

D. 全身疾患

E. 牙龈炎

230. 避免上颌义齿基托纵裂的措施中不正确的是

A. 人工后牙排列近牙槽嵴顶

B. 腭侧基托中加金属网或金属基托

C. 减小前牙覆𬌗

D. 避免𬌗干扰，形成平衡𬌗

E. 加厚义齿基托

231. 肯氏第三类单侧多个后牙缺失，余留牙健康，可摘局部义齿的支点线应设计成

A. 直线式

B. 斜线式

C. 横线式

D. 平面式

E. 纵线式

232. 肯氏第一类缺损应采用

A. 解剖印模法

B. 功能印模法

C. 印模胶印模法

D. 压力印模法

E. 闭口印模法

233. 上颌肯氏第一类牙列缺损者可以采取单侧分别设计的是

A. 87|78

B. 876|45678

C. 87|3678

D. 87642|3678

E. 8765|78

234. 以下关于金瓷冠基底冠的描述错误的是

A. 与预备体密合度好

B. 支持瓷层

C. 金瓷衔接处为刃状

D. 金瓷衔接处避开咬合区

E. 唇面为瓷层留出 0.85 ~ 1.2mm 间隙

235. 杆形卡环与圆环形卡环相比较，主要不足之处是

A. 稳定作用差

B. 固位作用差

C. 弹性作用差

D. 美观作用差

E. 对基牙损伤大

236. 可摘局部义齿戴用后出现基牙疼痛的原因不包括

A. 基牙有龋坏或牙周病

B. 𬌗支托断裂

C. 基牙与卡环接触过紧

D. 基托与基牙接触过紧

E. 咬合高

237. 上前牙缺隙过窄时，排牙错误的做法是

A. 将人工牙做不同程度的扭转

B. 使人工牙与邻牙重叠

C. 加大人工牙的近远中向倾斜度

D. 将人工牙减径

E. 将人工牙减数

238. 下列哪类患者不适宜使用可摘局部义齿修复

A. 咽炎

B. 肝炎

C. 脑炎　　　　　　　　　　D. 偏头痛

E. 癫痫

239. 以下是冠修复后出现食物嵌塞的主要原因，不包括

A. 邻接不良

B. 冠边缘位于龈上

C. 咬合平面与邻牙不一致

D. 咬合形态不良

E. 对颌牙有充填式牙尖

240. 固定桥使用一段时间后桥体弯曲下沉，原因是

A. 桥体跨度长

B. 金属桥架机械强度差

C. 𬌗力大

D. 未采用增强桥架强度的措施

E. 以上均是

241. 修复体使用一段时间后出现过敏性疼痛的原因不包括

A. 牙龈退缩　　　　　　　　B. 继发龋

C. 粘固剂脱落　　　　　　　D. 粘固剂溶解

E. 粘固剂中的游离酸刺激

242. 口腔专科病史不包括

A. 发病的时间

B. 病情发展的进程

C. 曾经接受过的检查和治疗

D. 患者家庭成员有类似疾病

E. 缺失的原因和时间（对牙缺失的患者）

243. 口腔专科病史包括

A. 牙体牙髓病史　　　　　　B. 修复治疗史

C. 放射影像资料　　　　　　D. 颞下颌关节病史

E. 以上各项均包括

244. 系统病史是

A. 疾病的发生发展　　　　　B. 发病时间

C. 家族史　　　　　　　　　D. 机体所有疾病

E. 以上都不正确

245. 口腔专科病史中的修复治疗史不包括

A. 是否曾作过牙体修复

B. 是否曾作过牙列缺损修复

C. 曾采用何种修复方式

D. 现有修复体的使用情况

E. 患者希望的修复方式

246. 下列有关嵌体说法不正确的是

A. 在口外的模型上制作完成

B. 𬌗面形态均应与对颌牙协调

C. 预备牙体洞形时，应制备倒凹以加强固位

D. 强度及耐久性能较好

E. 可高度抛光

247. 修复肯氏第一类、第二类缺损的主要难点是

A. 防止义齿对牙槽嵴损伤

B. 防止义齿对基牙损伤

C. 防止义齿沿支点线旋转

D. 防止义齿𬌗向移位

E. 防止义齿龈向移位

248. 患者的精神心理因素对义齿修复造成的影响有

A. 对义齿的维护　　　　　　B. 对义齿的适应程度

C. 对义齿的满意程度　　　　D. 修复过程中的依从性

E. 以上都是

249. RPI 卡环邻面板的作用不包括

A. 防止食物嵌塞　　　　　　B. 防止义齿脱位

C. 有利于美观　　　　　　　D. 增强义齿的固位

E. 防止基托下沉

250. 下列哪项关于前牙金瓷冠牙体预备的要求是正确的

A. 切端磨除 2mm

B. 舌侧磨除 1mm

C. 唇侧龈边缘位于龈沟底

D. 唇侧龈边缘放龈上

E. 牙体预备分次磨除

251. 选择固定桥基牙时不必考虑的因素是

A. 牙槽骨　　　　　　　　　B. 牙周膜

C. 对侧牙的情况　　　　　　D. 根形态

E. 根长

252. 在相同条件下，如果固定桥桥体的厚度减半，则其挠曲变形量变为

A. 增加至原来的 4 倍　　　　B. 增加至原来的 2 倍

C. 增加至原来的 6 倍　　　　D. 增加至原来的 8 倍

E. 增加至原来的 9 倍

253. 以下哪项不是固定桥的组成部分

A. 固位体　　　　　　　　　B. 小连接体

C. 活动连接体　　　　　　　D. 桥体

E. 固定连接体

254. 关于基牙条件的叙述错误的是

A. 基牙牙冠𬌗龈高度适当

B. 基牙最好是健康活髓牙

C. 多根基牙的根分叉度越大越好

D. 基牙牙槽骨吸收不能超过根长 1/2

E. 单根牙中固位力最大的为上颌尖牙

255. 对下颌双侧游离端可摘活动义齿基托的要求中，哪项是错误的

A. 应有良好的边缘封闭作用

B. 颊舌侧边缘伸至黏膜转折处

C. 后缘应盖过磨牙后垫

D. 边缘应圆钝，不刺激黏膜

E. 不妨碍颊舌的功能活动

256. 前牙舌支托凹位于

A. 切缘　　　　　　　　　　B. 切角

C. 舌侧颈 1/3 处　　　　　　D. 舌侧中 1/3 处

E. 舌侧颈 1/3 处和舌侧中 1/3 交界处

257. 有关腭杆的说法，下面哪项是错误的

A. 前腭杆位于上腭硬区之前，腭皱襞的后份

B. 后腭杆过后容易引起恶心

C. 后腭杆位于上腭硬区，两端微弯向前至第一、第二磨牙之间

D. 侧腭杆用以连接前后缺牙区或前后腭杆

E. 侧腭杆距腭侧龈缘应有 4～6mm

258. 下列哪个部分不是可摘活动义齿部件内的

A. 固位体　　　　　　B. 桥体

C. 邻面板　　　　　　D. 𬌗支托

E. 基托

259. 复合树脂固化后材料和洞壁间产生裂隙的主要原因是

A. 材料热胀冷缩

B. 材料聚合收缩

C. 材料聚合膨胀

D. 材料与洞壁间无化学结合

E. 材料固化不完全

260. 金属烤瓷材料的烧结温度应比金属的熔点

A. 高　　　　　　　　B. 相等

C. 低　　　　　　　　D. 高或者相等

E. 两者无关系

261. 临床需要制作复杂、高精度的修复体，宜选用下列哪种材料制取印模

A. 弹性打样膏　　　　B. 藻酸印模材料

C. 硅橡胶印模材料　　D. 石膏印模材料

E. 印模蜡

262. 铸造包埋材料应有一定的膨胀，主要是为了

A. 补偿铸件凝固

B. 防止包埋时将蜡型挤压变形

C. 防止液态金属注入时将型腔挤破

D. 使铸件与型腔间有一定的间隙，便于铸件分离

E. 防止铸件膨胀将型腔挤破

263. 倾斜基牙固定桥取得共同就位道的方法，错误的是

A. 正畸　　　　　　　B. 备牙

C. 改变固位体设计　　D. 双套冠

E. 拔除倾斜牙

264. 无牙颌患者初诊可以暂时不过问的情况是

A. 患者的主观要求

B. 患者以往的牙科治疗情况

C. 患者的全身健康状况

D. 患者的性格

E. 患者的职业

265. 对提高全口义齿固位和稳定意义最小的是

A. 准确印模　　　　　B. 有利的磨光面形态

C. 合理的排牙　　　　D. 尽量扩大基托面积

E. 指导患者正确使用义齿

266. 全口义齿的固位是指义齿抵抗哪个方向的脱位力

A. 水平向　　　　　　B. 侧向

C. 前后向　　　　　　D. 垂直向

E. 颊舌向

267. 某患者，⌐2 缺失，间隙小，⌐3 切角缺损 1/3，X 线片检

查根长大，牙周膜健康，⌐2 为局部义齿，最好的设计是

A. 双端固定桥　　　　B. 单端固定桥

C. 局部义齿　　　　　D. 种植义齿

E. 暂不修复

268. 患者，7⌐ 牙髓健康，𬌗龈距离短，近中𬌗远中银汞合金充填，远中食物嵌塞，最佳的治疗设计是

A. 直接全冠修复　　　B. 嵌体冠修复

C. 直接 3/4 冠修复　　D. 去髓后桩冠修复

E. 金属冠修复

269. 患者，上前牙残根，进行完善的根管治疗后要进行桩冠修复，在根管预备完毕、完成蜡型至最后粘固前，患者的根管应

A. 放生理盐水棉球，以氧化锌暂封

B. 放 95% 乙醇棉球，以氧化锌暂封

C. 放 75% 乙醇棉球，以氧化锌暂封

D. 放干棉球，以氧化锌暂封

E. 放 FC 棉球，以氧化锌暂封

270. 某患者，上、下牙列缺失，口腔黏膜对义齿基托材料过敏，应优先推荐哪种修复方法

A. 覆盖义齿　　　　　B. 全口义齿

C. 种植义齿　　　　　D. 套筒冠义齿

E. 金属基托的全口义齿

271. 某患者，右上中切牙牙冠 3/4 缺损，无叩痛，无松动，牙龈无红肿，X 线摄片检查示该牙已经过完善的根管治疗，根尖无阴影，最适合的治疗方案是

A. 3/4 冠　　　　　　B. 嵌体

C. 高嵌体　　　　　　D. 桩核冠

E. 全冠

272. 患者，7⌐ 大面积银汞充填，要求修复治疗。检查：MOD 大面积银汞充填体，牙冠剩余硬组织少，仅残留颊舌薄壁，无松动，无叩痛，已行完善根管治疗。最佳的治疗方案是

A. 高嵌体　　　　　　B. 嵌体

C. 铸造金属全冠　　　D. 烤瓷全冠

E. 桩核冠

273. 某患者，2⌐ 锥形牙，与邻牙之间有约 1mm 间隙。不宜采用的修复方法是

A. 树脂贴面　　　　　B. 3/4 冠

C. 瓷全冠　　　　　　D. 金属烤瓷冠

E. 塑料全冠

274. 患者，男，32 岁，6⌐ 有一铸造全冠，探查冠边缘悬突，邻接不良，周围龈缘红肿。如何进行治疗

A. 药物治疗　　　　　B. 牙周治疗

C. 拆除重做　　　　　D. 边缘抛光

E. 局部处理

275. 患者，男，50 岁，全口牙列缺失，牙槽嵴高度中等，上颌散在骨尖，左侧上颌结节略大，颌间距离正常。修复前应做处理是

A. 行牙槽骨重建术　　　　B. 去骨尖

C. 上颌结节修整术　　　　D. 行唇颊沟加深术

E. 牙周洁治

276. 患者，男，27 岁，1 周前因外伤前牙折断，已经作过根管治疗。检查：冠折，断面在龈上，无叩痛，无松动，牙片显示根充完善，无根折。该牙一般应在根管治疗后多长时间进行桩冠修复

A. 3 天　　　　　　　　　B. 1 天

C. 1 周　　　　　　　　　D. 2 周

E. 1 个月

277. 患者，男，54 岁，7 因龋坏缺损，轴壁短，位于龈上，咬合面与对颌牙无接触，𬌗龈距小，X 线片显示已行完善的根管治疗，最佳的修复方式为

A. 铸造全冠　　　　　　　B. 高嵌体

C. 树脂充填　　　　　　　D. 烤瓷全冠

E. 银汞充填

278. 患者 6 缺失 3 个月，要求固定修复。如果缺牙间隙牙槽嵴吸收严重，则固定桥的桥体龈端应设计为

A. 改良鞍式桥体　　　　　B. 鞍式桥体

C. 盖嵴式桥体　　　　　　D. 卫生桥

E. 球形桥体

279. 患者，女，68 岁，6 牙体缺损已行完善根管治疗，咬合紧，拟行高嵌体修复，以下关于高嵌体的说法不正确的是

A. 主要靠钉洞固位

B. 可用作咬合重建

C. 只能用于后牙

D. 磨牙常用 4 个钉洞固位

E. 𬌗面应预备出至少 0.5～1.0mm

280. 患者，男，63 岁，6 牙体缺损已行完善根管治疗，6 与 7 之间有水平型食物嵌塞，设计时应考虑

A. 修复体边缘位置的选择

B. 材料的选择

C. 修复体边缘形态的选择

D. 食物流向及邻接的控制

E. 控制就位道

281. 患者，女，30 岁，1 为一残根，根面位于龈上，X 线片显示已行完善的根管治疗，根管操作长度 14mm，根管预备的最大长度为

A. 9mm　　　　　　　　　B. 8mm

C. 14mm　　　　　　　　D. 10mm

E. 7mm

282. 患者，右下后牙因龋坏严重已做根管治疗，检查：6 残根，叩痛（-），无松动，X 线片显示根充完善，该牙如要桩冠修复，牙体预备时哪项是错误的

A. 在不引起根管侧穿的前提下尽可能争取较长的冠桩长度

B. 颈缘不需做肩台预备

C. 如髓腔完整，将髓室预备成一定洞型

D. 去除病变组织，尽可能保存牙体组织

E. 如近远中根管方向一致，可预备成平行根管

283. 患者，6 远中舌面大面积龋坏缺损，已经进行根管治疗，原树脂充填物脱落，现要求全冠修复。检查：无叩痛，无松动，咬合关系正常，临床牙冠较长，可用的修复方法不包括

A. 铸造金属全冠　　　　　B. 塑料全冠

C. 锤造金属全冠　　　　　D. 金属烤瓷全冠

E. 金属树脂联合全冠

284. 患者，男，24 岁，2 冠折 2/3。检查：无叩痛，无松动，牙片显示根充完善，咬合紧，适宜的修复方法是

A. 金属全冠　　　　　　　B. 塑料全冠

C. 瓷全冠　　　　　　　　D. 桩核冠

E. 金属烤瓷全冠

285. 患者，女，28 岁，1 为一残冠，根面位于龈上，X 线片显示已行完善的根管治疗，如何处理残冠

A. 颊舌斜面

B. 平龈缘去除

C. 尽量保留冠部健康的牙体组织

D. 保留残冠所有的牙体组织

E. 拔除残冠

286. 患者，男，45 岁。重度深覆𬌗，65 56 缺失，检查后发现其下颌的咀嚼是以铰链开闭式为主的运动，如果对其使用活动义齿修复，宜使用何种类型的人工牙

A. 解剖式牙

B. 半解剖式牙

C. 根据患者对颌牙的牙尖斜度来选择

D. 非解剖式牙

E. 根据患者的饮食习惯选择

287. 患者，男，35 岁，6 有一烤瓷全冠，探查冠边缘存在悬突，周围龈缘红肿。如何进行治疗

A. 药物治疗　　　　　　　B. 牙周治疗

C. 磨除悬突加局部处理　　D. 边缘抛光

E. 局部处理

288. 某患者，6 缺失，7 单端桥，诉修复后基牙出现疼痛，X 线片检查牙周膜增宽，应做的处理是

A. 口服消炎药

B. 调𬌗

C. 局部上药

D. 拆除固定桥，重新设计修复方案

E. 不做任何处理

289. 某患者，6 缺失，7 稳固，5 牙根吸收 1/3，设计双端固定桥时，最佳选择为

A. 5 设计冠内固位体

B. 5 设计全冠固位体

C. 增加 4 做基牙

D. 适当降低桥体𬌗面的牙尖斜度

E. 适当减少桥体颊舌径

290. 患者，男，30 岁，7 游离缺失，患者要求行固定义齿

修复，欲采用单端固定桥修复，需要满足的最好条件是

A. 基牙牙周状况良好

B. 以第二前磨牙和第一磨牙为基牙

C. 缩小 7| 的近远中径

D. 缩小 7| 的颊舌径

E. 以上均是

291. 患者，7| 已行根管治疗，原银汞充填物经常脱落，现要求全冠修复。检查：无叩痛，无松动，咬合距离正常，临床牙冠较长。不宜采用的修复方法是

A. 铸造金属全冠　　　　B. 塑料全冠

C. 高强度金瓷冠　　　　D. 金属烤瓷全冠

E. 嵌体

292. 患者，女，46 岁，右下颌第一磨牙金属全冠修复 1 年余，1 日前脱落，来院就诊。检查发现金属全冠𬌗面存在 1mm 左右孔洞，冠内基牙继发龋，无松动。分析修复体脱落的原因最可能是

A. 咀嚼过硬食物　　　　B. 咬合关系不正常

C. 粘固剂使用不当　　　D. 金属选择不当

E. 基牙预备间隙不足

293. 在一颗有银汞 MOD 充填的 |4 与一颗有同样大小树脂 MOD 充填的 4| 的对比下，哪颗牙累及到牙尖折裂后比较利于修复

A. 有银汞 MOD 充填的 |4

B. 有树脂 MOD 充填的 4|

C. 都不利于修复

D. 都一样

E. 以上都不对

294. 戴全口义齿后患者出现恶心的原因不包括

A. 义齿基托后缘伸展过长

B. 义齿基托与组织面不密合

C. 咬合不平衡

D. 垂直距离过高

E. 咬合力过大

295. 患者，全口义齿初戴时，发现面部形态过于饱满，垂直距离正常，应如何处理

A. 减小基托厚度　　　　B. 磨短基托边缘

C. 降低后牙高度　　　　D. 减小前牙覆盖覆𬌗

E. 先减小基托厚度，如不能改善则返工重做

296. 患者，全口义齿修复，戴用 4 个月后出现关节疼痛，求治，检查发现髁突有明显的后移，其原因可能是

A. 垂直距离过高　　　　B. 垂直距离过低

C. 咬合力过大　　　　　D. 咬合不平衡

E. 义齿稳定性不佳

297. 患者，男，65 岁，|1 牙体缺损已行完善根管治疗，选择烤瓷全冠修复，唇侧边缘位置的最佳选择是

A. 平齐龈缘　　　　　　B. 龈上 1mm

C. 龈沟底　　　　　　　D. 龈上 2mm

E. 龈下 0.5 ~ 1mm

298. 患者，女，40 岁，7654| 缺失，余留牙无松动，不正确的说法是

A. 在缺牙区对侧牙弓上设置直接固位体

B. 上颌为 Kennedy Ⅱ类牙列缺损

C. 义齿应呈面支承式

D. 应采用牙与黏膜支持式的设计

E. 上述说法都不对

299. 患者，|2 的近中邻面浅龋，且该牙牙冠短小，切端较厚，在 3/4 冠修复中为增加固位作用和加强阻挡舌向脱位作用，除邻沟外可考虑预备

A. 切沟

B. 轴壁保持平行

C. 两邻面保持聚合度 2° ~ 5°

D. 轴壁龈端的肩台

E. 舌侧制成两个斜面

300. 患者，|6 缺失，要求行固定义齿修复，桥体𬌗面大小应为

A. 缺牙宽度的 1/2 ~ 2/3　　B. 缺牙宽度的 1/3

C. 与缺牙宽度相等　　　　　D. 缺牙宽度的 1.5 倍

E. 缺牙宽度的 2 倍

301. 患者，女，43 岁，主诉左下颌食物嵌塞，经检查发现，左下颌第一磨牙远中颊面银汞充填，X 线片显示已行根管治疗此时应作何种牙体修复

A. 暂时冠　　　　　　　B. 金属全冠

C. 塑料全冠　　　　　　D. 重新银汞充填

E. 不需修复

302. 患者，男，56 岁，来院诊治，自诉口腔卫生良好，几乎没有牙垢，每天刷 3 次牙齿，每次 4min。爱吃甜食，爱喝碳酸饮料。口腔局部检查无异常，无充填物，除了 3|3 有牙尖半圆形缺损外。缺损表面光滑，牙本质已露出，但无冷热刺激痛和叩痛，牙体颜色无异常。咬合基本正常，双侧组牙平衡𬌗。牙龈轻度萎缩。X 线片无异常。3|3 缺损的主要的原因是

A. 龋坏　　　　　　　　B. 酸蚀

C. 刷牙损伤　　　　　　D. 自然磨耗

E. 外伤

303. 患者，男，65 岁，下颌牙列缺失，欲行全口义齿修复，不必做的检查是

A. 口腔内检查　　　　　B. 头颅 CT

C. 口腔外检查　　　　　D. 模型检查

E. 𬌗关系检查

304. 患者，女，72 岁，戴全口义齿数周，由于疼痛前来就诊。检查发现全口义齿固位良好，患者无准确定位疼痛点，口腔黏膜也未见明显压痛点。分析最有可能的原因是

A. 垂直距离过小

B. 垂直距离过大

C. 正中𬌗位时𬌗接触不良

D. 没有达到前伸𬌗平衡

E. 牙槽嵴上有骨尖

305. 某患者，无牙颌，牙槽嵴低平，戴义齿后主诉咬合痛，检查时未发现黏膜有明显改变。合适的处理方法是
　　A. 基托边缘磨短　　　　B. 基托组织面缓冲
　　C. 加大后牙牙尖斜度　　D. 选磨调𬌗
　　E. 检查戴用，逐渐适应

306. 患者，女，50 岁，上颌牙列缺损，下颌牙列缺失，就诊期间焦虑多话，情绪波动较大，暴躁易怒。该患者可能出现的情况是
　　A. 牙槽骨吸收较快　　　B. 骨质疏松
　　C. 口干、烧灼感　　　　D. 适应力差
　　E. 以上皆有可能出现

307. 某患者，1 缺失，欲采用粘结桥修复，关于基牙的预备以下不正确的是
　　A. 一般要超过釉质层
　　B. 舌面预备应有 0.3 ~ 0.5mm 间隙
　　C. 保留舌面切端 1 ~ 2mm 不磨切
　　D. 降低舌面隆突高度至龈上 1 ~ 2mm
　　E. 基牙各邻面均预备浅沟

308. 患者，女，55 岁，上颌牙列缺失，双侧上颌结节较大，上前牙区牙槽嵴略有倒凹。对该患者的处理正确的是
　　A. 手术修整双侧上颌结节后制作全口义齿
　　B. 手术修整单侧上颌结节，缓冲对侧义齿基托
　　C. 不做手术，缓冲双侧义齿基托
　　D. 手术修整上颌前牙区倒凹
　　E. 不做手术，改变义齿就位方向

309. 某患者，24 缺失，设计 35 修复 4，3 修复 2 的固定桥，该种固定桥称
　　A. 半固定桥　　　　　　B. 双端固定桥
　　C. 单端固定桥　　　　　D. 复合固定桥
　　E. 种植固定桥

310. 试排牙时发现，义齿的形态大小与患者的面部形态相称，口微闭时上前牙切缘与上唇平齐，上尖牙远中面位于口角，此时应该
　　A. 换小号上前牙　　　　B. 换大号上前牙
　　C. 抬高上前牙　　　　　D. 降低上前牙
　　E. 不必修改

311. 某患者，6 缺失，5 深龋已穿髓，设计双端固定桥修复，首先最重要的处理是
　　A. 57 牙体预备　　　　B. 5 根管治疗
　　C. 取研究模型　　　　　D. 拔除 5
　　E. 不需做任何处理

312. 患者，男，58 岁，6 隐裂，有牙髓症状，牙冠短，咬合紧，根管治疗后，适宜的修复是
　　A. 7/8 冠　　　　　　　B. 高嵌体
　　C. 烤瓷全冠　　　　　　D. 铸造全冠
　　E. 锤造全冠

313. 某患者，21|12 缺失，间隙正常，患者牙弓较平，咬合关系正常，X 线片检查 3|3 牙根粗大，牙周组织健康，

患者要求行固定义齿修复，最佳设计为
　　A. 3|3 做基牙的双端固定桥
　　B. 43|34 做基牙的双端固定桥
　　C. 3|34 做基牙的双端固定桥
　　D. 43|3 做基牙的双端固定桥
　　E. 543|34 做基牙的双端固定桥

314. 患者，73 岁，上下无牙颌，全口义齿修复 3 年余，自觉义齿固位不佳，应采取的措施为
　　A. 全面检查，进行必要的调𬌗和重衬处理
　　B. 调𬌗
　　C. 组织面重衬
　　D. 修整基托
　　E. 重新制作全口义齿

315. 某患儿，12 岁，6 远中缺损 3mm。牙医决定对此牙进行修复，目的是
　　A. 防止 6 后倾或后移　　B. 减少 6 的龋发病率
　　C. A 与 B 都错　　　　　D. A 与 B 都对
　　E. 以上说法都不对

316. 患者，男，22 岁，与人打斗造成 1 冠折，残根位于龈下 2mm，余留牙正常。最佳修复设计为
　　A. 残根拔除后，固定桥修复
　　B. 残根根管治疗后，行根上托牙修复
　　C. 残根根管治疗，桩核冠修复
　　D. 残根根管治疗后，将牙根牵引至合适位置后再行桩核冠修复
　　E. 残根拔除后行隐形义齿修复

317. 患者，男，65 岁，上下颌牙列缺失，行全口义齿修复。口腔检查时发现患者有习惯性下颌前伸，那么确定颌位关系时应注意
　　A. 利用旧义齿的颌位关系
　　B. 帮助下颌后退
　　C. 适当增大垂直距离
　　D. 采用患者的习惯位置
　　E. 牙槽嵴的丰满度

318. 患者，女，24 岁，1 冠折 2/3，根管治疗情况良好，咬合紧，适宜的修复方法是
　　A. 金属全冠　　　　　　B. 塑料全冠
　　C. 成品桩核冠　　　　　D. 金属背板式桩冠
　　E. 钢丝弯制桩冠

319. 患者，男，45 岁，6 拟行烤瓷全冠修复。为防止颊舌向脱位而增加的辅助固位沟应放在牙冠的
　　A. 舌面　　　　　　　　B. 颊面
　　C. 邻面　　　　　　　　D. 邻颊线角
　　E. 邻舌线角

320. 患者，男，50 岁，8754|178 缺失，行可摘局部义齿修复后 3 天觉得恶心和唾液增多，下列说法不正确的是
　　A. 基托后缘伸展不够
　　B. 基托后缘与黏膜不贴合
　　C. 可适当磨改基托后缘

D. 坚持戴用义齿，逐渐习惯，唾液分泌过多现象可消失

E. 可进行重衬

321. 患者，女，13 岁，$\underline{1}$冠折近 1/3，叩痛（－），无松动，无变色。X 线片示已行完善根充。最宜的治疗方案是

A. 置树脂桩后恢复前牙外形及美观

B. 直接树脂恢复前牙外形及美观

C. 置纤维桩后恢复前牙外形及美观

D. 置纤维桩后冠修复

E. 暂不修复

322. 患者，男，20 岁，主诉食物嵌塞数月，伴冷热敏感。口内检查发现，$\overline{6}$远中邻面龋，冷测（＋），叩痛（－），无松动，X 线片示：$\overline{6}$远中邻面中龋。推荐适宜的治疗方式是

A. 复合树脂充填　　　B. 银汞直接充填

C. 嵌体修复　　　　　D. 根管治疗

E. 先根管治疗后冠修复

323. 患者，男，$\overline{7}$牙髓坏死，经根管治疗后以金属烤瓷全冠修复，在牙体预备取模后至金属烤瓷冠初戴之间，尚需

A. 用塑料全冠做保护性修复

B. 用金属全冠做保护性修复

C. 用牙龈保护剂保护牙龈

D. 瓷全冠做保护性修复

E. 不做任何处理

324. 某患者，$\overline{6}$缺失，$\overline{7}$近中倾斜移位，欲行固定桥修复，可采用的方法除了

A. $\overline{7}$采用改良近中 3/4 冠固位体

B. $\overline{7}$先正畸治疗矫正

C. 双套冠

D. 单端桥

E. $\overline{7}$根管治疗

325. 某患者，$\underline{2}$缺失，拟以$\underline{3}$为基牙作单端固定桥，不适用于

A. 缺牙间隙小　　　　B. 缺牙间隙大

C. 前牙浅覆𬌗　　　　D. 前牙开𬌗

E. $\underline{3}$有邻面浅龋

326. 固定义齿桥体刚性不够时会产生

A. 基牙扭曲移位　　　B. 连接部位断裂

C. 桥体挠曲反应　　　D. 固定义齿移动

E. 固定义齿下沉

327. 患者，男，38 岁。$\overline{8}$重度伸长，无对颌牙。上颌对应位置牙龈红肿，可见咬合印记。合理的处理方式是

A. $\overline{8}$𬌗面调磨

B. $\overline{8}$根管治疗后截冠

C. 拔除$\overline{8}$

D. $\overline{8}$截冠后，上颌活动修复$\overline{8}$

E. $\overline{8}$全冠修复

328. 患者，$\underline{1}$严重扭转并伴有唇侧倾斜，牙体组织及牙周健康，最佳的治疗方案为

A. 拔除后可摘局部义齿修复

B. 拔除后固定桥修复

C. 拔除后种植义齿修复

D. 根管治疗后桩冠修复

E. 根管治疗后覆盖义齿修复

329. 某患者，$\overline{6}$缺失，行双端固定桥修复。由于基牙较敏感，先试戴 1 周，采用的粘固剂最好是

A. 磷酸锌粘固剂　　　　B. 树脂粘固剂

C. 玻璃离子粘固剂　　　D. 氧化锌丁香油粘固剂

E. 牙胶尖

330. 患者，女，23 岁，前天不慎将上前牙摔伤，因为工作需要，要求即刻修复，检查无遗留残根及异常，目前应选择何种修复方式

A. 固定义齿修复

B. 过渡性固定义齿修复

C. 可摘局部义齿过渡性修复

D. 种植牙修复

E. 再植牙修复

331. 患者，男，40 岁，$\overline{6}$缺失，间隙正常，$\overline{7}$舌侧倾斜较大，最佳的设计方案是

A. $\overline{5}$做全冠的单端固定桥

B. $\overline{45}$做联冠的单端固定桥

C. $\overline{5}$做全冠，$\overline{7}$做颊面牙体预备的 3/4 冠双端固定桥

D. $\overline{5}$做全冠，$\overline{7}$面放置𬌗支托

E. $\overline{57}$做全冠的双端固定桥

332. 患者，男，39 岁，$\overline{32}$缺失十年余，缺牙间隙较小，邻牙及其咬合正常。患者要求短时、保守性修复，而且不希望修复体带有金属卡环，较为理想的设计是

A. 种植牙修复

B. 隐形义齿修复

C. 固定桥修复

D. $\overline{4|4}$上带有直接固位体的活动义齿修复

E. 正畸治疗

333. 患者，男，84 岁，上颌$\underline{8|48}$缺失，下面叙述正确的是

A. 上颌为肯氏第二类第一亚类牙列缺损

B. 上颌为肯氏第二类第二亚类牙列缺损

C. 上颌为肯氏第一类第一亚类牙列缺损

D. 下颌为肯氏第一类第一亚类牙列缺损

E. 下颌为肯氏第四类牙列缺损

334. 患者，$\overline{6}$缺失，间隙较大，如果行双端固定桥修复，为了减轻桥体所受的𬌗力，以下方法不正确的是

A. 减少𬌗面颊舌径　　　B. 扩大𬌗面舌外展隙

C. 加深𬌗面颊舌沟　　　D. 增加𬌗面副沟

E. 脱离𬌗接触

335. 患者，$\overline{6}$缺失，行$\overline{57}$双端固定桥修复，戴牙后 2 天复诊，诉咬合时疼痛，最可能的原因是

A. 牙龈炎　　　　　　　B. 根尖炎

C. 咬合早接触　　　　　D. 固位体边缘过长

E. 牙髓充血

336. 下列属于双面嵌体的是

A. 𬌗面嵌体　　　　　　B. 舌𬌗嵌体

C. 颈部嵌体　　　　　　D. 邻𬌗舌嵌体

E. 高嵌体

337. 关于牙体缺损的描述，错误的是

A. 影响咀嚼、发音和美观

B. 牙体硬组织外形和结构缺损

C. 造成牙形态、颜色和数目异常

D. 影响牙髓、牙周组织健康

E. 影响牙邻接和咬合

338. 容易产生无机釉的冠修复体边缘设计是

A. 刃状　　　　　　　　B. 斜面

C. 凹槽　　　　　　　　D. 带斜坡肩台

E. 直角肩台

339. 下列固定修复印模材料中，清晰度最差的是

A. 聚醚橡胶　　　　　　B. 加成型硅橡胶

C. 藻酸盐　　　　　　　D. 缩合型硅橡胶

E. 琼脂

340. 以下关于修复体粘结力的描述，正确的是

A. 修复体粘结面抛光提高粘结力

B. 粘结面积越大粘结力越强

C. 水门汀过稠提高粘结力

D. 水门汀过稀提高粘结力

E. 水门汀厚度越厚粘结力越强

B1 型题

1. （共用备选答案）

A. 树脂条　　　　　　　B. 金属成型片

C. T 形带　　　　　　　D. I 形带

E. 不需要

（1）ART 恒牙修复使用

（2）ART 乳牙修复使用

2. （共用备选答案）

A. 刃状边缘　　　　　　B. 凿状边缘

C. 凹形边缘　　　　　　D. 肩台形边缘

E. 带斜面凹形边缘

（1）铸造全冠一般为

（2）铸造金属全冠一般为

（3）金瓷冠的唇侧一般为

（4）金瓷冠的舌侧一般为

（5）塑料全冠一般为

3. （共用备选答案）

A. 基牙继发龋　　　　　B. 牙周咬合创伤

C. 牙本质敏感　　　　　D. 邻接点恢复不良

E. 早接触

（1）固定桥在戴入过程中出现疼痛，最可能的原因是

（2）固定桥粘固一段时期后出现冷热刺激痛，最可能的原因是

（3）固定桥粘固后短期内出现咬合疼痛，最可能的原因是

（4）固定桥使用一段时期后出现咬合疼痛，最可能的原因是

（5）固定桥使用后出现食物嵌塞，最可能的原因是

4. （共用备选答案）

A. 龈上 1mm 凹型肩台

B. 龈下 0.5mm 的 135° 肩台

C. 金属颈环设计

D. 平齐龈缘的直角肩台

E. 龈下刃状肩台

（1）磨牙行铸造全冠修复，基牙的边缘形态，一般选用

（2）前牙行烤瓷全冠修复，基牙的边缘形态，一般选用

5. （共用备选答案）

A. 0.5 ~ 0.75mm　　　B. 0.25 ~ 0.5mm

C. 1 ~ 1.5mm　　　　　D. 2.0mm

E. 0.5mm

（1）卡环臂进入倒凹一般为

（2）铸造卡环一般安放在倒凹区的深度为

（3）𬌗支托厚度一般为

（4）塑料基托一般要求厚度为

（5）金属基托要求厚度为

6. （共用备选答案）

A. 0.3 ~ 0.4mm　　　B. 3 ~ 4mm

C. 4 ~ 6mm　　　　　D. 6mm

E. 7mm 以下

（1）口底到龈缘的距离为多少时常用舌板

（2）侧腭杆应离开龈缘

（3）前腭杆到龈缘的距离

（4）舌杆到龈缘的距离

（5）斜坡型者舌杆应离开黏膜

7. （共用备选答案）

A. 盖嵴式桥体　　　　　B. 悬空式桥体

C. 船底式桥体　　　　　D. 接触式桥体

E. 改良盖嵴式

（1）与牙槽嵴黏膜不接触以自洁的桥体类型是

（2）上颌牙固定桥修复而牙槽嵴吸收较多者选择

（3）对牙槽嵴黏膜有按摩作用的桥体类型是

（4）可以防止食物进入龈端，自洁作用好，感觉舒适的桥体设计类型是

8. （共用备选答案）

A. 近缺牙区的倒凹区小，非倒凹区大，而远缺牙区的倒凹区大，非倒凹区小

B. 近缺牙区的倒凹区大，非倒凹区小

C. 倒凹区与非倒凹区均大

D. 倒凹区均大，非倒凹区均小

E. 倒凹区均小，非倒凹区均大

（1）Ⅰ 型观测线

（2）Ⅱ 型观测线

（3）Ⅲ 型观测线

9. （共用备选答案）

　　A. 1/4　　　　　　　　　B. 1/3

　　C. 2/3　　　　　　　　　D. 1/5

　　E. 1/2

（1）桩在牙槽骨内的长度应大于根在牙槽骨内总长度的

（2）鸠尾峡的宽度应为前磨牙殆面近远中径的

（3）鸠尾峡的宽度应为磨牙殆面近远中径的

（4）桩的直径一般为根直径的

10. （共用备选答案）

　　A. 1mm　　　　　　　　B. 1.5mm

　　C. 2mm　　　　　　　　D. 2.5mm

　　E. 3mm

（1）金属烤瓷固定桥桥体支架应留瓷层厚度为

（2）金属烤瓷固定桥桥体金属龈端与牙槽嵴黏膜之间至少为瓷层留有间隙为

（3）悬空式桥体与牙槽嵴黏膜之间应留有间隙为

A3/A4 型题

1. （共用题干）某患者，876|5678 缺失，|4 无松动，无龋。牙槽嵴丰满，铸造支架式义齿，5|4 远中殆支托，三臂卡固位体，舌杆大连接体。义齿戴用 1 周后，主诉基托压痛，基牙咬合痛。口腔内检查发现：舌系带根部小溃疡，左侧下颌隆突处黏膜红肿，|4 叩痛（＋），义齿各部分密合，咬合不高。

（1）系带根部有小溃疡的原因是

　　A. 义齿下沉　　　　　　B. 舌杆未缓冲

　　C. 舌杆位置过低　　　　D. 义齿摘戴困难

　　E. 义齿前后翘动

（2）左侧下颌隆突压痛的处理方法是

　　A. 调殆

　　B. 义齿基托边缘磨除

　　C. 义齿基托组织面相应处缓冲

　　D. 义齿基托组织面重衬

　　E. 调整|4 卡环的固位力

（3）基牙疼痛的原因是

　　A. 咬合干扰　　　　　　B. 牙周病

　　C. 根尖周病　　　　　　D. 受力过大

　　E. 牙本质过敏

2. （共用题干）患者，男，61 岁，|3456 缺失，以|27 作为基牙行可摘局部义齿修复 3 周余，自诉义齿压痛。检查可见：基牙以双臂卡环为固位体，义齿承托区黏膜红肿。

（1）引起义齿压痛的原因是

　　A. 存在咬合高点

　　B. 义齿翘动

　　C. 基托伸展不够

　　D. 基托组织面不密合

　　E. 基牙无支持作用，义齿下沉

（2）该义齿的问题不包括

　　A. 卡环无支持作用　　　B. 缺乏间接固位体

　　C. 支承线过短　　　　　D. 单一的黏膜支持式

　　E. 以上都对

（3）如采用间接固位体，其形式包括

　　A. 双臂卡　　　　　　　B. 殆支托

　　C. 连续卡环　　　　　　D. 金属舌板

　　E. 金属舌杆

（4）解决该义齿问题的方法是

　　A. 调磨咬合　　　　　　B. 调整卡环

　　C. 加大基托　　　　　　D. 重新设计修复

　　E. 调整义齿边缘

（5）若在右侧设计联合卡环，下列描述错误的是

　　A. 位于相邻两基牙上

　　B. 属于锻丝卡环

　　C. 卡环体与殆支托相连

　　D. 适用于牙间食物嵌塞牙

　　E. 属于铸造卡环

3. （共用题干）患者，女，28 岁，覆盖 12mm，闭口时上前牙咬到下唇前侧。现 5| 发生冠折，颊侧断缘位于龈上 1mm，舌侧断缘位于龈上 3mm。X 线片示，已行良好根管治疗。无其他异常。

（1）请为该患者选择合适的修复治疗方案

　　A. 嵌体　　　　　　　　B. 高嵌体

　　C. 部分冠　　　　　　　D. 全冠

　　E. 桩核冠

（2）若|4 需行全冠修复，牙髓活力正常，行牙体预备后，需戴用暂时冠的最主要理由是

　　A. 美观　　　　　　　　B. 功能

　　C. 护髓　　　　　　　　D. 治疗程序的需要

　　E. 防止邻牙倾斜

4. （共用题干）患者，女，63 岁，全口牙列缺失，要求修复。

（1）若患者对基托材料过敏，应首先推荐哪种修复方法

　　A. 种植全口义齿

　　B. 活动全口义齿

　　C. 种植体支持的覆盖义齿

　　D. 金属基托的全口义齿

　　E. 暂不修复

（2）若患者上颌牙槽嵴低平，多次修复义齿固位差，但患者身体和经济状况良好，应选用哪种修复方法

　　A. 采用全口义齿修复，通过形成良好的磨光面外形增加固位

　　B. 采用金属基托的全口义齿修复

　　C. 全口义齿内加增力丝

　　D. 行唇颊沟加深术和牙槽嵴重建术后进行全口义齿修复

　　E. 调整义齿边缘

（3）若发现患者牙槽嵴上有明显的骨尖，应怎么处理

　　A. 不处理，待其自然吸收

　　B. 在义齿基托组织面进行缓冲

　　C. 手术去除

　　D. 增大基托面积，分散殆力

E. 减少义齿与对颌牙的接触面积

（4）若患者上颌前部牙槽嵴上被一种松软可移动的软组织所覆盖，应怎么处理
  A. 对义齿固位没有影响，不处理
  B. 选用合适的有孔个别托盘取模
  C. 增大基托面积，提高固位力
  D. 减少义齿与对𬌗牙的接触面积，以缓解不适
  E. 手术切除

（5）患者身体和经济状况良好，但上颌牙槽嵴低平，且腭侧见 2cm×2cm 白色损害，此时应怎么处理
  A. 直接全口义齿修复
  B. 行唇颊沟加深术和牙槽嵴重建术后进行全口义齿修复
  C. 采用种植体固位的覆盖义齿
  D. 用种植体固位的套筒冠义齿修复
  E. 先治疗白色损害，暂不修复

5.（共用题干）患者，男，戴用全口义齿 1 周后，复诊自诉义齿易脱落。

（1）询问病史时，最需要了解的是
  A. 过去是否戴义齿
  B. 是否有压痛
  C. 每天戴义齿多长时间
  D. 什么情况下义齿脱落
  E. 是否有偏侧咀嚼习惯

（2）若患者说明口腔不运动时，义齿易脱落，可能的原因是
  A. 义齿边缘过度伸展
  B. 系带处未缓冲
  C. 义齿咬合不平衡
  D. 基托与边缘不密合或边缘伸展不足
  E. 垂直距离过高

（3）在行口腔检查时，发现患者牙槽嵴低平，导致义齿易松脱，若经济条件允许，应
  A. 重新制作义齿
  B. 改行种植全口义齿修复
  C. 在义齿基托组织面进行缓冲处理
  D. 义齿重衬
  E. 调整基托长度

（4）若患者说明大张口或下颌左右晃动时义齿脱落，检查时喙突有压痛，可能原因是
  A. 系带缓冲不足
  B. 基托边缘过长
  C. 边缘伸展不足
  D. 上颌义齿后部颊侧基托太厚
  E. 义齿磨光面抛光不够

（5）若患者说明咀嚼、吞咽时义齿易脱落，可能原因是
  A. 义齿排列不整齐　　B. 正中关系不正确
  C. 垂直距离不足　　　D. 存在𬌗干扰
  E. 义齿边缘伸展不足

6.（共用题干）患者，男，46 岁，6̄ 可见大面积银汞充填，远中食物嵌塞，冷热（－），X 线片显示已行完善的根管治疗。

（1）修复问诊要了解的问题，除了
  A. 此牙以前的治疗情况
  B. 治疗的效果如何
  C. 牙体缺损的原因
  D. 患者的要求
  E. 为什么用银汞合金充填

（2）为确定修复方案，要检查的主要内容不包括
  A. 缺损情况　　　　　B. 口腔黏膜情况
  C. 咬合情况　　　　　D. 牙髓治疗情况
  E. 邻接接触情况

（3）食物嵌塞的可能原因为
  A. 邻接接触不良
  B. 𬌗平面与邻牙不一致
  C. 𬌗面外形不良
  D. 邻间乳头萎缩
  E. 包括以上各项

（4）决定此牙修复设计的因素，除了
  A. 缺损大小　　　　　B. 牙髓情况
  C. 患者要求　　　　　D. 患者性别
  E. 患者经济情况

（5）如果此牙为死髓牙，牙冠缺损 3/4，未行根管治疗，根长大，牙槽骨良好。最佳的治疗方案为
  A. 根管治疗后全冠修复
  B. 根管治疗后铸造桩核加全冠修复
  C. 根管治疗后银汞充填加全冠修复
  D. 根管治疗后嵌体修复
  E. 根管治疗后高嵌体修复

7.（共用题干）患者，男，40 岁，因龋坏拔除 7̄，要求修复。

（1）若检查见 8̄ 健康且位置正常，6̄ 健康，咬合、牙周情况良好，最佳修复方案是
  A. 6̄| 单端固定桥　　B. 8̄6̄| 双端固定桥
  C. 8̄6̄5̄| 双端固定桥　　D. 6̄5̄| 单端固定桥
  E. 活动桥修复

（2）若检查发现 8̄ 缺失，6̄5̄ 健康，咬合、牙周情况良好，最佳修复方案是
  A. 6̄| 单端固定桥　　B. 8̄6̄| 双端固定桥
  C. 8̄6̄5̄| 双端固定桥　　D. 6̄5̄| 单端固定桥
  E. 活动桥修复

（3）若检查见 8̄ 健康且位置正常，6̄ 𬌗面至远中邻面深龋，持续性钝痛，最佳修复方案是
  A. 6̄| 根管治疗后行 7̄6̄| 单端固定桥修复
  B. 6̄| 根管治疗后 7̄6̄5̄| 单端固定桥修复
  C. 6̄| 根管治疗后桩核＋ 8̄7̄6̄| 双端固定桥修复
  D. 6̄| 根管治疗后桩核＋ 7̄6̄5̄| 单端固定桥修复
  E. 暂不修复

(4) 做后牙桩可选择的方案是
    A. 成品金属桩
    B. 间接法取模制作桩核
    C. 制作分瓣桩核蜡型
    D. 以上均可
    E. 以上均不可

(5) 固定桥选择带桩核的根桩固位体，其优越性在于
    A. 提高固位力
    B. 更容易获得共同就位道
    C. 制作简单
    D. A + B
    E. A + B + C

8. （共用题干）患者，女，71 岁。$\overline{48}|\overline{45}$ 缺失，缺牙区牙槽嵴丰满，余留牙唇颊侧牙槽骨隆突。拟行可摘局部义齿修复。

(1) $\overline{4}|\overline{4}$ 最适合选用的卡环类型是
    A. RPI 卡环   B. 三臂卡环
    C. 对半卡环   D. 连续卡环
    E. RPA 卡环

(2) 义齿左侧可采用
    A. 回力卡环   B. RPA 卡环
    C. 间隙卡环   D. 连续卡环
    E. RPI 卡环

第十八章　口腔颌面医学影像诊断学

A1／A2 型题

1. 必须用 X 线片检查诊断的疾病是
    A. 咬合面龋   B. 急性牙髓炎
    C. 慢性牙髓炎   D. 急性根尖周炎
    E. 慢性根尖周炎

2. 牙周病变波及根分叉区，探针能通过根分叉区，但根分叉区仍被牙龈覆盖，X 线片见该区骨质消失呈透射区，此时确定根分叉病变程度为
    A. Ⅰ度   B. Ⅱ度
    C. Ⅲ度   D. Ⅳ度
    E. Ⅴ度

3. 唾液腺造影的禁忌证是
    A. 唾液腺急性炎症期间
    B. 患有出血性疾患
    C. 使用抗凝血药物
    D. 开口受限
    E. 腺体外肿物

4. 关于根尖片所示正常影像，不正确的描述是
    A. 牙骨质与牙本质有明显区别
    B. 年轻人牙髓腔宽大
    C. 髓腔为低密度影像
    D. 密度最高的组织是牙釉质
    E. 牙槽突高度应达到牙颈部

5. X 线片上拔牙窝的影像完全消失至出现正常骨结构的时间是在牙拔除后约
    A. 6～8 周   B. 3～6 个月
    C. 7～10 个月   D. 11～12 个月
    E. 1 年以上

6. 拍摄下颌骨多发性骨折的 X 线片，最好的投照位置是
    A. 下颌骨后前位   B. 下颌骨斜侧位
    C. 下颌咬合片   D. 曲面断层片
    E. 下颌支切线位

7. 根尖周肉芽肿的典型 X 线片表现是

    A. 根尖周密度减低区，边界清楚
    B. 根尖周密度减低区，边界模糊
    C. 根尖周密度减低区，边界清楚，无密质骨白线
    D. 根尖周密度减低区，边界清楚，有密质骨白线
    E. 根尖周锐利的密度减低区，密度不均匀

8. 唾液腺良性肿瘤造影的特征性表现是
    A. 导管粗细不均，呈腊肠状
    B. 导管移位，呈抱球状
    C. 造影剂外溢，呈点状或片状
    D. 导管变细
    E. 腺泡充盈缺损

9. 不适合用作牙周炎影像学检查方法的是
    A. 根尖片
    B. 𬌗翼片
    C. 下颌横断𬌗片
    D. 曲面体层片
    E. 根尖片数字减影技术

10. 骨纤维异常增殖症典型 X 线表现是
    A. 骨膜成骨呈日光放射状排列
    B. 大小不等的圆形或椭圆形透影区
    C. 不规则骨质破坏
    D. 单囊透影区
    E. 毛玻璃样改变

11. 根尖片分角线投照技术，要求 X 线中心线
    A. 与地面平行
    B. 垂直于牙体长轴与胶片的分角线
    C. 平行于咬合平面与听口线的分角线
    D. 与听眶线平行
    E. 与咬合平面垂直

12. 颞下颌关节侧斜位片上，关节间隙的宽度为
    A. 上间隙最宽，前间隙及后间隙等宽
    B. 上间隙、前间隙及后间隙宽度相等
    C. 上间隙最宽，后间隙次之，前间隙最窄
    D. 上间隙最宽，前间隙次之，后间隙最窄

E. 后间隙最宽，上间隙次之，前间隙最窄

13. 疑有上颌骨骨折时，最常用的 X 线检查方法是

    A. 上颌前部𬌗片　　　　　B. 华特位片

    C. 许勒位片　　　　　　　D. 颅底位片

    E. 曲面体层片

14. 成釉细胞瘤 X 线片上的典型表现为

    A. 呈单房型，圆形或卵圆形

    B. 骨质膨胀，密质骨消失

    C. 呈多房型，房差悬殊，牙根呈锯齿状吸收

    D. 可含牙

    E. 邻牙被推移位或脱落

15. 唾液腺造影检查的禁忌证为

    A. 急性化脓性腮腺炎　　　B. 外伤性涎瘘

    C. 阴性涎石症　　　　　　D. 腮腺恶性肿瘤

    E. 腮腺慢性反复肿胀

16. 患者，男，28 岁，右侧下颌化脓性中央性颌骨骨髓炎，X 线片上出现骨质破坏表现约在发病后

    A. 1 周　　　　　　　　　B. 2～4 周

    C. 5～6 周　　　　　　　D. 7～8 周

    E. 9 周

17. 患者，女，30 岁，右下颌后牙肿痛一周伴开口受限。检查开口度 25mm，右下颌智齿阻生，周围软组织肿胀。此时 X 线检查的目的是了解

    A. 有无骨膜反应性增生　　B. 有无软组织阻力

    C. 有无边缘性骨髓炎　　　D. 阻生牙的牙根形态

    E. 有无瘘道形成

18. 患者，男，25 岁，双侧腮腺区肿痛不适 3 年，时大时小。腮腺造影片显示主导管扩张、变形似腊肠状，末梢导管不规则扩张，可能的诊断是

    A. 腮腺结核　　　　　　　B. 腮腺恶性肿瘤

    C. 腮腺良性肥大　　　　　D. 慢性阻塞性腮腺炎

    E. 舍格伦综合征

19. 患者，女，49 岁，因左下牙疼痛 2 个月、下唇麻木 3 周就诊。专科检查见左下唇较对侧感觉迟钝，|345 松动 Ⅱ 度，无龋坏。全景片示左下颌体区见一 2cm×3cm 的边界不清的密度减低区，牙根有吸收。根据以上临床表现，最可能的诊断是

    A. 下颌骨骨髓炎　　　　　B. 成釉细胞瘤

    C. 角化囊肿　　　　　　　D. 含牙囊肿

    E. 中央性颌骨癌

20. 患者，女，35 岁，自诉后牙松动来院求治，检查发现 |6 一根分叉完全暴露，水平方向可穿通，X 线片示：牙根周围明显骨丧失。对其根分叉病变分类正确的是

    A. 二类根分叉病变　　　　B. 一类根分叉病变

    C. 三类根分叉病变　　　　D. 四类根分叉病变

    E. 五类根分叉病变

21. 牙科 X 线片中，阻射 X 线最强的组织是

    A. 牙髓　　　　　　　　　B. 牙骨质

    C. 牙本质　　　　　　　　D. 牙釉质

    E. 牙槽骨

B1 型题

1.（共用备选答案）

    A. 华特位片　　　　　　　B. 下颌横断𬌗片

    C. 下颌前部𬌗片　　　　　D. 曲面体层片

    E. 下颌骨侧斜位片

（1）下颌骨多发骨折首选

（2）下颌下腺导管结石首选

（3）上颌骨骨折应选择

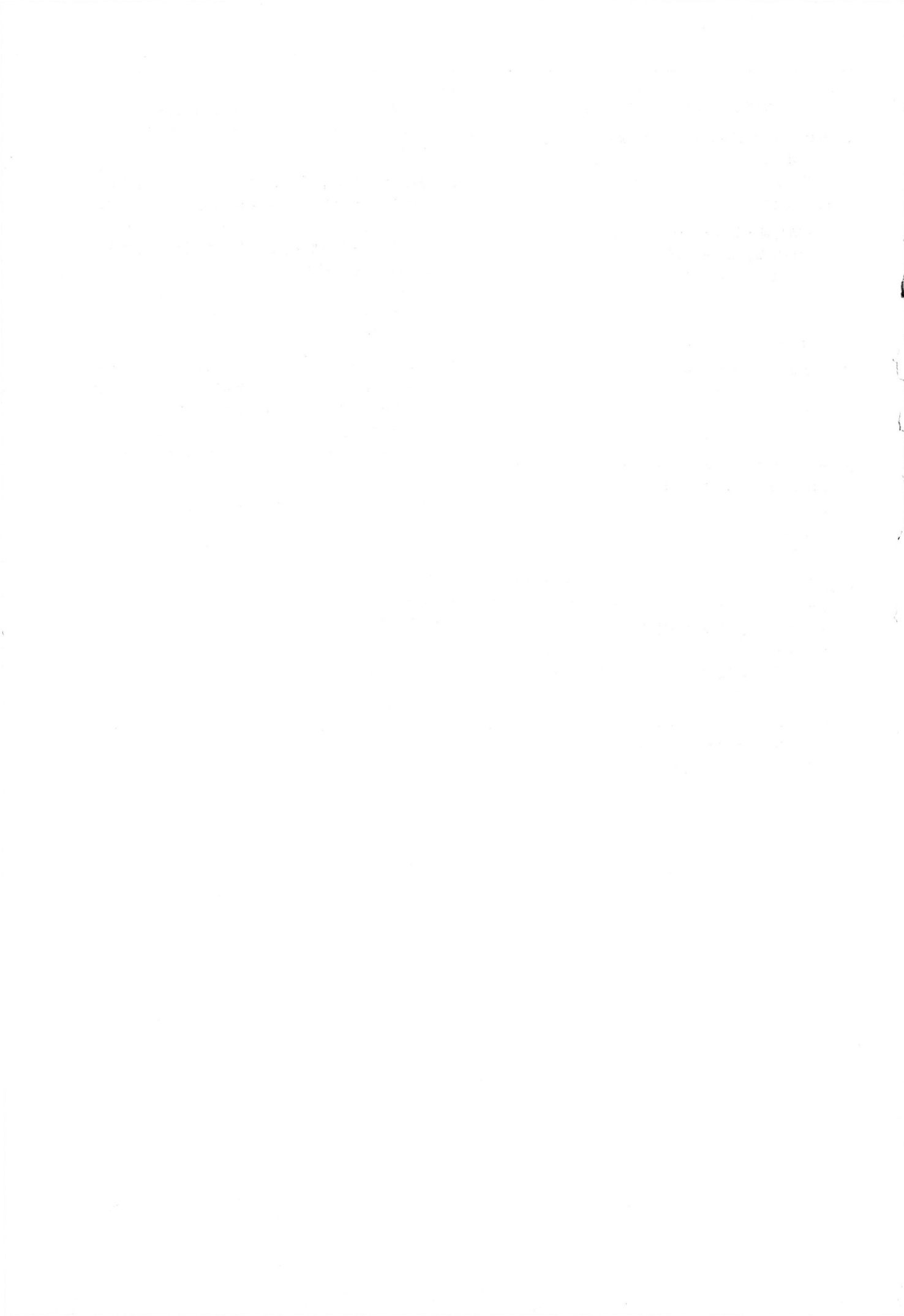

国家医师资格考试用书

口腔执业助理医师资格考试通关2000题

通关试题答案和精选解析

中国健康传媒集团

中国医药科技出版社

目　录

通关试题答案和精选解析

第一章　口腔组织病理学

【答案】

A1/A2 型题

1. D	2. E	3. B	4. D	5. C	6. B	7. C
8. E	9. C	10. D	11. E	12. E	13. A	14. C
15. E	16. B	17. B	18. D	19. C	20. E	21. B
22. A	23. D	24. A	25. B	26. C	27. B	28. C
29. A	30. A	31. E	32. B	33. C	34. A	35. E
36. B	37. A	38. D	39. D	40. B	41. E	42. D
43. A	44. B	45. D	46. E	47. A	48. E	49. B
50. D	51. B	52. E	53. C	54. E	55. C	56. B
57. E	58. E	59. B	60. D	61. C	62. E	63. D
64. C	65. C	66. A	67. D	68. E	69. D	70. B
71. E	72. B	73. A	74. C	75. E	76. C	77. C
78. C	79. E	80. C	81. B	82. B	83. D	84. E
85. D	86. D	87. E	88. B	89. B	90. A	91. C
92. C	93. C	94. A	95. D	96. C	97. A	98. E
99. A	100. A	101. C	102. D	103. A	104. D	105. D
106. B	107. C	108. A	109. C	110. B	111. D	112. E
113. D	114. D	115. B	116. A	117. B	118. D	119. E
120. A	121. D	122. B	123. A	124. B	125. C	126. C
127. C	128. D	129. D	130. E	131. E		

B1 型题

1.（1）A（2）B（3）D
2.（1）B（2）E（3）D（4）C（5）A
3.（1）C（2）A（3）B
4.（1）D（2）A（3）C（4）B
5.（1）A（2）B（3）D（4）C
6.（1）A（2）D（3）B（4）C
7.（1）B（2）C
8.（1）D（2）A（3）C
9.（1）B（2）C
10.（1）E（2）C（3）D

【解析】

A1/A2 型题

1. 牙本质龋由病损深部向表面可分为 4 层。

（1）透明层：又称硬化层，为牙本质龋最早出现的改变。由于变性的牙本质小管内矿物盐沉着，管壁被封闭，呈透明状。

（2）脱矿层：位于透明层表层，细菌入侵之前，酸扩散引起脱矿。此层小管形态仍然比较完整，可有色素沉着。

（3）细菌侵入层：位于脱矿层表面，细菌侵入小管并繁殖，使小管扩张呈串珠状。小管破坏形成裂隙。

（4）坏死崩解层：是牙本质龋损的最表层，牙本质完全破坏崩解，覆盖坏死崩解组织和细菌等。

2. 慢性增生性牙髓炎多见于儿童及青少年，根尖孔粗大，牙髓血运丰富。慢性炎症性的牙龈组织过度增生，又称牙髓息肉。病理变化：增生的炎性肉芽组织充填龋洞。表面为炎性渗出物和坏死组织，深部为新生的毛细血管、成纤维细胞和散在的淋巴细胞、浆细胞、巨噬细胞、中性粒细胞浸润。表面可覆盖上皮。

3. 牙周炎的发展是一个连续过程，分为 4 期。

（1）始发期：龈沟区的沟内上皮与结合上皮周围表现为急性渗出性炎症反应。

（2）早期病变：结合上皮周围白细胞增多，上皮下结缔组织内出现大量淋巴细胞浸润，主要为 T 细胞。结合上皮开始增殖。

（3）病损确立期：结合上皮及袋壁上皮内仍有较多的中性粒细胞，上皮下可见大量淋巴细胞浸润，主要为 B 淋巴细胞。结合上皮继续向根方增殖，形成牙周袋。此期内无明显的牙槽骨吸收破坏，是临床治疗的关键时期。

（4）进展期：结合上皮继续加深，形成深牙周袋。牙槽骨吸收破坏明显，破骨细胞极为活跃。临床出现典型的牙周溢脓、牙齿松动等牙周炎症状。

4. 慢性增生性牙髓炎根据构成成分不同，可将其分为溃疡型和上皮型。上皮型慢性增生性牙髓炎表现为：牙髓组织呈息肉状经穿髓孔突出，探之不易出血。镜下见息肉由大量成纤维细胞和胶原纤维构成，伴散在的慢性炎细胞浸润，其表面被覆复层扁平上皮。

5. 朗格汉斯细胞组织细胞增生症，又称朗格汉斯细胞病、组织细胞增生症或嗜酸性肉芽肿等，是朗格汉斯细胞的肿瘤性增生。本组疾病包括嗜酸性肉芽肿、汉－许－克病及勒－雪病3种类型。

（1）嗜酸性肉芽肿：临床上为慢性局限型，好发于儿童及青少年，男性多见。口腔病变常侵犯颌骨及牙龈。X线片显示溶骨性破坏或穿凿性破坏。以颌骨中心破坏为主或以牙槽骨破坏为主，也可发生广泛性破坏。临床易误诊为恶性肿物、坏死性龈炎、牙周病、骨髓炎、颌骨肿瘤或囊肿。单骨病变一般预后良好，多发性病变治疗后易复发。

（2）汉－许－克病：临床上为慢性播散型，易发于3岁以上的儿童，男性多见。一般发病迟缓，病程较长，常为多骨性病变及骨外病变。本病可出现三大特征，即：颅骨病变、突眼和尿崩症。X线片可见颅底呈不规则的穿凿性破坏。

（3）勒－雪病：临床上为急性播散型，发病为3岁以内的婴幼儿。病程为急性或亚急性，有广泛的内脏器官受累。X线片可见颅骨及长骨有明显的骨质破坏。

病理变化：由增生的朗格汉斯细胞及浸润的嗜酸性粒细胞和其他炎症细胞组成。嗜酸性肉芽肿中有大量嗜酸性粒细胞；汉－许－克病中可见大量泡沫细胞；勒－雪病中，朗格汉斯细胞大量增生，出现较多异形核及核分裂象，但无泡沫细胞。电镜下，可见特征性的朗格汉斯颗粒，又称Birbeck颗粒。

6. 上皮异常增生可发生以下变化：①上皮基底细胞极性消失；②出现一层以上基底样细胞；③核浆比例增加；④上皮钉突呈滴状；⑤上皮层次紊乱；⑥有丝分裂象增加；⑦上皮浅表1/2出现有丝分裂；⑧细胞多形性；⑨细胞核浓染；⑩核仁增大；⑪细胞黏着力下降；⑫在棘细胞层出现单个或成团细胞角化。

7. 鳞状细胞癌是口腔中最常见的恶性肿瘤。

（1）肉眼观察：肿瘤呈菜花状，边缘外翻，可形成溃疡。

（2）镜下观察：鳞状上皮细胞呈异型性和多形性，巢状排列，有明显的细胞间桥，出现角

化倾向，形成角化珠。肿瘤细胞浸润性生长，侵入结缔组织内呈蟹足状。

（3）口腔鳞状细胞癌分为如下3级。

Ⅰ级：角化珠多，细胞间桥明显，核分裂少见，细胞核多形性不明显。

Ⅱ级：角化珠少见，细胞间桥不显著，核分裂象可见，细胞核多形性较明显。

Ⅲ级：角化珠罕见，无细胞间桥，核分裂象较多，细胞及细胞核多形性明显，可见多核瘤巨细胞。

8. 牙周膜主纤维分布在整个牙周间隙内，一端埋入牙骨质，另一端埋入牙槽骨，仅在牙颈部游离分布在牙龈固有层中。由于主纤维所在的部位和功能不同，其排列方向也不同。自牙颈部向根尖可分为下列5组。

（1）牙槽嵴组：起于牙槽嵴顶，呈放射状向牙冠方向走行，止于牙颈部的牙骨质。邻面无此纤维。其功能是将牙齿向牙槽窝内牵引，对抗侧向力，保持牙齿直立。

（2）水平组：呈水平方向分布，一端埋入牙骨质，另一端埋入牙槽骨，是维持牙齿直立的主要力量，并与牙槽嵴组共同对抗侧向力。

（3）斜行组：是牙周膜中数量最多、力量最强的一组纤维，向根方倾斜45°，埋入牙槽骨的一端近牙颈部，附着牙骨质一端近根尖部，将牙悬吊在牙槽窝内。

（4）根尖组：起于根尖区牙骨质，呈放射状止于根尖周围的牙槽骨。固定牙根尖，保护进出根尖孔的血管和神经。

（5）根间组：只存在于多根牙，起自根分叉处的牙根间骨隔顶，止于根分叉区牙骨质。

9. 牙周膜细胞包括如下几种。

（1）成纤维细胞：是数量多、功能上最重要的细胞。与胶原纤维的合成及吸收有关。

（2）成牙骨质细胞：分布在邻近牙骨质的牙周膜中，功能是合成牙骨质。

（3）上皮剩余：在牙周膜中，邻近牙根表面的纤维间隙中可见到小的上皮条索或上皮团，与牙根表面平行排列，是上皮根鞘残留下来的上皮细胞。光镜下细胞较小，立方或卵圆形，胞质少，嗜碱染色。受炎症刺激可形成颌骨囊肿和牙源性肿瘤。

（4）成骨细胞和破骨细胞：①成骨细胞：形态立方状，胞核大，核仁明显，胞质嗜碱性，静止期为梭形。②破骨细胞：是多核巨细胞，胞

核数目不等，胞质嗜酸性，位于骨吸收陷窝内。当骨吸收停止时，破骨细胞消失。

（5）未分化间充质细胞：可分化为成骨细胞、成牙骨质细胞和成纤维细胞，在牙周膜的更新中起重要作用。

10. 特殊黏膜即舌背黏膜。上皮为复层鳞状上皮，无黏膜下层，有许多舌肌纤维分布于固有层，舌黏膜表面有丝状乳头、菌状乳头、轮廓乳头和叶状乳头。

（1）丝状乳头：数量最多，遍布于舌背，舌尖部最多；丝状乳头体积较小，尖端多向后方倾斜，末端具有毛刷样突起。

（2）菌状乳头：数量较少，分散于丝状乳头之间，位于舌尖和舌侧缘，色泽较红，呈圆形头大颈细的突起状，上皮较薄，表层无角化，固有层血管丰富，因而呈红色。有的菌状乳头的上皮内可见少数味蕾，有味觉感受作用。

（3）轮廓乳头：体积最大，数目最少，有8~12个，沿舌沟前方排成一列。呈矮柱状，每个乳头的四周均有深沟（轮廓沟）环绕。此乳头表面有角化，但乳头的侧壁即轮廓沟壁上皮无角化，其上皮有许多染色浅的卵圆形小体，称味蕾。在轮廓沟底附近的舌肌纤维束间有较多的纯浆液腺，即味腺。味腺导管开口于轮廓乳头沟底，其分泌物的冲洗可清除食物残渣，溶解食物，有助于味觉发挥味觉感觉功能。

（4）叶状乳头：位于舌侧缘后部，在人类此乳头为退化器官，呈5~8条平行排列的皱襞。

（5）味蕾：是味觉感受器，为位于上皮内的卵圆形小体。主要分布于轮廓乳头靠近轮廓沟附近的侧壁上皮，其他处如菌状乳头、软腭、会厌等上皮内亦可见味蕾分布。

11. 非牙源性囊肿包括如下几种。

（1）鼻腭管囊肿：又称切牙管囊肿，来源于鼻腭管上皮剩余。临床表现：在腭中线前部出现肿胀。X线片示囊肿位于上颌骨中线，呈卵圆形或心形的放射透射区。组织病理学：鼻腭管囊肿的衬里上皮为复层鳞状上皮，或含黏液细胞的假复层纤毛柱状上皮。特征为结缔组织囊壁内含有较大的血管和神经束。

（2）鼻唇囊肿：又称鼻牙槽囊肿，是牙槽突表面近鼻孔基部的软组织囊肿。临床表现：鼻唇沟消失，鼻翼抬高，鼻孔变形。此囊肿可双侧发生。X线片不易发现。组织病理学：囊肿衬里上皮为无纤毛的假复层柱状上皮，可见复层鳞状上皮。

（3）球状上颌囊肿：临床表现：位于上颌恒侧切牙和单尖牙牙根之间。X线片表现为边界清楚的倒置的梨形放射透光区。组织病理学：囊肿的衬里上皮不一，多为复层鳞状上皮和（或）纤毛柱状上皮。

（4）鳃裂囊肿：又称颈部淋巴上皮囊肿。临床表现：位于颈上部下颌角附近，胸锁乳突肌上1/3前缘。组织病理学：囊壁内衬复层鳞状上皮，可含一些假复层柱状上皮，特征为纤维囊壁内含有大量淋巴样组织，并形成淋巴滤泡。鳃裂囊肿上皮可癌变。

（5）甲状舌管囊肿：由甲状舌导管残余上皮发生。临床表现：发生于舌盲孔与甲状腺之间的任何部位，以甲状舌骨区发生者最多见。组织病理学：囊肿内含清亮黏液样物，如继发感染则为脓性内容物。衬里上皮为假复层柱状上皮，特征为纤维囊壁含甲状腺滤泡。

（6）黏液囊肿：是黏液外渗性囊肿和黏液潴留囊肿的统称，由小涎腺导管阻塞或破裂所致。临床表现：下唇黏膜多见，大小不等。浅表者为淡蓝色，透明易破裂；深在者与周围口腔黏膜颜色一致。组织病理学：外渗性黏液囊肿为肉芽组织和结缔组织包绕的黏液湖，无上皮衬里；潴留性黏液囊肿内含有浓稠液，衬里导管上皮。

15. 在帽状期牙板与成釉器有广泛的联系，到钟状期末牙板被间充质侵入而断裂，并逐渐退化和消失，成釉器与上皮失去联系。有时有些残留的牙板上皮以上皮岛或上皮团的形式存在于颌骨或牙龈中。由于这些上皮类似于腺体，又称Serre上皮剩余。婴儿出生后不久，偶尔牙龈上出现针头大小的白色突起，即为上皮珠，俗称马牙，可自行脱落。在某些情况下，残留的牙板上皮，可成为牙源性上皮性肿瘤或囊肿的起源。

16. 腮腺浅面覆以皮肤、浅筋膜与部分颈阔肌、耳大神经分支及腮腺浅淋巴结。腮腺实质内及其深面有血管和神经穿行。通常把与腮腺深部相邻的茎突，起于茎突的肌肉，以及颈内动、静脉，舌咽、迷走、副及舌下神经等结构，称为"腮腺床"。

18. 下颌神经是混合神经，经卵圆孔出颅达颞下窝，然后分为前后两干。前干大部分为运动神经：颞深神经、嚼肌神经、翼外肌神经。前干中唯一的感觉神经是颊神经。后干分为耳颞神经、舌神经和下牙槽神经。

23. 牙胚由3部分组成：①成釉器，起源于口腔外胚层，形成釉质；②牙乳头，起源于外胚间叶组织，形成牙髓和牙本质；③牙囊，起源于外胚间叶组织，形成牙骨质、牙周膜和固有牙槽骨，牙胚的发生是口腔上皮和外胚间叶组织互相作用的结果。

27. Spee 曲线，为连接下颌切牙的切缘、尖牙的牙尖、前磨牙的颊尖以及磨牙的近、远中颊尖的连线。该连线从前向后是一条凹向上的曲线。该曲线的切牙段较平直，从尖牙向后经前磨牙至第一磨牙的远颊尖逐渐降低，然后第二、第三磨牙的颊尖又逐渐升高。

28. 萌出囊肿是指一个正在萌出的乳牙或恒牙的牙冠部，缩余釉上皮与釉质之间液体潴留而成的囊肿。

30. 成釉细胞瘤的病理分型主要是根据肿瘤的细胞学特点和排列特点。该肿瘤的基本细胞是类似于内釉上皮的柱状细胞和具有星网状分化的细胞，它们的排列有两种基本方式：滤泡样（似成釉器的细胞排列）和互相交织成网的丛状。而棘皮瘤型、颗粒细胞型和基底细胞型的命名主要是根据基本细胞的形态变异。

31. 牙本质由于矿化不均匀而有着特定的名称，因此在磨片下观察到这些结构。但脱钙后均为有机质，这种矿化差异不存在。

33. 甲状舌管囊肿可发生在舌盲孔与甲状腺之间导管经过的任何部位，以甲状舌骨区发生者最多见。

36. 牙体组织是由牙釉质、牙本质、牙骨质3种硬组织和一种软组织——牙髓构成。牙釉质覆盖在牙冠的表面，牙本质构成牙的主体，牙骨质覆盖在牙根的表面。牙中央的腔隙称为髓腔，其内充满疏松的结缔组织即牙髓组织。

37. S100 蛋白最初被认为是一种神经组织特异性蛋白，现在发现广泛存在于其他组织，如皮肤的黑色素细胞、朗格汉斯细胞、涎腺肌上皮细胞、间叶组织的软骨细胞等。所以该题只有选项A符合题意，角质形成细胞不表达S100蛋白。

38. 牙源性钙化上皮瘤又称 Pindborg 瘤。肉眼观察：颌骨膨隆，切面实性，灰白或灰黄色；可见埋伏牙。镜下观察：肿瘤由多边形上皮细胞

组成，可见清楚的细胞间桥，排列呈片状或岛状。肿瘤组织内有淀粉样物质，常呈同心圆钙化。

40. 基底细胞液化变性与上皮异常增生都属于口腔黏膜基本病理变化，是并列关系；而A、C、D、E都是上皮异常增生的具体表现，是从属关系。因此选 B。

42. 牙源性钙化囊肿在临床病理上表现为非一致性，分为囊肿型、牙源性上皮细胞瘤及牙源性上皮细胞癌三种类型。前两种类型属于良性病变，后一种属于恶性肿瘤。

43. 本题考查的是牙源性肿瘤的分类。其中B、C、D、E均为牙源性上皮性肿瘤，无诱导作用。A牙源性钙化囊肿属于牙源性上皮性和外间充质性肿瘤，存在诱导作用，可形成发育不良的牙本质。此外，另一大类由单纯性牙源性外间充质形成的牙源性肿瘤，如牙源性纤维瘤等也无诱导现象。

44. 口腔毛状白斑是最重要的与HIV感染密切相关的口腔病变之一，为发生于口腔黏膜的白色毛绒状病变。本病通常发生于舌的外侧缘，一般多为双侧。镜下可见口腔黏膜的上皮钉突肥厚并伸长，棘层明显增生，表面为厚薄不均的不全角化，呈粗糙的皱褶或绒毛状，多为过度不全角化形成的刺状突起，有时可有脱屑。靠近表层1/3的棘细胞层常可见肿大的气球样细胞，可为单个或成簇状排列。电镜观察在上皮靠近表层部位的细胞之间以及细胞的胞质内，可见大量病毒颗粒，此颗粒可呈六角形或多边形，也可出现于细胞核中，其直径长短不一。

45. 细菌脂多糖是一种细菌内毒素，对牙周组织具有较强的毒性，主要损伤细胞成分。它首先与细胞膜上的蛋白质结合，使其营养代谢障碍，可抑制成纤维细胞的生长繁殖；还能活化破骨细胞，促进骨的吸收破坏；可增强吞噬细胞释放溶酶体酶，引起组织损伤促进炎症反应。因此脂多糖可作为检测牙周病损中细菌作用的一项重要标志。

46. 牙髓间质内主要是胶原纤维和嗜银纤维，其中胶原纤维主要为Ⅰ型和Ⅲ型。嗜银纤维即网状纤维，通常的HE染色中不能显示，只能在银染色时才能显示黑色。

47. 在成釉细胞的诱导下，牙乳头的间充质

细胞分化为成牙本质细胞。随后，成牙本质细胞分泌牙本质基质，并合成Ⅰ型胶原。牙本质的矿化形态是球形矿化，形成钙质小球。

48. 慢性增生性牙髓炎，又称为牙髓性息肉，主要表现为慢性炎症性的牙髓组织增生呈息肉状经露髓孔突出。牙髓息肉可分为两种：一种是溃疡型息肉，呈暗红色，有纤维素凝聚的黄色斑，探之易出血，镜下主要表现为增生的炎性肉芽组织，表面无上皮覆盖；另一种为上皮型息肉，较坚实，粉红色，不易出血，镜下见增生的炎症性组织，表面有复层鳞状上皮覆盖。

52. 牙本质的形成是一有序的过程，即成牙本质细胞分泌基质并进一步矿化。由于牙本质一生中始终在形成，因此，在成牙本质细胞层和矿化牙本质之间总有一层有机基质。

53. 选项中只有牙旁囊肿是炎症性牙源性囊肿，球颌囊肿及切牙管囊肿属于非牙源性发育性囊肿，含牙囊肿及萌出囊肿属于发育性牙源性囊肿。

54. 牙釉质的基本结构为釉柱。釉柱是细长的柱状结构，起自牙釉质牙本质界，贯穿牙釉质全层。在窝沟底部呈放射状，向窝沟底部集中；在牙颈部呈水平状排列。釉柱纵剖面为柱状，横剖面在光镜下呈鱼鳞状，在电镜下呈球拍形。

55. 牙周炎病损确立期上皮下结缔组织内出现大量的淋巴细胞，除了T淋巴细胞以外，B淋巴细胞不断增多，可见较多浆细胞。结合上皮继续向根方增殖，形成较浅的牙周袋。此时炎症仅限于软组织中，尚未见明显的牙槽骨吸收。此期大部分病损还处于静止状态。

57. 结合上皮是附着在牙表面的一条带状上皮，始于龈沟底，向根尖方向附着在牙釉质或牙骨质的表面。为复层鳞状上皮，无角化，无上皮钉突，但受到刺激时可产生上皮钉突。电镜下，结合上皮细胞含有丰富的高尔基复合体、粗面内质网和线粒体，细胞间的桥粒比其他区域少，细胞外间隙大。结合上皮细胞在牙齿表面产生一种基板样物质（包括透明板和密板两部分），并能通过半桥粒附着在这些物质上，从而使结合上皮紧密附着在牙面上。结合上皮在牙面上的位置因年龄而异，随年龄增长而向根方移动。

59. 牙釉质龋透明层是由于釉质少量脱矿造

成的，其空隙容积约为1%。与正常釉质相比，透明层镁和碳酸盐含量降低。矿物溶解主要从釉柱和釉柱间隙的结合处、横纹和生长线处开始。

63. 牙周炎始发期：龈沟区的沟内上皮与结合上皮周围表现为急性渗出性炎症反应，主要为中性粒细胞。

67. 牙髓坏死一般无自觉症状，常因牙冠变色而就诊。镜下表现为牙髓结构消失，牙髓细胞核固缩碎裂，整个牙髓呈无结构的红染颗粒。若牙髓坏死伴有腐败菌感染，可使牙髓成黑绿色外观，称牙髓坏疽。这是因为坏死的牙髓组织被腐败菌分解，产生的硫化氢与血红蛋白分解出的铁结合，形成黑色硫化铁，使坏死组织呈现黑色。而腐败菌分解蛋白质产生的吲哚类物质散发出恶臭的气味。

68. 被覆黏膜表层无角化，粒层不明显，上皮与结缔组织交界比较平坦，结缔组织乳头较短粗，有较疏松的黏膜下组织。

69. 牙釉质是人体中最硬的组织。无机物占牙釉质总重量的96%～97%，主要由钙、磷离子组成的羟磷灰石晶体的形式存在。

70. 牙乳头细胞为成釉器包围的未分化的间充质细胞。在内釉上皮细胞的诱导下，牙乳头外层细胞分化为高柱状的成牙本质细胞，进而形成牙本质。牙乳头是决定牙形态的重要因素。

72. 腺淋巴瘤又称乳头状淋巴囊腺瘤或Warthin瘤，是涎腺良性肿瘤。肉眼观察：肿物圆形，可有囊性感。包膜完整。剖面实性，有囊腔，含褐色液体。镜下观察，肿瘤由上皮和淋巴样组织组成。上皮形成大小和形态不一的腺管或囊腔样结构，有乳头突入囊腔。上皮衬里细胞排列成双层。

74. 牙本质龋由病损深部向表面可分为4层：①透明层：又称硬化层，为牙本质龋最早出现的改变。由于变性的牙本质小管内矿物盐沉着，管壁被封闭，呈透明状。②脱矿层：位于透明层表层，细菌入侵之前，酸扩散引起脱矿。此层小管形态仍然比较完整，可有色素沉着。③细菌侵入层：位于脱矿层表面，细菌侵入小管并繁殖，使小管扩张呈串珠状。小管破坏形成裂隙。④坏死崩解层：是牙本质龋损的最表层，牙本质完全破坏崩解，覆盖坏死崩解组织和细菌等。

76. A、B、D、E均是口腔扁平苔藓的病理表现，C 是慢性盘状红斑狼疮的病理表现。

77. 头面部的大部分结缔组织都来自神经嵴细胞，由于它们起源于外胚层的神经嵴细胞，所以这些结缔组织又称为外胚间叶组织或外间充质。

80. 牙瘤是成牙组织的错构瘤或发育畸形，不是真性肿瘤。

82. 口腔白斑病：在黏膜表面的白色斑块，不能被擦掉，也不能确诊为其他疾病者。分为均质型（斑块状、皱纹纸状）、非均质型（颗粒状、疣状、溃疡状）两大类。病理变化：表现为上皮增生，棘层增生，粒层明显；上皮表面过度角化；疣状白斑，上皮表面高低不平，呈刺状或乳头状增生，棘层增生，粒层明显；白斑伴上皮异常增生，上皮基底细胞极性消失，出现一层以上基底样细胞，细胞核浓染；上皮钉突呈滴状，有丝分裂象增加，上皮层次紊乱。重度异常增生即原位癌。

83. 坏死性涎腺化生是一种原因不明、有自愈倾向的涎腺良性病变，常常因受物理、化学或生物学损伤使局部缺血而发生的坏死性炎症。其临床病理表现易误认为恶性肿瘤。

84. 牙源性纤维瘤是一个广义的概念，包含不同的类型：牙源性龈上皮错构瘤、周边性牙源性纤维瘤、牙源性颗粒细胞瘤、非肿瘤性牙滤泡增生及 WHO 型牙源性纤维瘤。

87. 下颌支内侧隆突位于下颌小舌的前上方。在此区域有颊神经、舌神经、下牙槽神经通过。

90. 生理情况下，牙骨质不像骨组织可以不断地改建和重塑。牙骨质可通过不断的增生、沉积而形成继发性牙骨质。

91. 年轻恒牙的牙根形成一般在牙萌出后的 2~3 年。

92. 面神经为混合性神经，含有 4 种纤维：运动纤维、副交感纤维、味觉纤维和一般躯体感觉纤维。自茎乳孔出颅。

93. 慢性龈炎主要在龈沟壁处有炎症细胞浸润，沟内上皮下方有中性粒细胞浸润，再下方为大量淋巴细胞（主要为 T 淋巴细胞）。

99. 氟牙症又称斑釉。由于牙发育期间，饮水中氟含量高于百万分之一，或经其他途径摄入过多氟，导致釉质形成不全或矿化不全。临床上釉质轻者呈白色斑点、中等者呈棕黄色、重者呈窝状凹陷或形态异常。组织学观察发现釉柱不规则、牙釉质牙本质界明显。

101. 黏液表样癌肉眼观察：高分化肿瘤与多形性腺瘤相似，常无包膜，剖面灰白色，有散在的小囊腔。低分化肿瘤无包膜，剖面实性，有出血坏死，与周围组织分界不清。镜下观察：肿瘤由黏液细胞、表皮样细胞和中间细胞组成。高分化肿瘤黏液细胞占 50% 以上，形成囊腔或腺腔，周围是表皮样细胞和中间细胞。低分化肿瘤黏液细胞低于 10%，散在于表皮样细胞之间，排列成片状或团块状。

103. 基底细胞腺瘤肉眼观察：肿瘤圆形，包膜完整。剖面实性，部分呈囊性，内含褐色液体。镜下观察：肿瘤细胞为基底样细胞，排列成实性、梁状、管状和膜性结构，周边的细胞呈栅栏状排列，基底部存在肌上皮细胞。

104. 题干中提到"嗜伊红立方状细胞、上皮球结构及上皮内见有黏液池"，只有答案 D 中腺牙源性囊肿符合所有这些组织学特点。

107. 急性牙髓炎早期牙髓血管扩张充血，通透性增加，液体渗出。中性粒细胞浸润，后期形成脓肿。严重者成牙本质细胞变性坏死，牙髓组织脓肿，液化坏死。

108. 镜下内衬上皮较薄，由 2~3 层扁平细胞构成，无角化，类似于缩余釉上皮。提示为含牙囊肿，其 X 线片见包含一个恒牙牙冠也符合含牙囊肿的影像学特征。

109. 慢性盘状红斑狼疮为一种结缔组织病，临床表现为皮肤的角质栓塞；口腔黏膜的红斑、糜烂、出血；唇红部出现白色放射状条纹。病理变化：上皮表面角质栓塞；棘层萎缩，基底细胞液化变性；结缔组织内淋巴细胞浸润，毛细血管扩张，血管周围有 PSA 阳性类纤维蛋白沉积；胶原纤维水肿、断裂。免疫荧光显示基底膜有免疫球蛋白沉积（狼疮带）。

112. 多形性低度恶性腺癌肉眼观察：平均直径 2cm，无包膜。剖面实性，分叶状，与周围组织不清。镜下观察：肿瘤特征为细胞形态的一致性、组织结构的多样性及浸润性生长。

114. 根据题干中提到的部位、衬里上皮特点，纤维性囊壁内富含淋巴样组织均符合鳃裂囊肿的特点，选 D。

116. 多形性腺瘤又名涎腺混合瘤，是最常见的涎腺肿瘤。肉眼观察：圆形结节状，包膜不完整。剖面实性，灰白色，可见透明黏液样区域和浅蓝色的软骨样区域。镜下观察：肿瘤由腺上皮、肌上皮、黏液、黏液样组织和软骨样组织构成。排列成双层腺管结构，腺上皮在内、肌上皮在外。出现鳞状上皮化生，成片增生的肿瘤性肌上皮细胞、黏液样区域和软骨样区域。

118. B、C、E 较容易排除，A 白斑为临床名词，不是病理学名词，亦排除。D 为正确答案，实际是广义的口腔白斑，无上皮异常增生。

120. 黏液表皮样癌：①肉眼观察：高分化肿瘤与多形性腺瘤相似，常无包膜，剖面灰白色，有散在的小囊腔。低分化肿瘤无包膜，剖面实性，有出血坏死，与周围组织分界不清。②镜下观察：肿瘤由黏液细胞、表皮样细胞和中间细胞组成。高分化肿瘤黏液细胞占 50% 以上，形成囊腔或腺腔，周围是表皮样细胞和中间细胞。低分化肿瘤黏液细胞低于 10%，散在于表皮样细胞之间，排列成片状或团块状。

121. 慢性溃疡性牙髓炎：发生在患牙牙髓暴露于口腔。病理变化包括穿髓孔表面为炎性渗出物及坏死组织覆盖，其下方为炎性肉芽组织和一些新生的胶原纤维；深部存活牙髓组织，有散在淋巴细胞、浆细胞浸润，血管扩张充血。

122. 腺淋巴瘤又称 Warthin 瘤，是涎腺良性肿瘤。肉眼观察：肿物圆形，可有囊性感；包膜完整；剖面实性，有囊腔，含褐色液体。镜下观察：肿瘤由上皮和淋巴样组织组成。上皮形成大小和形态不一的腺管或囊腔样结构，有乳头突入囊腔。上皮衬里细胞排列成双层。

125. 混合性牙瘤的病理变化：肿瘤内牙齿组织成分排列紊乱，互相混杂，而无典型的牙齿结构。

130. 根尖周囊肿是颌骨内最常见的牙源性囊肿。

131. 根尖周囊肿一般经历牙齿龋坏、牙髓炎症和坏死、根尖周组织的炎症和免疫反应、Malassez 上皮剩余增殖以及增殖上皮团块中央液化、囊性变等一系列病理过程。牙体缺失不属于根尖周囊肿病理过程。

B1 型题

2. 畸形中央尖的发生是由于牙发育时期牙乳头组织向成釉器突起，在此基础上形成牙釉质和牙本质。釉珠是局限性牙釉质增生的结果。牙釉质发育不全又称牙釉质形成缺陷症，主要形成原因是牙釉质发育期釉基质合成、分泌或矿化障碍。遗传性乳光牙本质属牙本质形成缺陷，髓腔表面仅见少量不典型的成牙本质细胞，牙釉质牙本质界呈直线而非波浪形。先天性梅毒牙是牙冠形成期梅毒螺旋体侵入牙囊，引起牙囊慢性炎症及纤维化，挤压正在发育的牙胚，引起成釉细胞增生而突入牙乳头。

7. 成纤维细胞是牙髓中的主要细胞，故又称为牙髓细胞。角化的鳞状上皮主要由角质细胞构成，由表层至深层共分为 4 层，分别为角化层、颗粒层、棘细胞层、基底层。黑色素细胞在口腔黏膜、牙龈、腭、舌等黏膜处可出现较明显的色素沉着。黑色素细胞可成为口腔黏膜色素痣和黑色素瘤的来源。朗格汉斯细胞是一种抗原提呈细胞，与黏膜的免疫功能有关。梅克尔细胞与上皮内的神经末梢关系密切，可能起触觉受体的作用。

8. 血管扩张充血，通透性增加，液体渗出，组织水肿，液体集聚于微血管周围和结缔组织间，沿着血管壁有炎症细胞和纤维蛋白渗出，此时称急性浆液性牙髓炎。炎症过程可迅速扩展到全部牙髓，中性粒细胞充满整个牙髓腔，形成多数小脓肿，使整个牙髓组织迅速液化坏死，称为急性化脓性牙髓炎。慢性闭锁性牙髓炎牙髓缓慢充血，髓角可有脓肿形成，脓肿周围常有肉芽组织包绕，而其余牙髓组织正常，有时有成束的胶原纤维将炎症区和尚好的牙髓隔开。慢性溃疡性牙髓炎镜下观察可见溃疡表面有食物残屑、炎性渗出物及坏死组织覆盖，有时可见钙化物沉积，其下方为炎性肉芽组织和一些新生的胶原纤维。慢性增生性牙髓炎主要表现为牙髓组织慢性炎性增生呈息肉状经露髓孔突出，又称为牙髓息肉。

9. 含牙囊肿镜下见纤维结缔组织囊壁内衬较薄的复层鳞状上皮，仅由 2 ~ 5 列扁平细胞或矮立方状细胞构成，无角化，没有上皮钉突，类似于缩余釉上皮。慢性根尖周炎是指因根管内长期存在感染及病原刺激物而导致的根尖周围组织呈现慢性炎症反应。病变类型有 4 种：根尖周肉芽肿、慢性根尖周脓肿、根尖周囊肿和根尖周致密性骨炎。

10. 颊黏膜的口角后部的区域，有时可出现成簇的粟粒状淡黄色小颗粒，即异位增生的皮脂腺，称为福代斯斑。断裂的上皮根鞘细胞进一步离开根面，大部分被吸收，部分可遗留在发育中的牙周膜中，称上皮剩余，也称马拉瑟上皮剩余。此上皮遇刺激可形成牙源性囊肿或牙源性肿瘤。在牙根发育过程中，如上皮根鞘的连续性受到破坏，或在根分叉处上皮隔的舌侧突起融合不全，则不能在该处诱导出成牙本质细胞，引起该处牙本质的缺损，牙髓和牙周膜直接相通，即侧支根管。如上皮根鞘在牙本质形成后仍不断裂并附着在牙根部牙本质表面，则牙囊的间充质细胞不能与根部牙本质接触，也就不能分化出成牙骨质细胞，这样在牙根表面形成牙骨质缺乏，易引起牙本质敏感。故上皮根鞘残留在牙周膜中称上皮剩余。上皮根鞘连续性遭到破坏可形成侧支根管。上皮根鞘在牙本质形成后，如不断裂可引起牙颈部牙本质敏感症。

第二章　口腔解剖生理学

【答案】

A1/A2 型题

1. A	2. B	3. B	4. D	5. A	6. A	7. E
8. D	9. E	10. E	11. D	12. C	13. C	14. D
15. D	16. E	17. D	18. D	19. A	20. A	21. B
22. C	23. B	24. D	25. C	26. A	27. B	28. B
29. B	30. C	31. A	32. E	33. E	34. A	35. D
36. C	37. B	38. C	39. C	40. E	41. E	42. D
43. D	44. D	45. C	46. E	47. D	48. D	49. D
50. D	51. B	52. D	53. B	54. D	55. A	56. B
57. D	58. E	59. A	60. C	61. B	62. C	63. B
64. D	65. E	66. C	67. E	68. D	69. A	70. E
71. E	72. C	73. C	74. E	75. C	76. B	77. C
78. B	79. C	80. B	81. A	82. E	83. C	84. E
85. A	86. C	87. A	88. D	89. D	90. C	91. E
92. E	93. E	94. C	95. C	96. D	97. E	98. C
99. B	100. C	101. C	102. B	103. A	104. C	

B1 型题

1.（1）E（2）B（3）A
2.（1）B（2）A（3）D
3.（1）C（2）B（3）E（4）A（5）D
4.（1）E（2）A（3）C（4）B（5）D
5.（1）E（2）C（3）D
6.（1）C（2）D（3）B（4）A（5）E
7.（1）B（2）C（3）A（4）D
8.（1）C（2）B（3）A（4）E（5）D
9.（1）E（2）B（3）C（4）D（5）A
10.（1）A（2）C（3）D
11.（1）E（2）D（3）C（4）B
12.（1）A（2）B（3）E
13.（1）E（2）C
14.（1）A（2）D（3）C
15.（1）B（2）D

【解析】

A1/A2 型题

3. 根尖分歧：根管在根尖分出的细小分支。多见于前磨牙及磨牙。

5. 牙的演化规律：①牙形由同形到异形；②牙数由多到少；③替换次数由多到少；④牙根从无到有；⑤牙的分布从广泛到集中；⑥附着方式由端生至侧生至槽生。

6. 剖面观如下。

（1）牙釉质：构成牙冠表面的半透明的白色硬组织，是人体最坚硬的组织，莫氏硬度7度，牙尖部最厚约 2.5mm，颈部最薄。

（2）牙骨质：构成牙根表面的色泽较黄的组织。牙釉质牙骨质界有3种连接方式：牙骨质覆盖牙釉质60%，端端相接30%，不相接10%。

（3）牙本质：牙体主质，莫氏硬度 5～6 度，牙本质有增龄性变化和反应性变化。

（4）牙髓：蜂窝组织含细胞纤维、基质及血管神经，牙髓神经只接受痛觉且缺乏定位能力。牙髓发炎时，由于血管壁薄，易于扩张充血及渗出，使髓腔内压力增大但四周被坚硬的牙本质所包绕无法扩张，神经受压而产生剧烈疼痛。

7. 上颌尖牙与下颌尖牙的鉴别。

（1）上颌尖牙体积较大，牙冠宽大，下颌尖牙体积较小，牙冠窄长。

（2）上颌尖牙轴嵴明显，舌窝深；下颌尖牙上述结构不明显。

（3）上颌尖牙近远中斜缘相交近 90°，下颌尖牙成钝角。

（4）上颌尖牙牙根粗壮，下颌尖牙牙根细长。

8. 磨牙应用解剖如下。

（1）第一磨牙萌出早，沟裂点隙多容易龋坏。

（2）第二乳磨牙形态与第一恒磨牙相似，

易误认。

（3）第三磨牙因阻生或错位常发生冠周炎。

（4）上颌磨牙与上颌窦关系密切，下颌磨牙与下颌管接近。

（5）腮腺导管口位于上颌第二磨牙牙冠相对颊黏膜上。

（6）上颌第三磨牙可作为寻找腭大孔的标志。

9. 恒牙髓腔应用解剖如下。

（1）上前牙开髓部位在舌面窝。

（2）上前牙根管粗，根管治疗效果好，做根管治疗中应避免超充；冠折时可考虑桩冠修复。

（3）活髓牙做针道时应避开牙髓。

（4）下前牙根管细管壁薄，根管治疗时应防止侧穿；根管治疗中应注意双根管。

（5）上颌双尖牙根管治疗中应注意双根管，下颌双尖牙根管治疗时防侧穿。

（6）上颌磨牙近中颊舌侧髓角高应避免意外穿髓。

（7）下颌磨牙髓室顶底相距较近，治疗中应避免底穿。

10. 上颌骨形态不规则，大致可分为一体和四突。

（1）上颌体：分为前、后、上、内四面。前面：有眶下孔，该孔向后、上、外方通入眶下管；尖牙窝。后面：颧牙槽嵴；上颌结节；牙槽孔。上面：眶下沟；眶下管。内面：可见上颌窦裂孔，其后方有向前下的沟与蝶骨翼突和腭骨垂直部相接共同构成翼腭管。管内有腭降动脉及腭神经通过。

（2）四突：①额突：参与泪沟的构成。②颧突：与颧骨相接，在上颌第一磨牙处形成颧牙槽嵴。③腭突：构成硬腭的前3/4，与对侧腭突在中线形成腭中缝，腭中缝与两侧尖牙连线的交点上有切牙孔，鼻腭神经、血管通过。④牙槽突：上颌骨牙槽突与腭骨水平部共同围成腭大孔。牙槽突上的解剖结构包括：牙槽窝，为牙槽突容纳牙根的部分；牙槽嵴，指牙槽窝的游离缘；牙槽间隔，指两牙之间的牙槽骨；牙根间隔，指多根牙诸牙根之间的牙槽骨。

12. 牙的功能：①咀嚼：食物进入口腔后，经过切割、撕裂、捣碎和磨细并与唾液混合最终形成食团的一系列生理活动过程。②发音和言语：牙的位置及与唇舌之间的位置关系，对发音的准确性与言语的清晰程度有重要影响。如前牙缺失，则影响发齿音。③维持面形：牙弓能支持面部软组织，丰满面颊。

20. 部位记录法：用两条相互垂直的直线"＋"将牙弓分为四区，"⌐"代表患者的右上区，也叫A区，"⌐"代表患者的左上区也叫B区，"⌐"代表患者的右下区，也叫C区，"⌐"代表患者的左下区，也叫D区。1~8代表恒牙，Ⅰ~Ⅴ代表乳牙。

27. 下颌骨不成对。

43. 上颌中切牙牙体长轴与平面舌向的交角约为60°。

44. 下牙槽神经阻滞麻醉是将麻药注射到翼下颌间隙内，故亦称翼下颌注射法。针尖一般应达到下牙槽神经进入下颌孔前，在下颌小舌平面以上的下颌神经沟附近，麻药可顺沟流至下颌孔，以麻醉下牙槽神经。下牙槽神经阻滞麻醉临床常用口内直接注射法。注射标志：病员大张口时，可见磨牙后方，舌腭弓（前柱）之前，有一索条样黏膜皱襞，即翼下颌皱襞。另在颊部有一由脂肪组织突起形成的三角形颊脂垫，其尖端正居翼下颌韧带中点下稍偏外处。此二者即为注射的重要标志。若遇颊脂垫尖不明显或磨牙缺失的病员，可在大张口时，以上下颌牙槽嵴相距的中点线上与翼下颌皱襞外侧3~4mm的交点，作为注射标志。

52. 根管系统：①根管：位于牙根内的细长部分，与牙根数目常不一致。根尖孔：根管与牙周组织相通的孔，多位于根尖。②管间吻合：发自相邻根管间的交通支。③根管侧支：发自根管的细小分支，常与根管垂直通向牙周膜。④根尖分歧：根管在根尖分出的细小分支，多见于前磨牙及磨牙。⑤根尖分叉：根管在根尖分散成两个以上的细小分支。⑥副根管：发自髓底至根分叉处的管道。多见于磨牙。

57. 牙萌出的生理特点：时间性、顺序性、对称性、下早于上。①乳牙的萌出：顺序Ⅰ-Ⅱ-Ⅳ-Ⅲ-Ⅴ，平均月份6-10-14-18-22-24。②恒牙的萌出：顺序上颌多为：6-1-2-4-3-5-7或6-1-2-4-5-3-7；下颌多为：6-1-2-3-4-5-7或6-1-2-4-3-5-7。年龄6~7、8~9、9~10、10~11、11~12、

13~14、20。下颌第一磨牙萌出最早。

58. 髓室有 6 面，包括髓室顶，髓室底及颊、舌、近中、远中髓室壁。

61. 上颌骨形态不规则，大致可分为一体和四突。（1）上颌体：分为前、后、上、内四面。（2）四突：①额突：参与泪沟的构成。②颧突：与颧骨相接，在上颌第一磨牙处形成颧牙槽嵴。③腭突：构成硬腭的前 3/4，与对侧腭突在中线形成腭中缝，腭中缝与两侧尖牙连线的交点上有切牙孔，鼻腭神经、血管通过。④牙槽突：上颌骨牙槽突与腭骨水平部共同围成腭大孔。

63. ①丝状乳头：数量最多，体积小，有一般感觉。②菌状乳头：数目少，色红，有味蕾，有味觉。③轮廓乳头：体积最大，排列于界沟前方，乳头间沟内有味蕾，有味觉。④叶状乳头：为 5~8 条并列皱襞，位于舌侧缘后部，含味蕾，有味觉。

64. 腮腺浅面覆以皮肤、浅筋膜与部分颈阔肌、耳大神经分支及腮腺浅淋巴结。腮腺实质内及其深面有血管和神经穿行。通常把与腮腺深部相邻的茎突，起于茎突的肌肉，以及颈内动、静脉、舌咽、迷走、副及舌下神经等结构，称为"腮腺床"。

69. 舌骨上肌群组成如下。

（1）二腹肌：有前后两腹和中间腱。后腹起自颞骨乳突切迹，止于中间腱。前腹起自下颌骨二腹肌窝，止于中间腱。

（2）下颌舌骨肌：起自内斜线，最后部的肌纤维止于舌骨体。

（3）颏舌骨肌：起自颏棘，向后止于舌骨体。

（4）茎突舌骨肌：起自茎突，止于舌骨体与舌骨大角的连接处。

舌骨上肌群的主要作用：二腹肌牵拉颏部向后下，参与张口运动；下颌舌骨肌收缩时抬高口底，在闭口时，抬高口底可增加舌向上的压力，使之能压迫食物向后由口咽部进入喉咽部。下颌舌骨肌也能降下颌骨。颏舌骨肌牵拉舌骨向前，当舌骨相对固定时也可降下颌骨。

70. 面神经颅外段及分支面神经出茎乳孔后，距皮肤表面 2~3cm 向前外，进入腮腺分 5 支。面神经从茎乳孔到开始分支这一段，称为面神经主干，长 2cm，直径 2.5mm。面神经主要分支如下。

（1）颞支：分布于额肌、眼轮匝肌、耳前肌和耳上肌，损伤后可出现同侧额纹消失。

（2）颧支：支配眼轮匝肌、颧肌及提上唇肌。颧支损伤后眼睑不能闭合。

（3）颊支：支配口周围肌上组，颊支损伤可出现鼻唇沟变浅或消失、鼓腮无力、上唇运动力减弱或偏斜以及食物积存于颊部。

（4）下颌缘支：支配口周围肌下组，损伤可出现患侧口角下垂和流口水。

（5）颈支：分布于颈阔肌。

71. 大脑皮质与言语活动的叙述为：

（1）运动性言语中枢位于额下回后 1/3 处，又称 Broca 回。

（2）视运动性言语中枢（书写中枢）位于额中回后部。

（3）听觉性言语中枢位于颞上回后部。

（4）视觉性言语中枢（阅读中枢）位于顶下小叶的角回。

73. 压力感受性反射最重要的感受装置是位于颈动脉窦和主动脉弓血管外膜下的感觉神经末梢，称为动脉压力感受器。

80. 颞下颌关节：由下颌骨的下颌头与颞骨的下颌窝和关节结节构成。关节囊松弛，囊外由外侧韧带加强。囊内有关节盘，其周缘与关节囊相连，将关节腔分为上、下两部分。颞下颌关节属于联合关节，两侧必须同时运动。此关节能做下颌骨上提、下降、前进、后退以及侧方运动。

82. 下颌骨髁突：略成椭圆形，内外径长，前后径短。侧面观，有一横嵴将髁突顶分为前后两个斜面。前斜面较小为功能面，是关节的负重区；后斜面较大。颈部明显变细，其前方有关节翼肌窝，为翼外肌附着。

83. 颌支内侧隆突位于下颌小舌的前上方。在此区域有颊神经、舌神经、下牙槽神经通过。

91. 上颌神经为感觉神经，穿圆孔进入翼腭窝。根据行程分为 4 段。①颅中窝段：发出脑膜中神经，布于硬脑膜。②翼腭窝段：发出颧神经、翼腭神经和上牙槽后神经。③眶下管段：发出上牙槽中神经和上牙槽前神经。④面段：于眶下孔处发出睑支、鼻支、上唇支。

103. 3 条或 3 条以上发育沟的汇合处，或某些发育沟的末端所形成的点状凹陷称为点隙此处釉质未完全连接，是龋病的好发部位。

104. 下颌下腺静止时分泌量最大，占60%~65%。

B1 型题

13. 双侧平衡𬌗：根据𬌗位的不同，可分为正中平衡𬌗、前伸平衡𬌗与侧方平衡𬌗。①正中平衡𬌗是指下颌在正中𬌗位时，上下颌后牙间存在着最广泛的均匀的点、线、面接触，前牙间轻轻接触或不接触。②前伸平衡𬌗是指下颌由正中𬌗位依切导向前、下运动至前牙切缘相对时，后牙保持接触关系。③侧方平衡𬌗是指下颌做侧方咀嚼运动时，上、下颌牙列两侧均有接触关系。组牙功能𬌗的特点：下颌前伸咬合时，上、下前牙组切缘接触后牙不接触；做侧方咬合时，工作侧上、下后牙均匀接触，非工作侧上、下后牙不接触。双侧平衡𬌗的工作侧和非工作侧均有接触。

14. 𬌗面中央凹下形成中央窝，由近中点隙发出的沟越过近中边缘嵴至近中面，称为近中沟，是上颌第一前磨牙的特有解剖标志。下颌第一前磨牙近中沟跨过边缘嵴至舌面，称为近中舌沟。上颌第一磨牙远中舌沟一端止于远中边缘嵴内，另一端经两舌尖之间跨过至舌面。上颌第一磨牙可见远中舌沟。

15. 后退接触位从牙尖交错位下颌可以向后移动约1mm。由于下颌侧向咬合运动为一种非对称的运动，两侧髁突运动方式及运动方向并不一致，工作侧髁突以转动为主，向外侧运动幅度约3mm，而非工作侧髁突向前、内、下滑行，其运动轨迹与矢状面形成夹角，称为Bennett角。

第三章 生物化学

【答案】

A1/A2 型题

1. E	2. E	3. E	4. B	5. D	6. D	7. B
8. C	9. E	10. A	11. B	12. C	13. A	14. A
15. E	16. C	17. B	18. D	19. 20. D		21. B
22. D	23. C	24. C	25. B	26. E	27. E	28. B
29. C	30. A	31. A	32. B	33. C	34. D	35. B
36. C	37. A	38. B	39. E	40. B	41. B	42. E
43. C	44. B	45. D	46. D	47. E	48. A	49. D
50. C						

B1 型题

1. (1) B (2) A (3) E (4) D
2. (1) C (2) D (3) A
3. (1) A (2) A (3) B
4. (1) A (2) D (3) B
5. (1) D (2) A (3) E
6. (1) E (2) A (3) D

【解析】

A1/A2 型题

1. 变性后 260nm 波长吸收增加。

3. 多肽链中肽键的本质是酰胺键，即一级结构由酰胺键维持。

5. 蛋白质一级结构的主要化学键是肽键。维系蛋白质二级结构稳定的主要化学结构是氢键。蛋白质三级结构的形成和稳定主要靠次级键如疏水键、盐键、氢键和范德华力等。蛋白质四级结构各亚基间的结合力主要是氢键和离子键。

6. 摆动性（第 3 位密码子与第 1 位反密码子之间的配对并不严格）是遗传密码特点。

7. tRNA 含有稀有碱基比较多。

8. CM 的功能：转运外源性甘油三酯和胆固醇。VLDL 的功能：转运内源性甘油三酯和胆固

醇。LDL 的功能：转运内源性胆固醇。HDL 的功能：逆向转运胆固醇。

9. 酶浓度、底物浓度、pH、温度、抑制剂、激活剂都会影响酶促反应速度。酶原激活过程的实质是酶的活性中心形成或暴露的过程。

10. NAD^+ 和 $NADP^+$ 中所含的维生素是维生素 PP。

11. 在糖、脂肪、蛋白质代谢中通过某些特定的代谢中间产物可以相互转换，糖和氨基酸之间有多种中间转换物质，而与脂肪的转换中间物以乙酰辅酶 A 为主，在分解代谢通路上的位置比较低，很难转变成氨基酸。

12. 蛋白质的编码氨基酸仅有 20 种，用于肽链合成，蛋白质中的其他氨基酸是合成后加工产物。胶原蛋白的前体在细胞内合成后，肽链中的脯氨酸和赖氨酸残基分别羟化转变为羟脯氨酸和羟赖氨酸残基。

13. 有抗氧化作用的脂溶性维生素是维生素 E。

14. DNA 复制时亲代双链 DNA 解开为两股单链，各自作为模板，依据碱基配对规律，合成序列互补的 DNA 双键。故两股 DNA 单链都是模板。

15. 半胱氨酸脱羧生成牛磺酸。

16. HMG-CoA 还原酶是胆固醇生物合成的限速酶。

17. 调节血糖水平最主要的器官是肝脏，肝脏是三大物质代谢的中心。

19. 乙酰辅酶 A 进入三羧酸循环后，经过连续两次脱氢又脱羧的反应彻底氧化分解。这两步反应是异柠檬酸到 α-酮戊二酸和 α-酮戊二酸到琥珀酰辅酶 A。

20. FMN：黄素单核苷酸，含维生素 B_2；FAD：黄素腺嘌呤二核苷酸，含维生素 B_2；

NAD^+：烟酰胺腺嘌呤二核苷酸，含维生素 PP；$NADP^+$：烟酰胺腺嘌呤二核苷磷酸，含有维生素 PP。CoQ 不含维生素。

21. α-螺旋是蛋白质二级结构的主要形式之一，主要依靠氢键来维系。

22. 构成 RNA 的碱基有 4 种，每 3 个碱基决定一个密码子，有 64 种组合方式，即能组成 64 组密码子。

23. 每日钙、磷的摄入量与排泄量取得动态平衡，血钙、血磷水平维持相对稳定，这有赖于 3 种激素的协同作用，即甲状旁腺激素、降钙素及 $1,25-(OH)_2-D_3$。

24. 密码子具摆动性，即密码子的第 3 位碱基与反密码子的第一位碱基除 A-U、G-C 外，还可 G-U、A-I、C-I、U-I 配对，也称为不稳定碱基配对。

26. 竞争性抑制剂是产生竞争性抑制作用的抑制剂。它与被抑制的酶的底物通常有结构上的相似性，能与底物竞相争夺酶分子上的结合位点，从而产生酶活性的可逆的抑制作用。竞争性抑制可以通过增加底物的浓度而解除。

27. 翻译过程的产物是蛋白质。

28. 合成脂肪酸的原料有乙酰辅酶 A、HCO_3^-（CO_2）、NADPH 和 ATP。

29. 蛋白质分子的二级结构是指多肽链骨架中原子的局部空间构象，并不涉及侧链构象。

30. 维生素 D_3 完成 25 位羟化的器官是肝脏，完成 1 位羟化的是肾脏。

31. 转氨酶的辅酶是磷酸吡哆醛和磷酸吡哆胺（含有维生素 B_6），起着传递氨基的作用。

32. DNA 双螺旋结构模型：两条多聚脱氧核苷酸链围绕着同一螺旋轴形成反向平行的螺旋结构；互补碱基对 A-T、G-C 由氢键联结位于螺旋内部，磷酸和戊糖骨架排列在 DNA 螺旋外部。

33. 高密度脂蛋白（HDL）的脂质富含磷脂及胆固醇，载脂蛋白以 Apo A 为主。生成部位主要在肝脏。

34. 体内的酪氨酸是苯丙氨酸经羟化酶催化生成，苯丙氨酸羟化酶的活性缺乏或降低使酪氨酸生成量减少，因而补充酪氨酸是必要的。

36. 恶性高热患者不包括神经系统调控体温，而是由于代谢变化引起的，其中脂肪动员增加，脂肪酸作为信号分子可以增加各种组织的解偶联蛋白 I，这些蛋白不影响电子传递，但是干扰磷酸化反应，不能生成 ATP，电子传递过程中产生的自由能以热能形式释放，表现为机体发热。

37. 维生素 D 的主要作用是促进小肠对钙磷的吸收，促进肾小管对钙磷重吸收。

38. 溶血性黄疸血清胆红素指标为血清总胆红素升高，结合胆红素浓度改变不大，游离胆红素浓度异常增高。

39. 巨幼细胞贫血的发生主要是一碳单位代谢的障碍引起的。由于体内缺乏维生素 B_{12}，转甲基酶催化的同型半胱氨酸转变为蛋氨酸的反应受阻，$N-5-$甲基四氢叶酸的甲基不能转移出去，组织中的游离四氢叶酸减少，导致核酸合成障碍，影响细胞分裂，引起巨幼细胞贫血。

40. 6-磷酸葡萄糖可以通过下列途径生成：①己糖激酶或葡萄糖激酶催化葡萄糖磷酸化生成 6-磷酸葡萄糖；②糖原分解产生的 1-磷酸葡萄糖转变为 6-磷酸葡萄糖；③非糖物质经糖异生由 6-磷酸果糖异构成 6-磷酸葡萄糖。与此同时其还可以通过以下途径代谢：通过变位酶催化生成 1-磷酸葡萄糖，合成糖原；在葡萄糖-6-磷酸脱氢酶催化下进入磷酸戊糖途径。因此 6-磷酸葡萄糖是糖代谢各个代谢途径的交叉点，是各代谢途径的共同中间产物。

41. 链霉素可特异性地与原核生物核糖体 30 S 亚基结合，抑制起始，造成错译，使之不能合成具有正常功能的蛋白质，真核生物核糖体与原核生物的不同，链霉素不与之结合，所以链霉素是一种抗生素类药物。哺乳类动物线粒体、核糖体与细菌的相近似，这可能是其副作用的机制之一。

42. HMG-CoA 还原酶的活性受三种机制的调节。其中一种就是调控其基因的表达。高水平的胆固醇会降低此酶的 mRNA 水平。

43. 糖异生是肝脏维持血糖浓度恒定的主要方式。

44. 葡萄糖-6-磷酸脱氢酶缺乏可以导致溶血。

45. 当葡萄糖供应不足或利用出现障碍时，酮体可以代替葡萄糖成为脑组织和肌肉的主要能源。

46. 氰化物、叠氮化物、H_2S 及 CO 抑制细胞色素氧化酶，使电子不能传递给氧。作用位点在呼吸链复合体Ⅳ。

47. 酮体是以乙酰辅酶 A 为原料，在肝细胞线粒体内合成，包括乙酰乙酸、β-羟丁酸和丙酮，是脂肪酸氧化分解的正常产物，氧化酮体的酶系在肝外。

48. 游离胆汁酸包括胆酸、鹅脱氧胆酸、脱氧胆酸和少量石胆酸 4 种。上述游离胆汁酸的 24 位羧基分别与甘氨酸或牛磺酸结合生成各种相应的结合胆汁酸，包括甘氨胆酸、牛磺胆酸、甘氨鹅脱氧胆酸和牛磺鹅脱氧胆酸。

49. 痛风是由于嘌呤代谢障碍所导致的代谢性疾病，常表现为急慢性关节炎、痛风石、间质性肾病等，多见于 30 岁以上的男性，常有家族遗传史。嘌呤代谢的终产物是尿酸。

50. 在某些物理和化学因素作用下，蛋白质特定的空间构象被破坏，即有序的空间结构变成无序的空间结构，从而导致其理化性质的改变和生物学活性的丧失，这一现象称为蛋白质变性。

第四章 医学微生物学

【答案】

A1/A2 型题

1. D　2. C　3. D　4. C　5. C　6. A　7. C
8. B　9. B　10. D　11. A　12. D　13. C　14. B
15. C　16. C　17. B　18. E　19. B　20. E　21. B
22. B　23. B　24. C　25. A　26. E　27. E　28. B
29. D　30. A　31. A　32. E　33. C　34. D　35. C
36. B　37. D

B1 型题

1. (1) C (2) A　　2. (1) B (2) A　　3. (1) A (2) C
4. (1) B (2) A　　5. (1) A (2) B

【解析】

A1/A2 型题

1. 噬菌体具有病毒的生物学性状，即个体微小，结构简单，只含有一种核酸 DNA 或 RNA，只能在活的细胞内以复制方式进行增殖。属于非细胞型微生物。

3. 正常血液中无菌。

4. 潜伏感染指显性或隐性感染后，病毒基因存在于组织或细胞内，但并不能产生感染性病毒体，在某些条件下可被激活而出现临床急性发作。病毒仅在临床出现间歇性急性发作时才能被检出，在非发作期，用一般常规方法不能分离出病毒。如单纯疱疹病毒1型感染后，在三叉神经节中潜伏，此时既无临床症状也无病毒排出。当机体受物理、化学或环境等因素影响时，使潜伏的病毒增殖，沿感觉神经到达皮肤，发生唇疱疹。

6. 临床上常应用测定血清抗链球菌溶血素"O"试验（ASO 试验），作为风湿热尤其活动期的辅助诊断方法

7. 伤寒慢性带菌者的致病菌检出率高的标本是胆汁。

8. 鼠疫是自然疫源性烈性传染病，人类鼠疫由带菌的鼠蚤叮咬而受染。

10. 大部分立克次体与普通变形杆菌的 X 菌株的菌体耐热多糖抗原有共同的抗原性。

11. 目前尚无证据证实 HSV 可直接致癌，一般认为 HSV－2 是宫颈癌发生的协同因素。

12. 脊髓灰质炎病毒主要通过消化道传播；甲型肝炎病毒主要通过粪－口途径传播；轮状病毒感染途径为粪－口途径；流感病毒主要传播途径是带有流感病毒的飞沫，经呼吸道进入体内；HIV 主要传播方式为性接触传播、血液传播和母婴传播。

13. 庆大霉素是治疗各种 G⁻杆菌感染的主要抗菌药，尤其对沙雷菌属作用更强，为氨基糖苷类中的首选药。可与青霉素协同治疗严重的肺炎球菌、铜绿假单胞菌、肠球菌、葡萄球菌或草绿色链球菌感染。亦可用于术前预防和术后感染。还可局部用于皮肤、黏膜表面感染和眼、耳、鼻部感染。

14. 噬菌体是侵袭微生物的病毒，只含有一种核酸 DNA 或 RNA，可感染细菌、真菌、螺旋体和支原体等。

15. 近年来，金黄色葡萄球菌对青霉素 G 的耐药率已高达 90% 左右，因此可选用耐青霉素酶的半合成青霉素或头孢菌素，如苯唑西林钠、氯唑西林、头孢呋辛钠等，联合氨基糖苷类如阿米卡星等，亦有较好疗效。

16. 紫外线灭菌法适用于物体表面和空气消毒。

17. 开放性创伤者应注射破伤风抗毒素，在伤后12h 内应用可起到预防破伤风的作用。

19. 结核菌属于分枝杆菌属，具抗酸性，为需氧菌，革兰染色阳性，抗酸染色呈红色。胞壁中脂质多与结核杆菌耐干燥有关。

20. 治疗菌群失调症应使用生态制剂。

21. 消毒是指杀死病原微生物的方法，与灭菌不同。

22. 心肌炎主要由柯萨奇病毒感染引起。

23. 卡介苗（BCG）为牛型结核杆菌减毒活疫苗，能活化巨噬细胞，促进 IL-1、IL-2、IL-4、TNF 等细胞因子的产生和释放，增强 NK 细胞杀伤活性。

24. 引起医院内交叉感染最常见的细菌是耐药性金黄色葡萄球菌。

25. 消毒指杀灭物体上或环境中的病原微生物，但不一定能杀死细菌芽孢及非病原微生物的方法。灭菌指杀灭物体上所有微生物的方法，包括杀灭细菌芽孢、病毒和真菌等在内的病原微生物和非病原微生物。

27. AIDS 患者因免疫抑制 OT 试验常为阴性。

28. 噬菌体具有病毒的生物学性状，即个体微小，结构简单，只含有一种核酸 DNA 或 RNA，只能在活的细胞内以复制方式进行增殖。

29. 支原体为无细胞壁的原核细胞型微生物，细胞膜含有胆固醇，可通过除菌滤器，二分裂繁殖，是目前所知能在无生命培养基中生长繁殖的最小微生物（直径 $0.2 \sim 0.3 \mu m$），呈球形、杆状、分枝状等多个形态。无独特的生长周期。

31. 我国卫生细菌学标准是每升饮水中大肠菌群数不得超过 3 个。

33. 细菌通过合成代谢不断合成菌体成分，此外，还合成许多在医学上具有重要意义的代谢产物，如热原质、毒素（包括内毒素和外毒素）、侵袭性酶、色素、细菌素、抗生素和维生素等，前 3 种是细菌的致病物质，与细菌的致病性有关。

34. 腹腔不会有细菌定居。

35. 噬菌体是侵袭微生物的病毒，只含有一种核酸 DNA 或 RNA，可感染细菌、真菌、螺旋体和支原体等。

36. 麻疹是由麻疹病毒引起的急性出疹性传染病。临床上以发热、上呼吸道炎（咳嗽、流涕）、结膜炎、口腔麻疹黏膜斑（Koplik 斑）和全身斑丘疹、疹退后遗留棕色色素沉着并伴糠麸样脱屑为特征。麻疹患者是唯一的传染源，在出疹前、后 5 天均有传染性，如并发肺炎等并发症，则传染性可延至出疹后 10 天。通过患者的呼吸、喷嚏、咳嗽和说话等由飞沫传播。病后可产生持久的免疫力，大多可获终身免疫。

B1 型题

2.（1）细菌类疫苗：①细菌减毒活疫苗：是通过毒力变异或人工筛选获得的减毒或无毒菌株，如卡介苗（BCG）、炭疽芽孢杆菌等减毒活疫苗；②细菌灭活疫苗：是用物理、化学方法杀死病原微生物，但仍保持其抗原特性的一种生物制剂，如钩端螺旋体、百日咳鲍特菌、伤寒沙门菌及霍乱弧菌等灭活疫苗；③亚单位疫苗：是去除病原体中与激发保护性免疫无关或有害的成分，但保留有效免疫原成分的疫苗，如肺炎链球菌、脑膜炎奈瑟菌疫苗等；④类毒素疫苗：主要包括白喉类毒素、破伤风类毒素等；⑤联合疫苗：主要有百白破（DTP）疫苗等；⑥基因工程疫苗、重组载体疫苗和核酸疫苗等。（2）人工被动免疫制剂：①抗毒素：主要有白喉抗毒素、破伤风抗毒素；②抗血清。

第五章 医学免疫学

【答案】

A1/A2 型题

1. B	2. D	3. C	4. C	5. C	6. D	7. C
8. C	9. B	10. D	11. B	12. D	13. D	14. A
15. B	16. D	17. C	18. B	19. B	20. D	21. D
22. D	23. A	24. B	25. C	26. C	27. B	28. D
29. A	30. D	31. D	32. D			

B1 型题

1. (1) A (2) D　　2. (1) B (2) E　　3. (1) D (2) E

4. (1) B (2) B　　5. (1) C (2) A

【解析】

A1/A2 型题

2. 根据免疫球蛋白重链恒定区（CH）肽链抗原特异性的不同，免疫球蛋白可分为 IgM、IgG、IgA、IgD 和 IgE 5 类。

3. T 细胞和 B 细胞具有免疫记忆。

5. CD28 与 APC 上的配体 B7 结合，转导 T 细胞活化的协同刺激信号或第二信号。CD3 与 TCR 形成 TCR – CD3 复合体，转导 TCR 特异性识别抗原所产生的活化信号，促进 T 细胞活化。

6. C3b 的生物学效应是炎症介质，组成 CP、AP 中的 C3、C5 转化酶，调理促吞噬、免疫黏附及免疫调节作用。

7. 可增强机体对该抗原的免疫应答或改变免疫应答类型的非特异性免疫增强性物质，称为佐剂。由于佐剂能增强抗原表面面积，并能延长抗原在体内保留时间，使抗原与淋巴系统细胞有充分接触时间，所以它有多种作用：①把无抗原性的物质转变为有效的抗原；②增强循环抗体的水平或产生更有效的保护性免疫；③改变所产生的循环抗体的类型；④增强细胞介导的超敏反应的能力；⑤产生实验性自身免疫或其他类型的变态性疾病；⑥保护抗原（特别是 DNA、RNA）不受体内酶的分解。

8. MHC – Ⅰ 类分子将内源性抗原呈递给 CD8$^+$T 细胞。MHC – Ⅱ 类分子将内源性抗原呈递给 CD4$^+$T 细胞。

9. HBsAg 检查为阳性者不能献血。

10. 免疫监视的功能是清除突变或畸变细胞，免疫监视功能低下易导致肿瘤发生和病毒持续感染。

11. CD4$^+$T 细胞在 CTL 细胞的活化过程中的作用主要是分泌细胞因子辅助 CTL 完全活化。

12. 转化生长因子 β（TGF – β）是一种广泛存在于肿瘤微环境中的多功能细胞因子，能够抑制免疫功能、调节细胞的生长和分化，且对多种肿瘤细胞具有抑制增殖或促进凋亡作用。

15. T 细胞表位多为连续表位，存在于抗原物质的任何部位，抗原需经抗原提呈细胞加工、处理后才能暴露出此类表位，再与 HLA 分子结合后转移至细胞膜表面，被 T 细胞识别。B 细胞表位多为不连续表位，亦可为连续表位，必须位于抗原表面，可直接被 B 细胞受体识别。

16. 人工主动免疫是用人工接种的方法给机体注射抗原性物质（疫苗），使机体免疫系统因受抗原刺激而产生体液和细胞免疫应答的过程。例如卡介苗。

17. T 细胞活化时只有第一信号，缺乏第二信号，其结果将导致 T 细胞处于克隆无能状态。

19. B 细胞抗原受体（BCR）是表达于 B 细胞表面的膜型免疫球蛋白（mIg），BCR 复合物由 mIg 和传递抗原刺激信号的 CD79a/CD79b 异源二聚体组成。B 细胞通过 BCR 识别抗原，启动体液免疫应答。mIg 是 B 细胞的特征性表面标志。

20. 肥大细胞、嗜碱性粒细胞表达高亲和力的 IgE Fc 受体，引起 Ⅰ 型超敏反应。

21. 免疫应答过程中产生最早的是 IgM。

22. T 细胞受到抗原刺激后，增殖、分化、转化为效应 T 细胞。B 细胞受抗原刺激后，会增殖分化出大量浆细胞。

23. 胸腺是 T 细胞成熟的场所。

24. 异嗜性抗原是一类与种属特异性无关的，存在于不同种系生物如动物、植物或微生物间的共同抗原，又名 Forssman 抗原。如溶血性链球菌与人肾小球基底膜及心肌组织具有共同抗原，故机体产生的抗链球菌抗体可与具有共同抗原的心、肾组织发生交叉反应，导致肾小球肾炎或心肌炎。

26. 3~6 个月婴儿易患呼吸道感染主要是因为 sIgA 不足。

27. Ⅱ型超敏反应是由 IgG 或 IgM 抗体与靶细胞表面相应抗原结合后，在补体、吞噬细胞和 NK 细胞参与作用下，引起的以细胞溶解和组织损伤为主的病理性免疫反应。青霉素、磺胺类药物、安替比林、奎尼丁和非那西汀等药物抗原表位能与血细胞膜蛋白或血浆蛋白结合获得免疫原性，刺激机体产生药物抗原表位特异性抗体，与药物结合的红细胞、粒细胞或血小板作用，或与药物结合形成抗原 – 抗体复合物再与血细胞结合，激活补体可引起药物性溶血性贫血、粒细胞减少症或血小板减少性紫癜。

28. HIV 患者细胞免疫功能日渐受损。表现为 T 淋巴细胞绝对计数下降，$CD4^+$ T 淋巴细胞计数下降，$CD4^+/CD8^+$ 低于 1.0。

29. 免疫接种后首先产生的抗体是 IgM。

30. 接触性皮炎属于Ⅳ型超敏反应疾病：接触小分子半抗原物质，如油漆、染料、农药、化妆品和某些药物（磺胺和青霉素）等引起。小分子半抗原与表皮细胞蛋白质结合成完全抗原，经朗格罕斯细胞递呈、活化 T 细胞，皮炎可在接触相应致敏原后 24h 发生，表现为局部红肿、硬结、水泡，严重者可发生剥脱性皮炎。

32. DiGeorge 综合征是由于先天性胸腺发育不全引起的 T 细胞缺陷病。T 细胞数目降低，虽然 B 细胞数目正常，但由于缺乏 T 细胞辅助，体液免疫也受损。

第六章　药　理　学

【答案】

A1/A2 型题

1. A　2. E　3. C　4. A　5. B　6. D　7. D
8. E　9. D　10. C　11. B　12. C　13. D　14. C
15. C　16. B　17. B　18. B　19. A　20. B　21. A
22. A　23. D　24. B　25. B　26. D　27. A　28. E
29. E　30. D　31. C　32. A　33. A　34. C　35. B
36. C　37. B　38. B　39. E　40. B　41. A　42. C
43. B　44. B　45. A　46. C　47. B　48. D　49. C
50. A　51. A　52. B

B1 型题

1. (1) C (2) A　2. (1) B (2) E　3. (1) D (2) E
4. (1) A (2) B　5. (1) D (2) E　6. (1) E (2) B

【解析】

A1/A2 型题

1. 治疗口腔专性厌氧菌感染的首选药物为甲硝唑。

2. 阿托品是 M 胆碱受体阻断剂，可用于解除胃肠道平滑肌痉挛、抑制腺体分泌、缓慢型心律失常、解救有机磷酸酯类中毒等。

6. 酚妥拉明是非选择性 α 受体阻断药，可直接使血管舒张，并阻断肾上腺素和去甲肾上腺素对 α 受体激动作用，也可引起心收缩力加强、心率加快，输出量增多。心脏兴奋部分是因血管舒张血压下降，反射性引起，部分是阻断突触前膜 α₂受体，促进去甲肾上腺素释放的结果。临床用于治疗外周血管痉挛性疾病，缓解嗜铬细胞瘤引起高血压和充血性心衰（舒张小动脉、小静脉，降低心前、后负荷，使心输出量增加，肺充血、肺水肿改善）。

7. 室性心律失常首选利多卡因。

15. ①阻断心脏 β₁受体，使心肌收缩力减弱，心率减慢，心排出量降低。开始由于总外周阻力的升高，血压没有明显改变，长时间给药

后，总外周阻力适应心排出量的降低，重新调整，逐渐降到开始水平或较低，因而血压下降。②阻断肾小球旁细胞 β₁受体，减少肾素分泌，从而抑制肾素－血管紧张素－醛固酮系统而发挥降压作用。③可透过血－脑屏障，阻断中枢 β 受体，使兴奋性神经元活动减弱，外周交感神经张力降低，血管阻力降低。④阻断突触前膜 β 受体，减少 NE 释放。⑤增加前列环素的合成。

17. 胺碘酮可以作用于心脏多种离子通道，对于包括钠离子通道、L 型钙离子通道以及钾离子通道在内的多个心肌细胞膜离子通道有阻滞作用。

18. 对因治疗指用药后能消除原发致病因子，治愈疾病的药物治疗。对症治疗指用药后能改善患者疾病的症状。补充疗法指补充体内营养或代谢物质不足，又称替代疗法。

19. 碘解磷定能明显减轻 N 样症状，对骨骼肌痉挛的抑制作用最为明显，能迅速抑制肌束颤动；对中枢神经系统的中毒症状也有一定改善作用，但对 M 样症状影响较小。故应与阿托品合用，以控制症状。

21. 利尿剂使细胞外液容量减低、心排出量降低，并能通过利钠作用使血压下降。噻嗪类应用最普遍，但长期应用可引起血钾降低及血糖、血尿酸、血胆固醇增高，糖尿病及高脂血症患者宜慎用，痛风患者禁用。

22. 维生素 K 能促进凝血因子 Ⅱ、Ⅶ、Ⅸ、Ⅹ 的合成。

24. 氯丙嗪的临床应用：①治疗精神病：用于控制精神分裂症或其他精神病的兴奋躁动、紧张不安、幻觉、妄想等症状，对忧郁症状及木僵状态的疗效较差。②镇吐：几乎对各种原因引起的呕吐，如尿毒症、胃肠炎、癌症、妊娠及药物引起的呕吐均有效。也可用于治疗顽固性呃逆，但对晕动症呕吐无效。③低温麻醉及人工冬眠：用于低温麻醉时可防止休克发生。④与镇痛药合

· 20 ·

用，治疗癌症晚期患者的剧痛。⑤治疗心力衰竭。⑥治疗巨人症。

25. 多巴胺临床应用：①休克：用于各种休克，如感染中毒性休克、心源性休克及出血性休克等。滴注给药时必须补足血容量，同时需纠正酸中毒。②与利尿药联合应用于急性肾衰竭：对急性心功能不全，具有改善血流动力学的作用。

27. 袢利尿药呋塞米耳毒性表现为耳鸣、听力减退或暂时性耳聋，呈剂量依赖性。耳毒性的发生机制可能与药物引起内耳淋巴液电解质成分改变有关。

29. 钙通道阻滞剂分为二氢吡啶类和非二氢吡啶类，前者以硝苯地平为代表，后者有维拉帕米和地尔硫草。

31. 胺碘酮对心脏多种离子通道均有抑制作用，降低窦房结、普肯耶纤维的自律性和传导性，明显延长 APD 和 ERP，延长 Q－T 间期和 QRS 波。胺碘酮延长 APD 的作用不依赖于心率的快慢，无翻转使用依赖性。

34. 赫氏反应：应用青霉素 G 治疗梅毒、钩端螺旋体、雅司病、鼠咬热或炭疽等感染时，可有症状加剧现象。

36. 血管紧张素转换酶抑制剂（ACEI）：主要功能是抑制循环中及局部组织中血管紧张素Ⅱ的生成，还可以抑制缓激肽的降解。兼有扩张小动脉和静脉的作用。能缓解消除症状，改善血流动力学变化与左心室功能，逆转左心室肥厚，提高运动耐力。常用药物有卡托普利。

37. 在中枢神经系统，对乙酰氨基酚抑制前列腺素合成，产生解热镇痛作用，在外周组织对环氧酶没有明显的作用，这可能与其无明显抗炎作用有关。临床主要用于退热和镇痛。

41. 对青霉素类过敏的 G⁺ 菌感染者可选用红霉素。

44. 利尿剂使细胞外液容量减低、心排出量降低，并能通过利钠作用使血压下降。噻嗪类应用最普遍，但长期应用可引起血钾降低及血糖、血尿酸、血胆固醇增高，糖尿病及高脂血症患者宜慎用，痛风患者禁用。

46. 经过生物转化后有的物质活性增强。

47. 室性心律失常首选利多卡因。

48. 别嘌呤醇通过抑制黄嘌呤氧化酶，使尿酸的生成减少，适用于尿酸生成过多或不适合使用促尿酸排泄药物者。

50. 阿米卡星其突出优点是对肠道 G⁻ 杆菌和铜绿假单胞菌所产生的多种氨基糖苷类灭活酶稳定，故对一些氨基糖苷类耐药菌感染仍能有效控制，常作为首选药。本品的另一个优点是它与 β－内酰胺类联合应用可获协同作用，当粒细胞缺乏或其他免疫缺陷患者合并严重 G⁻ 杆菌感染时，合并用药比阿米卡星单独使用效果更好。

52. 奥美拉唑为质子泵抑制剂（PPI）。

第七章　医学心理学

【答案】

A1/A2 型题

1. D　　2. C　　3. C　　4. A　　5. A　　6. E　　7. C
8. C　　9. E　　10. E　　11. D　　12. D　　13. D　　14. B
15. C　　16. A　　17. C　　18. D　　19. C　　20. E

A3/A4 型题

1. (1) E (2) E (3) B

【解析】

A1/A2 型题

2. 强迫障碍最有效的心理治疗是认知行为治疗。

7. 经典精神分析疗法常用的技术是自由联想。

12. 心身疾病是心理社会因素在发病、发展过程中起重要作用的躯体器质性疾病。焦虑症不属于心身疾病。

13. 在众多的心理测验理论中，心理投射理论是应用较多的一种，由其衍生而来的心理投射技术在人格测量中常被使用。主题统觉测验是比较常见的投射法人格测验。

15. 医学心理学的基本观点如下。

（1）心身统一的观点：一个完整的个体应包括心、身即精神与躯体两个部分，两者相互影响。对外界环境的刺激，心、身是作为一个整体来反应的。

（2）社会影响的观点：一个完整的个体不仅是生物的人，而且是社会的人。他生活在特定的环境之内，生活在不同层次的人际关系网中，即人生活在一个多层次、多等级的系统中，各层次之间既有纵向的相互作用，又有横向的相互影响。

（3）认知评价的观点：心理社会因素能否影响健康或导致疾病，不完全取决于该因素的性质和意义，还取决于个体对外界刺激怎样认知和评价，有时后者占主导地位。

（4）主动调节的观点：个体在成长发育过程中，逐渐对外界事物形成了一个特定的反应模式，构成了相对稳定的个性特点。这些模式和特点使个体在与周围人和事的交往中，保持着动态平衡。其中心理的主动适应和调节是使个体行为与外界保持相对和谐一致的主要因素，是个体保持健康和抵御疾病的重要力量。

（5）情绪作用的观点：情绪与健康有着十分密切的关系。良好的情绪是健康的基础，不良的情绪是疾病的原因。在临床心理学中，情绪是十分重要的研究课题。

（6）个性特征的观点：面对同样的社会应激，有的人得病，难以适应，有的人则"游刃有余"，很快渡过"难关"，这之中与个性特征有着十分密切的关系。

16. 注意是指精神活动的指向与集中，有主动注意与被动注意之分。

17. 心理健康的标准有五条标准值得重视，这就是：智力正常、情绪良好、人际和谐、社会适应和人格完整。

18. 内科心身疾病主要包括：原发性高血压、原发性低血压、冠状动脉硬化性心脏病、阵发性心动过速、胃溃疡、十二指肠溃疡、神经性呕吐、神经性厌食症、溃疡性结肠炎、过敏性结肠炎、支气管哮喘、过度换气综合征、偏头痛、肌紧张性头痛、自主神经失调症、甲状腺功能亢进症、艾迪生病、甲状旁腺功能亢进症、甲状旁腺功能减退症、腺垂体功能减退症、糖尿病等。

19. 学习是个体经验的获得而引起行为发生相对持久变化的过程。

20. 从事心理治疗的人员有下列情形之一的，由县级以上人民政府卫生健康主管部门责令改正，给予警告：①从事心理治疗的人员在医疗机构以外开展心理治疗活动的；②专门从事心理治疗的人员从事精神障碍的诊断的；③专门从事心理治疗的人员为精神障碍患者开具处方或者提供外科治疗的。

A3/A4 型题

1.（1）精神分析疗法主张通过内省的方式，以自由联想、精神疏泄和分析解释的方法，把压抑在'无意识'中的某些幼年时期的精神创伤或痛苦体验挖掘或暴露出来，从中发现焦虑根源，启发并帮助患者彻底领悟而重新认识它，从而改变原有的病理模式，重建自己的人格，达到治疗目的，包括：①自由联想；②梦的分析。冲击疗法与脱敏法虽都是将患者置于其所惧怕的情境中，但后者是采取缓和的、逐步消除恐惧的方法，而前者是治疗开始即将患者处于其最怕的情境中，如果并没有真正可怕的事情发生，那么紧张、焦虑不安便会明显减轻。厌恶法是将令患者厌恶的刺激与对患者有吸引力的不良刺激相结合形成条件反射，以消退不良刺激对患者的吸引力，使症状消退。放松训练又称松弛训练。它是按一定的练习程序，学习有意识地控制或调节自身的心理生理活动，以达到降低机体唤醒水平，调整因紧张刺激而紊乱的功能的目的。

（2）患者至上原则是指医务人员在诊疗过程中应始终以患者为中心，把患者的利益放在首位。最优化原则是指在选择诊疗方案时以最小的代价获得最大效果的决策。知情同意原则是指医务人员在选择和确定疾病的诊疗方案时要使患者知情和尊重患者的自由选择与决定，对于一些特殊检查、特殊治疗和手术，还要以患者或患者家属（无家属者由监护人）签字为据。保密守信原则是指医务人员在对患者疾病诊疗的过程中及以后要保守患者的秘密和隐私，并遵守诚信的伦理准则。

（3）骨科主治医师应当对患者实施心理健康指导。

第八章　医学伦理学

A1/A2 型题

1. C　2. D　3. B　4. A　5. C　6. E　7. B
8. B　9. E　10. A　11. C　12. A　13. B　14. D
15. E　16. B　17. A　18. E　19. C　20. E　21. C
22. C　23. A　24. E　25. D

【解析】

A1/A2 型题

1. 医师在执业活动中应履行下列义务：①遵守法律、法规，遵守技术操作规范；②树立敬业精神，遵守职业道德，履行医师职责，尽职尽责为患者服务；③关心、爱护、尊重患者，保护患者的隐私；④努力钻研业务，更新知识，提高专业技术水平；⑤宣传卫生保健知识，对患者进行健康教育。以上既是医师的法律义务，也是医德义务。此外，医师的道德义务还要求对患者尽义务与对他人、社会尽义务统一起来，并且把患者的权利也视为应尽的义务。

3. 尊重原则是指对患者的人格尊严及其自主性的尊重。患者的人格尊严是生下来即享有并应该得到肯定和保护的，并且患者具有主体性，而不能仅被当作工具或手段。患者的自主性是指患者对有关自己的医护问题，经过深思熟虑所做出的合乎理性的决定并据以采取的行动。像知情同意、自主选择、要求保守秘密和隐私等均是患者自主性的体现。

5. 患者权利受到普遍关注的原因是人们已意识到医源性疾病所致的严重危害性。

7. 临终关怀的特点：①临终关怀的主要对象为临终患者，特别是晚期癌瘤患者等心身遭受折磨的患者。②临终关怀不以治疗疾病为主，而是以支持疗法、控制症状、姑息治疗与全面照护为主。③临终关怀注重患者的尊严与价值，它不以延长患者的生存时间为主，而以提高临终

阶段的生存质量为宗旨。④临终关怀提供家庭式的爱抚与关怀，即它是面向整个家庭单位，既为患者而又为家属提供服务。⑤临终关怀服务虽以医务人员为主，但已成为社会志愿者积极参与的公益事业。

9. 伦理委员会对涉及人的生物医学研究和相关技术应用项目的伦理审查要依据国内外颁布的有关文件规定和要求。其中，国际文件有：1946 年纽伦堡国际军事法庭制定的《纽伦堡法典》；1964 年世界医学会（WMA）在芬兰赫尔辛基制定并经多次修改的《赫尔辛基宣言》等。

12. 不得为单身女性实施人工授精。

13. 人类辅助生殖技术包括人工授精、体外受精和无性生殖。人工授精根据精子的来源又分为丈夫精液的人工授精和供精人工授精；体外受精是指分别取出精子和卵子，在试管中使卵子受精，培养成胚胎，并将胚胎植入子宫，继续发育成胎儿，又称试管婴儿技术；无性生殖，又叫克隆，是指生物体通过无性繁殖的方式，产生遗传性状与母体相似的"后代"的过程，这种方式在人类中尚未实施。

14. 人类辅助生殖技术是指运用医学技术和方法对配子、合子、胚胎进行人工操作，以达到受孕目的的技术。即治疗、补偿已婚夫妇的生育功能。

17. 医生的语言应通俗易懂，避免使用医学术语，避免审讯式提问。

18. 医学伦理学是普通规范伦理学原理在医学实践中的具体运用，即运用普通规范伦理学的理论和原则来解决医学实践和医学科学发展中人们相互之间、医学团体与社会之间道德关系而形成的一门学科，属于应用规范伦理学。

（1）描述伦理学：它对道德现象的研究既不涉及行为的善恶及其标准，也不谋求制定行为的准则或规范，只是依据其特有的学科立场和方

法对道德现象进行经验性描述和再现，又称记述伦理学。

（2）元伦理学：它又称分析伦理学，一般被认为是研究伦理学本身，即对伦理学的性质、道德概念、道德逻辑分析和道德判断的研究等，而不制定道德规范和价值标准，并且对任何道德规范、价值都采取中立的立场。

（3）规范伦理学：它一直是伦理学的代表、主体或核心，围绕着道德价值、道德义务和道德品质展开其理论形式，确定其道德原则等。

19. 多中心人体试验审查：项目总负责人单位的伦理委员会进行科学和伦理的审查，参加项目的单位伦理委员会只审查在本单位的可行性。

20. 医患关系的性质。

（1）从法律上说，医患关系是一种具有医疗契约性关系：医疗契约又称医疗合同，是指平等主体的患者与医疗机构之间设立、变更、终止民事权利与义务关系的协议。这种协议的达成包括要约与承诺双方，即患者到医疗机构挂号就医是求诊的要约，而医疗机构收取挂号费且交付挂号单是对患者的承诺，从而使医患双方的医疗契约便确立起来。不过，这种契约关系与一般的契约关系是不同的，如这种契约没有订立一般契约的那种程序和条款等。因此，医患关系是具有契约性的，但并不是一种完全的契约关系，仅作为一种类比或隐喻。

（2）从伦理上说，医患关系是一种信托关系：医患信托关系是医务人员和医疗机构受患者的信任和委托，保障患者在诊治、护理过程中的健康利益不受损害并有所促进的一种关系。

21. "三查"是指操作前查、操作中查、操作后查。

22. 公正原则有程序性公正、回报性公正和分配性公正等，这里主要指分配性公正，它是指收益和负担的合理分配，并且又包括形式上的公正和实质上的公正。在医护实践中，形式上的公正是指类似的个案分配收益与负担时以同样的准则处理，不同的个案以不同的准则处理，在我国仅限于基本的医疗和护理；实质上的公正是根据患者的需要、个人的能力、对社会的贡献、在家庭中的角色地位等分配收益和负担，在现阶段我国稀有贵重卫生资源的分配只有根据实质上的公正。

公正原则要求医务人员：①公正地分配卫生资源。医务人员既有宏观分配卫生资源的建议权，又有参与微观分配卫生资源的权利，那么应根据公正的形式和实质原则，运用自己的权利，尽力实现患者基本医疗和护理的平等；②不仅在卫生资源分配上，而且态度上能够公正地对待患者，特别是老年患者、精神病患者、残疾患者、年幼患者等；③在医患纠纷、医护差错事故的处理中，要坚持实事求是，站在公正的立场上。

23. 边沁首先提出以"最大多数人的最大幸福"（最大幸福原则）作为道德判断准则，随后密尔进行对功利论进行了批判和修正。

24. 公共卫生工作特有的伦理原则是全社会参与原则。最优化原则是临床诊疗的伦理原则。其他选项是一般伦理原则。

25. 医学科研伦理的要求：①动机纯正；②诚实严谨；③敢于怀疑；④公正无私；⑤团结协作；⑥知识公开。不尊重他人的劳动成果违背了诚实严谨原则。

第九章 卫生法规

【答案】

A1/A2 型题

1. B	2. D	3. D	4. A	5. A	6. B	7. A
8. E	9. D	10. D	11. B	12. A	13. A	14. B
15. B	16. A	17. D	18. A	19. C	20. C	21. C
22. C	23. C	24. D	25. E	26. B	27. A	28. E
29. C	30. C	31. D	32. B	33. B	34. A	35. E
36. E	37. A					

B1 型题

1. (1)E (2)A (3)B   2. (1)A (2)D (3)C

3. (1)E (2)B (3)C   4. (1)D (2)B (3)C

5. (1)A (2)B (3)D

A3/A4 型题

1. (1)A (2)A (3)A

【解析】

A1/A2 型题

1. 突发公共卫生事件是指突然发生，造成或者可能造成社会公众健康严重损害的重大传染病疫情、群体性不明原因疾病、重大食物和职业中毒以及其他严重影响公众健康的事件。

突发公共卫生事件作为一类公共卫生工作，具有如下特性：首先，突发公共卫生事件是突然发生的，具有很强的不确定性；其次，突发公共卫生事件的发生呈现群体性，目标对象往往是不特定的社会群体；再次，突发公共卫生事件可能导致全国性或全球性的公共卫生危机；最后，突发公共卫生事件不但会对公众健康造成严重损害，严重时还会破坏社会安定，动摇社会正常秩序。所以，一般说来，突发公共卫生事件具有突发性、公共性、危害性和复杂性的特点。

2. 突发公共卫生事件的法律责任：医疗卫生机构有下列行为之一的，由卫生行政主管部门责令改正、通报批评、给予警告；情节严重的，吊销《医疗机构执业许可证》；对主要负责

人、负有责任的主管人员和其他直接责任人员依法给予降级或者撤职的纪律处分；造成传染病传播、流行或者对社会公众健康造成其他严重危害后果，构成犯罪的，依法追究刑事责任：①未依照本条例的规定履行报告职责，隐瞒、缓报或者谎报的；②未依照本条例的规定及时采取控制措施的；③未依照本条例的规定履行突发事件监测职责的；④拒绝接诊患者的；⑤拒不服从突发事件应急处理指挥部调度的。

3. 因抢救急危患者，未能及时书写病历的，有关医务人员应当在抢救结束后 6 个小时内据实补记，并加以注明。严禁涂改、伪造、隐匿、销毁或者抢夺病历资料。患者有权复印或者复制自己的门诊病历、住院志、体温单、医嘱单、化验单（检验报告）、医学影像检查资料、特殊检查同意书、手术同意书、手术及麻醉记录单、病理资料、护理记录以及国务院卫生计生行政部门规定的其他病历资料。患者依照规定要求复印或者复制上述病历资料的，医疗机构应当提供复印或者复制服务并在复印或者复制的病历资料上加盖证明印记。复印或者复制病历资料时，应当有患者在场。医疗机构应患者的要求，为其复印或者复制病历资料，可以按照规定收取工本费。

5. B、C、D、E 是必须报经上一级人民政府决定才可以采取的紧急措施。

6. 受血者配血试验的血标本必须是输血前 3 天之内采集的，最好采用新鲜采集的患者血液标本进行交叉配血。

8. 婚前医学检查是指医疗保健机构对准备结婚的男女双方可能患影响结婚和生育的疾病进行的医学检查。婚前医学检查包括对下列疾病的检查：①严重遗传性疾病：是指由于遗传因素先天形成，患者全部或者部分丧失自主生活能力，后代再现风险高，医学上认为不宜生育的遗传性疾病；②指定传染病：是指《中华人民共和国传染病防治法》中规定的艾滋病、淋病、梅毒、麻风病以及医学上认为影响结婚和生育的

其他传染病；③有关精神病：是指精神分裂症、躁狂抑郁型精神病以及其他重型精神病。

13. 血袋标签核对的主要内容是：①血站的名称；②献血编号或者条形码、血型；③血液品种；④采血日期及时间或者制备日期及时间；⑤有效期及时间；⑥储存条件。禁止将血袋标签不合格的血液入库。

15. 新修订的传染病防治法特别指出的是在指定场所单独隔离治疗。

18. 开具西药、中成药处方，每一种药品应当另起一行，每张处方不得超过5种药品。

19. 遇到交叉配血不合的情况时必须按《全国临床检验操作规程》有关规定做抗体筛选试验。

22. 医疗保健机构禁止非医学需要的胎儿性别鉴定。

24. 《艾滋病防治条例》规定，县级以上地方人民政府卫生主管部门指定的医疗卫生机构，应当按照国务院卫生主管部门会同国务院其他有关部门制定的艾滋病自愿咨询和检测办法，为自愿接受艾滋病咨询、检测的人员免费提供咨询和初筛检测。

25. 由县级以上地方人民政府卫生行政部门予以取缔，没收违法所得，可以并处10万元以下的罚款；构成犯罪的，依法追究刑事责任。

28. 因为医疗事故鉴定不是行政行为，不能提出复议，但可以申请再次鉴定。

30. 无家属签字的无自主意识患者的紧急输血，应报医院职能部门或主管领导同意、备案，并记入病历。

31. 麻疹属于丙类传染病，根据新修订的传染病防治法，医疗机构发现乙类或者丙类传染病患者时，应根据病情采取必要的治疗和控制传播措施。

33. 取得执业助理医师执业证书后，具有高等学校医学专科学历，在医疗、预防、保健机构中工作满2年；具有中等专业学校医学专业学

历，在医疗、预防、保健机构中工作满5年的。

34. ①甲类传染病是指鼠疫、霍乱。②乙类传染病是指传染性非典型肺炎、艾滋病、病毒性肝炎、脊髓灰质炎、人感染高致病性禽流感、麻疹、流行性出血热、狂犬病、流行性乙型脑炎、登革热、炭疽、细菌性和阿米巴性痢疾、肺结核、伤寒和副伤寒、流行性脑脊髓膜炎、百日咳、白喉、新生儿破伤风、猩红热、布鲁菌病、淋病、梅毒、钩端螺旋体病、血吸虫病、疟疾。③丙类传染病是指流行性感冒、流行性腮腺炎、风疹、急性出血性结膜炎、麻风病、流行性和地方性斑疹伤寒、黑热病、包虫病、丝虫病，除霍乱、细菌性和阿米巴性痢疾、伤寒和副伤寒以外的感染性腹泻。

35. 医疗侵权赔偿责任包括：①未尽到说明义务；②未尽到与当时的医疗水平相应的义务；③泄露患者隐私。

36. 药品标准是法定的技术标准，是国家对药品质量及检验方法所作的技术规定，是药品生产、供应、使用、检验和管理部门必须共同遵守的法定依据。

37. 《突发公共卫生事件应急条例》规定，国家建立突发事件的信息发布制度。国务院卫生行政主管部门负责向社会发布突发事件的信息。必要时，可以授权省、自治区、直辖市人民政府卫生行政主管部门向社会发布本行政区域内突发事件的信息。

A3/A4 型题

1. （1）患者的道德义务：支持临床实习和医学发展的义务。但是，作为一种道德义务必须以患者的知情同意为前提。医学实践中任何人都不能假借社会、医学的名义，侵犯他人的人身权利。

（2）知情同意是尊重患者自主性的具体体现。

（3）医师法规定医师在执业活动中履行的义务：关心、爱护、尊重患者，保护患者的隐私。

第十章　预防医学

【答案】

A1/A2 型题

1. B	2. D	3. E	4. C	5. A	6. D	7. D
8. C	9. A	10. D	11. C	12. A	13. A	14. E
15. D	16. C	17. E	18. A	19. E	20. A	21. D
22. C	23. E	24. D	25. C	26. A	27. C	28. B
29. E	30. B	31. B	32. E	33. E	34. B	35. E
36. C	37. E	38. B	39. D	40. B	41. C	42. A
43. D	44. B	45. D				

B1 型题

1.（1）B（2）B（3）A　　　　2.（1）D（2）B（3）A

3.（1）C（2）A（3）A（4）C

A3/A4 型题

1.（1）E（2）C　　　　　　　2.（1）A（2）C（3）E

【解析】

A1/A2 型题

1. 生物－心理－社会医学模式的主要思想是把人理解为生物的、心理的、社会的三种属性的统一体，人的健康和疾病不仅是生物学过程，而且有心理和社会的因素，要从生物、心理、社会相统一的整体水平来理解和防治疾病。

3. 评价蛋白质营养价值高低的主要指标包括蛋白质含量、机体消化吸收及利用的程度。

8. 河豚毒素含量最高的是卵巢、肝脏。

9. Cl_2 是有刺激性气味的气体。

10. 医学模式的发展经历了以下几个阶段：①神灵主义医学模式；②自然哲学医学模式；③机械论医学模式；④生物医学模式；⑤生物－心理－社会医学模式。

11. 原生环境中某种元素含量异常，也会对当地居民身体健康产生不良的影响，如某地区氟的含量过高就会导致氟中毒，即生物地球化学性疾病，这类疾病的发病特点具有明显的地

区性，故又称地方病。

13. 罹患率与发病率一样，也是测量人群新病例发生频率的指标；与发病率相比，罹患率适用于小范围、短时间内疾病频率的测量。

14. 相关系数反映了事物间的相关关系。

15. 根据随机化的原则从总体中抽出的有代表性的一部分观察单位组成的子集称作样本，如从糖尿病患者中随机抽取的有代表性的一组患者构成样本。

16. 预防医学研究环境因素与人体健康的关系。

18. 膳食纤维素的不提供热能。

21. 病例组有暴露史的比例显著高于对照组，则该病与暴露存在联系。

25. 病死率表示一定时期内，患某病的全部患者中因该病死亡者所占的比例。衡量某种疾病对人类生命威胁程度。

26. 在同一正态总体中抽样有99%的样本均数在 $\overline{X} \pm 2.58 S_{\overline{x}}$ 范围。

27. 我国居民膳食中糖类供热占总热能的适宜比是 60%～70%。

28. 苯中毒可分为急性苯中毒和慢性苯中毒。急性苯中毒是指口服含苯的有机溶剂或吸入高浓度苯蒸气后，出现以中枢神经系统麻醉作用为主要表现的病理生理过程；慢性苯中毒是指苯及其代谢产物酚类直接抑制了细胞核分裂，导致细胞突变，影响了骨髓的造血功能。临床表现为白细胞计数持续减少，最终发展为再生障碍性贫血或白血病。

32. 传染源是指体内有病原体生长、繁殖并且能排出病原体的人和动物，包括患者、病原携带者和受感染的动物。病原体就是能引起疾病的微生物和寄生虫的统称。

33. 人群健康策略强调2点：①注重分析在

整个生命全程中影响人群健康的全部的决定因素，而不仅仅重视与特定疾病相关的危险因素或临床病因；②重视促进全体人群的健康，而不仅仅关注那些已患病者或高危个体。

34. 筛检试验的概念和目的。

（1）筛检是运用快速、简便的检验、检查或其他措施，在健康的人群中，发现那些表面健康但可疑有病或有缺陷的人。筛检所用的各种手段和方法称为筛检试验。

（2）筛检的目的：①早期发现可疑患者，做到早诊断、早治疗，提高治愈率，实现疾病的二级预防。②发现高危人群，以便实施相应的干预，降低人群的发病率，实现疾病的第一级预防。③了解疾病自然史。④进行疾病监测。筛检试验和诊断试验的评价方法基本相同，除考虑安全可靠、简便快速及经济可行外，还要考虑其科学性，即该方法对疾病进行诊断的真实性和价值，具体与标准诊断方法即"金标准"进行比较。评价的步骤有：确定金标准（目前被公认的最可靠、最权威的、可以反映有病或无病实际情况的诊断方法称为金标准）、选择研究对象、确定样本含量、盲法同步测试、整理分析资料、质量控制。

35. 职业病特点：①病因明确。②病因与疾病之间一般存在接触水平（剂量）-效应（反应）关系，所接触的病因大多是可检测和识别的。③群体发病，在接触同种职业性有害因素的人群中常有一定的发病率，很少只出现个别患者。④早期诊断、及时合理处理，预后康复效果较好。大多数职业病目前尚无特殊治疗方法，发现愈晚，疗效也愈差。⑤重在预防，除职业性传染病外，治疗个体无助于控制人群发病。

36. 实施初级卫生保健的基本原则：①合理分配资源；②社区参与；③预防为主；④适宜技术；⑤综合利用；⑥合理转诊。

37. 危险因素是指机体内外存在的使疾病发生和死亡增加的诱发因素。如不良的行为（如吸烟）、疾病家族史、暴露于不良的环境以及有关的职业、血压、血清胆固醇浓度过高、超重、心电图异常、过去病史等。健康危险因素评估是指从个体或群体健康信息咨询或调查、体检和实验室检查等过程中收集各种与健康相关的危险因素信息，为进一步开展有针对性的干预措施提供依据。目的不是早期诊断，而是在于估计

特定时间发生某种疾病的可能性。

38. 两样本均数的比较适用于完全随机设计的两样本均数的比较。目的是推断两样本均数分别代表的两总体均数有无差别。

39. （1）卫生服务需要：是依据人们的实际健康状况与"理想健康状态"之间存在差距而提出的对预防、保健、医疗、康复等服务的客观要求。

（2）卫生服务需求：是从经济和价值观念出发，在一定时期内、一定价格水平上人们愿意而且有能力消费的卫生服务量。需求的两个必备条件：①购买意愿。②支付能力。类型：由需要转化而来的需求和没有需要的需求。

（3）卫生服务利用：是需求者实际利用卫生服务的数量（即有效需求量）。

40. 地方病按病因可分为自然疫源性和化学元素性两类。自然疫源性（生物源性）地方病的病因为微生物和寄生虫，是一类传染性的地方病，如鼠疫、布鲁菌病、流行性乙型脑炎、森林脑炎、流行性出血热、钩端螺旋体病、血吸虫病、疟疾、黑热病、肺吸虫病、包虫病等。化学元素性地方病又称地球化学性地方病，是由于地壳表面各种化学元素分布不均匀，造成地球上某一地区的水和土壤中某种化学元素过多或不足或比例失常，再通过食物和饮水作用于人体而引起的疾病。常见的有元素缺乏性地方病，如碘缺乏病和元素中毒性地方病，如地方性氟中毒、地方性砷中毒、地方性硒中毒和地方性铜中毒等。

41. 慢性病自我管理包括如下内容。

（1）慢性病自我管理：是指在卫生保健专业人员的协助下，个人承担一些预防性或治疗性的卫生保健活动。

（2）慢性病自我管理的任务：①所患疾病的医疗和行为管理（如按时服药、加强锻炼、就诊、改变不良饮食习惯）；②角色管理（维持日常角色，做家务、工作、社会交往）；③情绪的管理（愤怒、对未来担心、挫折感和偶尔的情绪低落）。

（3）慢性病自我管理的基本技能：①解决问题的技能；②决策技能；③寻找和利用社区资源的能力；④建立良好医患关系的技能；⑤目标设定与采取行动的技能。

42. 医源性疾病指在诊治或预防疾病过程中，由于医护人员各种言行、措施不当而造成的

不利于患者身心健康的疾病。

43. 膳食调查的主要目的是了解膳食组成与营养素摄取情况,借此来评定营养需要达到满足的程度。

44. 食物中毒:指摄入含有生物性、化学性有毒有害物质的食品或把有毒有害物质当作食品摄入后所出现的非传染性的急性、亚急性疾病。

45. 描述流行病学又称描述性研究。它是将专门调查或常规记录所获得的资料,按照不同地区、不同时间和不同人群特征分组,以展示该人群中疾病或健康状况分布特点的一种观察性研究。专门调查有:现况研究、生态学研究、个案调查以及暴发调查;常规记录有:死亡报告、出生登记、出生缺陷监测、药物不良反应监测和疾病监测等。描述流行病学可以:①为病因研究提供线索;②掌握疾病和病因的分布状况,为疾病防治工作提供依据;③用来评价防治策略和措施的效果。

B1 型题

1. 氟在机体内的吸收受到多种因素的影响。胃内 pH 影响氟的吸收速率,两者成负相关关系。骨氟含量随摄入氟的量和年龄而增长,但是骨氟含量实际沉淀率与年龄呈负相关关系。肾脏是体内氟的主要排泄途径,肾脏的氟清除率与尿 pH 和流速呈正比关系。

2. (1) 发病率指在一定期间内(一般为 1 年)、特定人群中某病新病例出现的频率。2008 年该病的发病率(1/10 万)=200/1000 万=2.0(1/10 万)。

(2) 患病率指某特定时间内,总人口中现患某病者(包括新、旧病例)所占的比例。患病率(1/10 万)=(200+800)/1000 万=10(1/10 万)。

(3) 死亡率指在一定期间(通常为 1 年)内,某人群中死于某病(或死于所有原因)的比例。2008 年期间该病的死亡率(1/10 万)=40/1000 万=0.4(1/10 万)。

第十一章 口腔预防医学

【答案】

A1/A2 型题

1. A	2. C	3. C	4. E	5. C	6. A	7. D
8. E	9. D	10. A	11. D	12. A	13. C	14. B
15. C	16. B	17. E	18. B	19. C	20. B	21. E
22. D	23. C	24. D	25. C	26. C	27. D	28. D
29. E	30. B	31. A	32. C	33. B	34. A	35. C
36. A	37. B	38. A	39. C	40. C	41. B	42. B
43. A	44. D	45. B	46. C	47. B	48. E	49. C
50. B	51. D	52. E	53. D	54. E	55. B	56. B
57. C	58. D	59. A	60. D	61. C	62. C	63. A
64. B	65. E	66. A	67. E	68. C	69. E	70. D
71. D	72. C	73. A	74. D	75. A	76. B	77. D
78. E	79. B	80. C	81. B	82. B	83. B	84. D
85. A	86. D	87. A	88. C	89. D	90. C	91. B
92. A	93. B	94. D	95. E	96. C	97. A	98. B
99. E	100. D	101. C	102. C	103. A	104. D	105. D
106. D	107. C	108. D	109. D	110. B	111. C	112. E
113. E	114. C	115. C	116. C	117. C	118. A	119. C
120. B	121. B	122. B	123. D	124. A	125. D	126. A
127. A	128. E	129. C	130. E	131. E	132. E	133. E
134. C	135. C	136. C	137. C	138. C	139. C	140. C
141. A	142. C	143. B	144. B	145. C	146. C	147. D
148. C	149. B	150. C	151. A	152. C	153. C	154. C
155. D	156. A	157. D	158. C	159. C	160. D	161. A
162. B	163. E	164. A	165. C	166. C	167. A	168. D
169. E	170. A	171. E	172. B	173. D	174. D	175. C
176. E	177. C	178. B	179. E	180. B	181. D	182. C
183. D						

B1 型题

1. (1) D (2) B (3) A (4) C
2. (1) A (2) C
3. (1) A (2) D (3) E
4. (1) A (2) D (3) B (4) B
5. (1) E (2) A (3) D
6. (1) E (2) A (3) D
7. (1) A (2) C (3) B
8. (1) B (2) E (3) C
9. (1) A (2) E
10. (1) A (2) D (3) B (4) C

A3/A4 型题

1. (1) C (2) D
2. (1) A (2) C
3. (1) A (2) D (3) A
4. (1) C (2) D (3) D
5. (1) C (2) A (3) A
6. (1) D (2) D

【解析】

A1/A2 型题

1. 酚类 1∶32 稀释液可作为消毒剂。

2. 理想的刷毛应具有适当弹性、硬度，表面光滑、不易吸收水分、容易洗涤干燥、无臭无味等特点。

3. 不属于窝沟封闭适应证的是已填充完好的牙，其他均属于窝沟封闭的适应证。

4. 牙周病一级预防的确切内容是健康教育、定期保健、保持牙周健康。牙周疾病的一级预防指在牙周组织受到损害之前防止病原因素的侵袭，或者虽然病原因素已经侵袭到牙周组织，但在其还未对牙周组织产生损害之前就将其去除。包括对大众进行健康教育，学会促进牙周组织健康的有效的口腔卫生措施，同时提高机体的抗病能力。

5. 甲壳素的主要作用是凝集致龋菌，减少菌斑形成，解脱已黏附的菌斑；减少乳酸量；防止口腔 pH 下降。

11. ①一级预防：旨在减少人群中牙周病新病例的发生，主要是对大众进行口腔健康教育和指导，最终达到清除菌斑和其他有害刺激因子的目的，帮助人们建立良好口腔卫生习惯，掌握正确刷牙方法，同时提高宿主的抗病能力。牙周病一级预防就是把口腔卫生知识传播给大众，使他们自觉地执行各种家庭口腔卫生措施，并定期进行口腔保健，维护口腔健康。②二级预防：旨在早期发现、早期诊断、早期治疗，减轻已发生的牙周病的严重程度，控制其发展。对局限于牙龈的病变，及时采取专业性洁治，去除菌斑和牙石，控制其进一步发展。采用 X 线检查法定期

· 31 ·

追踪观察牙槽骨情况，根据情况采取适当的治疗，如洁治、去除不良修复体、治疗食物嵌塞、填充邻面龋损等，牙周组织的健康状况可得到显著改善。二级预防的效果是在一级预防基础上取得的，其长期效果与患者是否能长期坚持各种预防措施有关。③三级预防：旨在用各种药物和牙周手术方法最大限度地治愈牙周组织病损，防止功能障碍，以义齿修复失牙，重建功能，并通过随访、精神疗法和口腔健康维护，维持其疗效，预防复发。同时，还应治疗相关的全身性疾病，如糖尿病、血液病、营养缺乏症，增强牙周组织抵抗力。

21. 口腔流行病学的研究方法主要包括描述性流行病学、分析性流行病学和实验流行病学，其中分析流行病学又包括病例－对照研究和群组研究等，而横断面调查（又称现况调查）属于描述性流行病学的研究方法之一，常规资料分析（又称病历资料分析）也属于其研究方法，但计算机统计并不是其研究方法。

22. 简化口腔卫生指数（OHI－S）只检查6个位点。

23. 题干提到的利用基因工程技术获得的特异性抗体，与基因重组疫苗相符合。

24. 核酸疫苗是将特定编码蛋白的外源基因直接导入动物细胞内，诱导宿主细胞对基因表达的蛋白，产生免疫反应。优点是：免疫性强、能激发体液和细胞免疫的持久性，方法简便、省力。

25. 氟化钠的成人致死量为5～10g，平均致死量为4～5g，儿童服用15mg/kg的氟可致死，而婴儿致死量仅为0.25g，PTD为每公斤体重5mg。

28. 第一恒磨牙，即六龄齿，是口腔中萌出最早的恒牙，也是发挥咀嚼功能、影响牙齿排列、影响颌面部发育的极其重要的四颗牙齿，必须加以重点保护。它们一般是6～7岁开始萌出，窝沟封闭的时间是6～8岁，即牙齿完全萌出后越早封闭越好。而第二恒磨牙一般是11～12岁萌出，窝沟封闭的时间是11～13岁。

29. 该题考查控制菌斑药物特点。前四项均为其特点，药物作用时间未提及，因此答案为E。

34. 龋病流行特征如下。（1）地区分布：目前龋均排在前十位的国家全部是发展中国家。（2）时间分布：一些发展中国家近20年来龋病发病的上升趋势仍在继续。（3）人群分布：①年龄，龋病患病随年龄而变化，乳牙、年轻恒牙和老年人牙龈退缩后的恒牙易感龋病；②性别，大多数调查显示乳牙患龋率男性略高于女性，而恒牙患龋率女性略高于男性；③城、乡居民，在发展中国家，一般城市居民的患龋率高于农村。但是在社会经济状况较好地区的城市儿童中，情况可能发生变化，出现了农村儿童患龋率高于城市儿童的现象；④民族：不同民族之间患龋情况也不同，这是由于饮食习惯、人文、地理环境等不同所致。

35. 人体氟摄入量与饮食习惯对龋病患病情况也有密切关系。①氟摄入量：患龋率一般与水氟浓度呈负相关。水氟浓度在0.6～0.8mg/L时，龋均及患龋率最低。当水氟浓度高于0.8mg/L时，氟牙症率直线上升，低于此浓度时，龋均、患龋率上升。②饮食习惯：糖的摄入量、摄入频率及糖加工的形式与龋病有密切关系。糖的消耗量减少，患龋率下降。吃糖的频率和糖加工形式的不同，与患龋率有关。龋病在家族之中流行很可能与生活习惯导致致龋微生物传播有关。

37. 酸蚀剂可为磷酸液或含磷酸的凝胶，酸蚀面积应为接受封闭的范围，一般为牙尖斜面2/3。恒牙酸蚀的时间一般为20～30s，乳牙酸蚀60s。注意酸蚀过程中不要擦拭酸蚀牙面，因为这会破坏被酸蚀的牙釉面，降低黏结力。

38. 从同一总体中随机抽取若干个观察单位数相等的样本，由于抽样引起样本均数与总体均数及样本均数之间的差异称作均数的抽样误差，其大小可用均数的标准差描述，样本均数的标准差称为标准误。

39. 在口腔健康促进中，应重视发挥行政领导和公共卫生机构领导的主导作用。对于口腔卫生费用占总卫生费用的百分比以及各级医务人员的构成、人力的培训等促进工作，行政领导应起主要作用。

41. WHO规定评价龋病患病水平的年龄组是12岁。

42. 肾脏是排泄体内氟的主要途径，一般成人摄氟量的40%～60%由尿排出，由尿排出氟占总排泄量的 75% 左右。

44. 通过肠黏膜吸收氟不依赖 pH，而通过口腔和胃黏膜吸收则主要依赖 pH。

45. 可溶性氟化物在水溶液中几乎全部被吸收。天然氟化物或加饮水中的 NaF 所分解产生的氟离子几乎全部能被胃肠道吸收。当氟以 CaF_2 溶液的形式被摄入时，其吸收量略有减少。食物中的氟吸收取决于膳食中无机氟的溶解度与钙含量。

47. 医生的个人防护屏障：①手套、口罩、保护性眼镜和工作服，对接触血液和污染血的唾液的口腔医务人员能起到屏障保护作用。②建议所有口腔工作者对下列疾病作防疫注射：乙型肝炎、流感、破伤风、白喉等。

53. 氯己定（洗必泰）抗菌斑的作用机制是：①减少了唾液中能吸附到牙面上的细菌数：洗必泰吸附到细菌表面，与细菌细胞壁的阴离子作用，增加了细胞壁的通透性，从而使洗必泰容易进入细胞内，使胞质沉淀而杀灭细菌，因此吸附到牙面上的细菌数减少；②洗必泰与唾液酸性糖蛋白的酸性基团结合，从而封闭唾液糖蛋白的酸性基团，使唾液糖蛋白对牙面的吸附能力减弱，抑制获得性膜和菌斑的形成；③洗必泰与牙面釉质结合，覆盖了牙面，因而阻碍了唾液细菌对牙面的吸附；④洗必泰与 Ca^{2+} 竞争，而取代 Ca^{2+} 与唾液中凝集细菌的酸性凝集因子作用，并使之沉淀，从而改变了菌斑细菌的内聚力，抑制了细菌的聚积和对牙面的吸附。

56. 含氟漱口液使用中性或酸性氟化钠配方，0.2% NaF（含氟 900mg/kg）溶液每周使用一次，0.05% NaF（含氟 230mg/kg）溶液每天使用一次。

59. 口腔医生最易受感染的途径是被污染器械刺伤皮肤。

61. 广州市芳村水厂从 1965 年开始对自来水加氟，早期的加氟量略高，儿童斑釉率（氟斑牙发生率）可超过 20%。

62. WHO 规定龋病的患病水平的衡量标准是 12 岁儿童的龋均。

64. 捷径调查是 WHO 推荐的一个调查方法。其目的是为了在较短时间内了解某群体口腔健康状况，并估计在该群体中开展口腔保健工作所需的人力、物力。由于这种方法只查有代表性的指数年龄组的人群（5、12、35～44、65～74 岁），抽样方法经济实用，节省时间和人力，故称为捷径法。

66. 考生应熟悉口腔保健中的感染与控制。光纤头直接接触口腔易受污染，使用之后应用酚类消毒，戊二醛可损坏光纤头，减少光的输出，应避免使用。

67. 该题要考查牙周病的致病因素，考生要对各致病因素有了解。牙菌斑是牙周病的始动因子，根据分布的区域可分为龈上菌斑和龈下菌斑。龈上菌斑包括光滑面菌斑、𬌗面点隙裂沟菌斑、邻面菌斑、颈缘菌斑，其中前两种与龋病关系密切，后两种与牙龈炎关系密切。龈下菌斑与牙周病的关系最为密切，对牙周病的发生和进展有重要意义。

71. 1981 年 WHO 制定的口腔健康标准是：牙齿清洁，无龋洞、无痛感，牙龈色泽正常，无出血现象。

73. 龋病的三级预防：（1）一级预防：①促进口腔健康：普及口腔健康教育，指定营养摄取计划，定期口腔检查。②实行特殊防护措施：在口腔专业医生的指导下，合理使用各种氟化物防龋措施，进行窝沟封闭，应用防龋涂料等。（2）二级预防：早期诊断。包括定期检查，X 线片等辅助诊断，在检查诊断基础上做早期充填等治疗。（3）三级预防：①防止龋的并发症：对龋病引起的牙髓及根尖周病的牙进行牙体牙髓治疗以保护自然牙列，阻止炎症向牙槽骨、颌骨深部扩展，对于严重破坏的残冠残根应拔除，防止牙槽脓肿及颌面化脓感染及全身感染。②康复：修复牙体组织的缺损和牙的缺失，以修复牙颌系统的生理功能，保持身体健康。

76. 我国发生的重症急性呼吸窘迫综合征（SARS），很快波及许多省市，这种发病情况称为流行。暴发一词是指一个集体或一定的小范围人群中，短期内某病的病例数突然增多的现象，时点流行往往用于较大人群，疾病短期波动的社会影响大，原因容易判明，应不失时机地进行调查研究和控制流行。某病在某地区发病率显著超过该病历年的散发发病率水平时称为流行。季节性升高、周期性以及长期变异是疾病的时间分布特征而不是疾病流行的强度指标。

77. 肾脏是排泄体内氟的主要途径，一般成人摄氟量的 40% ~ 60% 由尿排出，由尿排出氟占总排泄量的 75%。

78. 考生应熟悉各种牙周健康指数的检查方法与计分标准。检查软垢以视诊为主，根据软垢面积按标准计分，当视诊困难时，可用镰形探针自切缘 1/3 处向内颈部轻刮，再根据软垢的面积按标准计分。菌斑指数用视诊结合探诊的方法检查，检查时，用探针轻刮牙面，根据菌斑量和厚度计分。

80. 社区牙周指数（CPI）检查项目：牙龈出血、牙石、牙周袋深度。

82. 氯己定有二价阳离子活性，对细菌表面有亲和力，对革兰阳性、阴性菌均有强的抑菌作用，对变形链球菌、放线菌作用显著。因其可以和获得膜蛋白的酸根结合，滞留于牙表面，阻止附着。防龋制品有漱口剂、牙膏、防龋涂漆及缓释装置等。由于它属于强抗菌剂，还有可使舌背及牙着色的问题，因而使用范围受到限制。

83. 洗必泰又称氯己定，化学名称为双氯苯双胍乙烷，系二价阳离子型表面活性剂，常以葡萄糖酸洗必泰的形式使用。洗必泰抗菌斑的作用机制是：①减少了唾液中能吸附到牙面上的细菌数：洗必泰吸附到细菌表面，与细菌细胞壁的阴离子作用，增加了细胞壁的通透性，从而使洗必泰容易进入细胞内，使胞质沉淀而杀灭细菌，因此吸附到牙面上的细菌数减少；②洗必泰与唾液酸性糖蛋白的酸性基团结合，从而封闭唾液糖蛋白的酸性基团，使唾液糖蛋白对牙面的吸附能力减弱，抑制获得性膜和菌斑的形成；③洗必泰与牙釉质结合，覆盖了牙面，因而阻碍了唾液细菌对牙面的吸附；④洗必泰与 Ca^{2+} 竞争，而取代 Ca^{2+} 与唾液中凝集细菌的酸性凝集因子作用，并使之沉淀，从而改变了菌斑细菌的内聚力，抑制了细菌的聚积和对牙面的吸附。

85. 氟化物的防龋机制包括：降低釉质溶解度和促进釉质再矿化；对微生物的抑制作用；影响牙的形态结构，增强牙的抗龋能力。氟化物对微生物的抑制作用包括：抑制与糖酵解和细胞氧化有关的酶，如烯醇酶、琥珀酸脱氢酶等；抑制细菌摄入葡萄糖和抑制细菌产酸；影响细菌对氟的摄取。考生应详细记忆氟化物的防龋机制。

87. 人体最主要的氟来源是饮水。

88. 人体每天摄入的氟约有 25% 来自于食品。植物食品如五谷种子类、蔬菜、水果、调味剂等，常因地区的不同其含氟量有较大差异。动物性食品中以骨、软骨、肌腱的含氟量较高，其次是表皮等，代谢与分泌功能旺盛的腺体，氟含量最少。

90. 本题主要考查预防性树脂充填的分类。C 型：用中号或较大圆钻去除龋坏组织，洞深已达牙本质故需垫底，涂布牙本质或釉质粘结剂后用后牙复合树脂材料充填。

91. 氯己定液：皮肤消毒浓度为 0.5%，口腔内及创口消毒浓度为 0.1%。

92. 口腔健康教育是健康教育的一个分支，WHO（1970 年）指出：牙科健康教育的目的是使人认识到并能终生保持口腔健康。它是以教育的手段促使人们主动采取利于口腔健康的行为，如通过有效的口腔健康教育计划或教育活动调动人们的积极性，通过行为矫正、口腔健康咨询、信息传播等，以达到建立口腔健康行为的目的。

94. 季铵化合物系一组阳离子型表面活性剂，能杀灭革兰阳性和革兰阴性细菌，特别对革兰阳性菌有较强的杀灭作用。可与细胞膜作用而影响其渗透性，最终细胞内容物丧失。

97. 口腔健康教育一般采取 4 种方法：个别交谈；组织小型讨论会；借助大众传媒和组织社区活动。

100. 牙周疾病的分级预防：①一级预防：一级预防旨在减少人群中牙周病新病例的发生，主要是对大众进行口腔健康教育和指导，最终达到清除菌斑和其他有害刺激因子的目的，帮助人们建立良好口腔卫生习惯，掌握正确刷牙方法，同时提高宿主的抗病能力。牙周病一级预防就是把口腔卫生知识传播给大众，使他们自觉地执行各种家庭口腔卫生措施，并定期进行口腔保健，维护口腔健康。②二级预防：旨在早期发现、早期诊断、早期治疗，减轻已发生的牙周病的严重程度，控制其发展。对局限于牙龈的病变，及时采取专业性洁治，去除菌斑和牙石，控制其进一步发展。采用 X 线检查法定期追踪观察牙槽骨情况，根据情况采取适当的治疗，如洁治、去除不良修复体、治疗食物嵌塞、填充邻面龋损等，牙周组织的健康状况可得到显著改善。二级预防的效果是在一级预防基础上取得的，其长期效果与患者是否能长期坚持各种预防措施有关。③三级预防：三级预防旨在用各种药物和牙周手术方法最大限度地治愈牙周组织病损，防止功能障碍，以义齿修复失牙，重建功能，并通过随访、精神疗法和口腔健康维护，维持其疗效，预防复发。同时，还应治疗相关的全身性疾病，如糖尿病、血液病、营养缺乏症，增强牙周组织抵抗力。

106. 社区牙周保健分为基本急诊保健以及CL1～CL4四级保健。其中三级水平是中度牙周问题的保健，包括一级、二级水平，加监督、筛选与治疗。治疗为去除龈下菌斑牙石。

107. 龋病一级预防包括促进口腔健康及实行特殊防护措施，即在口腔专业医生的指导下，合理使用各种氟化物防龋措施，进行窝沟封闭，应用防龋涂料等。

111. 在高浓度的氟环境中，机体长期摄入过量的氟可导致慢性氟中毒。大量资料指出，饮水氟浓度达到3mg/L以上可产生氟骨症。

114. 口腔医务人员感染HBV的机会为一般人群的5倍，很可能是经术者手的伤口感染。

125. 该题主要考查饮用水中加氟量的问题。由于学生只有部分时间在学校饮水，而且年龄已在6岁以上，恒前牙牙冠已矿化，不会产生氟牙症问题，所以小学内的饮水氟浓度可以为社区自来水氟浓度的4.5倍。

126. 吸烟是牙周病的重要危险因素之一。吸烟影响局部的血液循环，影响体液免疫、细胞免疫和炎症过程，尤其是削弱口腔中性粒细胞的趋化和吞噬功能。吸烟是牙周病的全身易感因素之一。

127. 食盐氟化是以食盐作为载体，将氟化物加入人们常吃的食品中，以达到适量供氟、预防龋病的目的。适用于没有开展饮水氟化或没有自来水的低氟区。其含氟量一般为90～350mg/kg。

130. 牙周疾病的流行特征主要有地区分布、时间分布和人群分布。在人群分布中包括有城乡分布、年龄和性别分布以及民族分布。显然细菌种群分布不在牙周疾病流行特征之列。因此选项E正确。该题要求考生知道牙周疾病的流行特征。

136. 补充维生素和钙磷等营养可以提高抵抗力。

139. 含氟漱口液一般推荐使用中性或酸性氟化钠配方，0.05% NaF溶液每天使用一次。

141. 本题考查窝沟封闭的留存率。研究结果表明，窝沟封闭的保留率，年龄大较年龄小高，下颌牙较上颌牙高，恒牙较乳牙高，前磨牙较磨牙高。

142. 备选答案是窝沟封闭剂脱落的各种原因，包括清洁不彻底，酸蚀后冲洗不彻底，酸蚀后唾液污染等。考生学习了窝沟封闭的操作方法与步骤，各项操作注意事项会影响窝沟封闭剂的防治效果，其中，酸蚀后封闭之前牙齿表面干燥的状态，保持其不被唾液污染是成功的关键。

143. 口臭主要是因为口腔微生物通过腐败消化口腔中的滞留产物产生挥发性硫化物及其他异味物质从而导致口臭。导致口臭的细菌主要是革兰阴性菌，革兰阳性优势菌群的出现会导致革兰阴性菌减少，故可以抑制口臭。

145. 该题要求考生掌握窝沟封闭的操作方法与步骤，每一步的注意事项是本题的考试重点，照射距离约离牙尖1mm。

146. 对口腔健康教育材料的要求：科学性、准确性、知识性，最新性、有较强的针对性，对口腔健康教育材料的设计，还应有趣味性、思想性与艺术性。

149. 将牙签以45°角进入牙间隙，牙签尖端指向𬌗面，侧面紧贴邻面牙颈部，向𬌗方剔起，或做颊舌向穿刺动作，消除邻面菌斑和嵌塞的食物，并抛光牙面，然后漱口。

151. 患病率指某特定时间内，总人口中现患某病者（包括新、旧病例）所占的比例。

153. 患者常因牙龈自发性出血而到口腔科就诊，一定要做到正确鉴别，早期诊断，避免误诊。

156. 牙龈炎主要由龈上菌斑的刺激引起，氯己定能较好地抑制龈上菌斑形成和控制牙龈炎，平均达到60%。

159. 社区牙周指数（CPI）记分标准：0 = 牙龈健康；1 = 龈炎，探诊后出血；2 = 牙石，探诊可发现牙石，但探针黑色部分全部露在龈袋外；3＝早期牙周病，龈缘覆盖部分探针黑色部分，龈袋深度在 4～5mm；4＝晚期牙周病，探针黑色部分被龈缘完全覆盖，牙周袋深度在 6mm 或以上；X＝除外区段（少于两颗功能牙存在）；9＝无法检查（不记录）。

160. 6 岁以后，恒牙逐渐萌出，此时用含氟牙膏对预防龋病的效果较好，因此用 DMFS 能较敏感地反映出含氟牙膏的效果。

162. 牙周病是一种慢性感染性疾病，为了保证治疗后牙周组织迅速恢复健康，并防止复发，治疗后的维护和牙周病的预防同样重要，所有牙周病在接受系统治疗后都应进行长期的、终身的牙周维护即牙周支持治疗。最好的牙周维护治疗期一般为 3 个月 1 次。

164. 窝沟封闭的临床效果评价，常采用封闭剂保留和龋降低率两个指标。采用自身半口对照方法，经过一定时间之后评价封闭剂的保留率，并与对照牙比较计算龋降低率。封闭剂保留率的统计常以牙为单位，可分为完整、部分脱落、全部脱落三种情况，分别计算所占总封闭牙的百分比。90／（90＋30＋30）＝60%。

165. 当饮水含氟量在 0.5mg/kg 以下时，氟牙症指数低于 0.6 时，应以 15 岁儿童的龋均为标准。

166. 防龋效果：①饮用氟化水时间越早效果越好，饮用氟化水时间越长效果越好。②饮用氟化水对恒牙的防龋效果优于乳牙。③饮水氟化区恒牙无龋儿童是非饮水氟化区的 6 倍。④氟对光滑面龋的预防效果优于点隙窝沟龋。⑤错位牙和牙间接触不良减少。⑥饮用氟化水可使牙矿化程度更好，牙釉质更有光泽，釉质矿化不全和非氟斑减少。

167. 四环素用于青少年牙周炎术后的辅助治疗效果优于单纯的手术治疗。

169. 个人防护屏障：①手套、口罩、保护性眼镜和工作服，对接触血液和污染血的唾液的口腔医务人员能起到屏障保护作用。②建议所有口腔工作者对下列疾病作防疫注射：乙型肝炎、流感、破伤风、白喉等。

171. 窝沟封闭的临床效果评价，常采用封闭剂保留和龋降低率两个指标。采用自身半口对照方法，经过一定时间之后评价封闭剂的保

留率，并与对照牙比较计算龋降低率。封闭剂保留率的统计常以牙为单位，可分为完整、部分脱落、全部脱落三种情况，分别计算所占总封闭牙的百分比。计算龋降低率的公式如下：龋降低有效率＝［（对照组患龋牙数－实验组患龋牙数）／对照组患龋牙数］×100%。（45－10）／45＝78%。

174. 对于临床是使用的三用枪是极容易污染的。减少交叉感染的措施包括每人使用一个气枪，气枪要包裹，并增加防回流装置。

176. 氟牙症是牙在发育期间长期接受过量的氟，使成釉细胞受到伤害，造成牙釉质的发育不全。

178. 艾滋病主要传播途径是经性传播。

179. 乙型病毒性肝炎是经血液传播的。

180. 在口腔健康促进中，应重视发挥行政领导和公共卫生机构领导的主导作用。对于口腔卫生费用占总卫生费用的百分比以及各级医务人员的构成、人力的培训等促进工作，行政领导应起主要作用。

182. 常用的龋病指数有 DMFT、DMFS 等，牙周健康状况用 CPI，氟牙症用 Dean 分类法。CPI 常用于描述牙周状况。

183. 口腔预防医学以人群为主要研究对象，以研究群体的口腔疾病患病情况、群体预防措施和个人预防保健方法为基本要素，通过研究发现并掌握预防口腔疾病发生与发展的规律，促进整个社会口腔健康水平的提高，地区流行状况不是口腔预防医学研究的基本要素。

B1 型题

1. 口腔保健计划制定推动和加强社区口腔保健。通过检查目标人群口腔健康问题的严重程度，可以了解口腔健康状况。通过口腔健康咨询促进社区卫生宣传，提高人群自我口腔保健信息。通过问卷调查了解人群口腔卫生习惯。

4. 口腔流行病学的研究可以采用多种方法。口腔健康状况调查是口腔流行病学中最常用的一种方法，是一种横断面的调查。为查明某或某些疾病在某个国家或某个地区的现患病情况或流行强度，多采用抽样调查的方法。

5. 牙周急诊保健常用措施是龈下刮治、切开引流、药物治疗和拔牙。一级水平是开展以增

强牙周健康意识，提高自我保健信息为目的的社区教育项目。二级水平包括机械方法和化学方法清除牙菌斑和牙结石。三级水平包括去除龈下菌斑与牙结石。四级水平包括根面平整的各种牙周手术。

6. 氟牙症和四环素牙均属于牙着色，前者有地区性分布特点，典型表现是釉质上有白垩色到褐色斑块，严重者并发釉质的实质缺损，多见于恒牙；后者由在牙的发育矿化期患者服用四环素类药物引起，表现为牙齿表面颜色发黄发暗。釉质发育不全属于牙齿结构异常，有轻型和重型之分，前者釉质形态基本完整，仅有色泽和透明度的改变，形成白垩状釉质；后者牙面有实质性缺损，即在釉质表面出现带状或窝状的棕色凹陷。

9. 未经消毒的乳胶手套主要用于检查、常规充填手术、修复及根管治疗、洁牙等。消毒乳胶手套主要用于外科和牙周手术。外科手套主要在长时间进行复杂的口腔外科和种植手术时使用。乙烯基手套用于对乳胶手套过敏者。厚橡皮手套用于清洁或包装器械、进行消毒或处理其他刺激性化学物品时使用。

A3/A4 型题

3. 局部涂氟一般用于临床，在涂氟时要掌握用量、频率及操作程序。

6. (1) 窝沟封闭的适合条件：①深的窝沟，特别是可以插入或卡住探针的牙（包括可疑龋）；②若对侧同名牙患龋或有患龋倾向可考虑进行窝沟封闭。

(2) 龋病：①一级预防：进行口腔健康教育；控制及消除危险因素。②二级预防：早期诊断早期处理，定期进行临床检查及 X 线辅助检查，发现早期龋及时充填。③三级预防：防止龋病的并发症；恢复功能。

第十二章 牙体牙髓病学

【答案】

A1/A2 型题

1. C	2. C	3. D	4. B	5. D	6. C	7. E
8. E	9. A	10. C	11. C	12. D	13. D	14. B
15. E	16. B	17. C	18. D	19. D	20. B	21. C
22. D	23. E	24. B	25. C	26. E	27. A	28. E
29. B	30. E	31. A	32. E	33. A	34. C	35. A
36. C	37. D	38. A	39. C	40. A	41. B	42. C
43. E	44. A	45. A	46. A	47. E	48. B	49. D
50. C	51. C	52. E	53. C	54. C	55. C	56. D
57. B	58. C	59. C	60. B	61. B	62. C	63. A
64. D	65. A	66. C	67. D	68. B	69. B	70. A
71. E	72. B	73. A	74. B	75. B	76. B	77. C
78. B	79. B	80. E	81. B	82. C	83. A	84. A
85. C	86. A	87. B	88. D	89. C	90. A	91. D
92. A	93. D	94. D	95. E	96. C	97. C	98. E
99. A	100. E	101. C	102. E	103. D	104. D	105. C
106. B	107. B	108. E	109. D	110. D	111. B	112. C
113. D	114. C	115. D	116. B	117. A	118. C	119. A
120. C	121. C	122. C	123. B	124. D	125. D	126. A
127. A	128. C	129. C	130. B	131. E	132. C	133. B
134. E	135. E	136. D	137. C	138. E	139. B	140. B
141. C						

B1 型题

1. (1) E (2) A (3) C
2. (1) A (2) C
3. (1) C (2) D
4. (1) A (2) A (3) B
5. (1) C (2) B
6. (1) E (2) B (3) C
7. (1) D (2) C (3) B
8. (1) A (2) E (3) C
9. (1) E (2) A (3) B
10. (1) C (2) E (3) B

A3/A4 型题

1. (1) E (2) B
2. (1) D (2) C
3. (1) B (2) B (3) C
4. (1) A (2) D (3) A (4) C
5. (1) C (2) C
6. (1) B (2) B
7. (1) B (2) A (3) C (4) D
8. (1) B (2) A
9. (1) B (2) D (3) C (4) B
10. (1) B (2) B (3) D (4) D

11. (1) E (2) D

【解析】

A1/A2 型题

6. 上颌窦炎可出现类似牙髓炎的疼痛症状，疼痛为持续性胀痛，患侧的上颌前磨牙、磨牙可同时受累而致二、三颗牙有叩痛。上颌窦前壁可有压痛，同时患者可伴有头痛、鼻塞、脓涕等上呼吸道感染的症状。

8. 在除净腐质的前提下，尽可能少地切割健康牙体组织，特别需要保留健康的牙尖和嵴。窝洞的洞缘线应为一圆缓曲线，防止牙体折裂。根据抗力形和固位形制作的原则，修整洞形，初步建立抗力形和固位形。

9. 牙震荡是牙周膜的轻度损伤，通常不伴牙体组织的缺损。

10. 牙完全脱位：应尽快做再植术，最好在脱位后0.5h内再植，90%患牙可避免牙根吸收。若脱位2h后复诊者，牙髓和牙周膜内细胞已坏死，应在体外完成根管治疗后，并经根面和牙槽窝刮治后，将患牙植入固定。

22. 根管口是指髓室与根管交界处。

25. 30%～50%磷酸，有水溶液型和凝胶型，凝胶型常具颜色，可以观察酸蚀刻范围，流动性小，可以更准确地处理应当酸蚀刻的部位，水溶型更易被清洗出脱矿孔隙，但流动性大，易使软组织受累。

29. 凡可引起牙髓病的病原刺激物，都能直接或间接地引起根尖周病。根尖周病的致病因素主要是感染因素，其次是创伤和化学因素。进入牙髓或根尖周组织的细菌可产生多种有害物质直接毒害组织细胞，或通过引发炎症和免疫反应间接导致组织损伤。

33. 测量根管工作长度的常用方法有以下几种：①根管器械探测法（经验法）：将扩大针插

入根管中，当器械至根尖狭窄区时可有明显的紧缩阻力感，同时患者可有酸胀感再稍用力，可感到阻力突然减轻。这个阻力处即为根尖止点。由此记录牙工作长度。这种测量法不够准确，也要求术者有一定的临床工作经验。②X线透视或照片法：在根管内插入扩大针或牙胶尖照牙片；或在暗室内利用X线透视检查器械是否到达根尖部，必要时可调整。③根管长度测量仪测定：根管长度测量仪是根据根尖孔通过牙周膜到口腔黏膜的电阻值恒定来测定根管工作长度。此法操作简单、经济、迅速、避免X线的危害，应用越来越广泛。但在根管内有脓血、唾液、冲洗液时可发生误差，在根管内有坏死组织，根管侧穿，根尖未形成时也不易测量准确。

39. 牙髓活力电测验法：①临床意义：牙髓活力电测验是通过牙髓活力电测验器来测验牙髓神经末端对电刺激的反应，有助于判断牙髓的状态。②操作方法：测试前应先向患者说明测验目的，并取得患者的合作，同时嘱患者当出现"麻、刺感"时，即抬手示意。隔湿待测试牙。取一小盐水棉片置于待测牙面作为电流导体，具体部位为唇面颈1/3釉质处。将探头放在小棉片上，调节测验器上的刻度旋钮从"0"开始，缓慢增大，直到患者有反应时移开探头，并记录引起反应的刻度值。可重复2～3次，求平均值。在测试患牙前，应按上述操作步骤测试对侧同名牙或正常邻牙，以求得相对正常反应值作为对照。

40. 根尖周囊肿牙片示：根尖周见圆形透射区、边界清、周围见阻射白线。

47. 龋病的病因主要包括细菌、口腔环境、宿主（即指寄生物包括寄生虫、病毒等寄生于其上的生物体）和时间。

50. 龋是在以细菌为主的多因素作用下，牙无机物脱矿，有机物分解，导致牙硬组织发生慢性进行性破坏的一种疾病。

54. 刷牙是发生楔状缺损的主要原因。理由为：①不刷牙的人很少发生典型的楔状缺损，而刷牙的人，特别是用力横刷牙的人，常有典型和严重的楔状缺损；②不发生在牙的舌面；③唇向错位的牙楔状缺损比较严重；④楔状缺损的牙常有牙龈退缩。好发于前磨牙，尤其是第一前磨牙。随着年龄增长，楔状缺损有增加的趋势。

57. 取出暂封的消毒物，将塑化液送入髓腔，将光滑髓针或扩大针插入根管并沿根管壁旋转上下捣动，以利根管内空气排出及塑化液的进入。器械进入根管的深度近根尖部（达根尖1/3），但不要超出根尖孔。

58. 多半的中央尖有髓角伸入。

59. 龋病由牙釉质发展到牙本质浅层时为中龋。

62. 牙釉质成形术，指牙釉质表面的再成形。用火焰状金刚砂针磨去浅的沟裂（沟裂的深度小于牙釉质厚度的1/4～1/3）或将未完成融合的牙釉质磨圆钝，形成一光滑、蝶形的表面，以利于清洁。磨去部分应小于牙釉质厚度的1/3。

63. 并不是所有牙本质暴露的牙齿都出现敏感症状。

65. 在龋病病因学的研究中涉及微生物的证据表明，细菌的存在是龋病发生的先决条件。

74. 直接盖髓术的操作注意事项中，最重要的是无菌操作。

75. 根尖切除术适应证：①根管治疗术失败而无法除去原有根管充填物或已做桩冠。②根管弯曲、狭窄，或器械折断在根管内堵塞不通。③根尖折断已形成慢性根尖周炎。④慢性根尖周炎合并难于取出的超充材料。

78. 逆行性牙髓炎诊断要点：①有长期的牙周炎病史及牙周炎的表现。②有牙髓炎的症状。③患牙常未查出引起牙髓炎的牙体硬组织病变。

79. 牙齿纵折后最明显的症状为咀嚼痛，其次患牙有伸长感。

80. 金属砷失活剂（As）的失活机制：金属砷作用于组织后氧化成亚砷酸，使牙髓失去活力。金属砷作用缓慢，较为安全。封药时间：恒牙为5～7天，乳牙为2～4天。

89. 装有心脏起搏器的患者严禁做电活力测验。

95. 工作长度是指自前牙的切缘或后牙的洞缘到根尖狭窄区（根尖止点）的长度。实际临床上是指牙（包括残根、残冠）的外缘高点到根尖狭窄处的长度。根尖狭窄距临床根尖处的距离为0.5～2mm。

96. 急性化脓性根尖周炎，也称急性牙槽脓肿或急性根尖周脓肿。在根尖区可见化脓性变，根尖周组织有大量白细胞尤其是中性粒细胞浸入，组织坏死液化形成脓液。符合本例表述。

105. 牙隐裂是发生在牙面上微小的、临床不易查出的牙体硬组织裂纹。到牙本质后，染色剂就可以渗入裂纹，显示清晰的隐裂。其他方法不能清晰显示牙面上的隐裂纹。

116. 对于根管狭窄、钙化或根管内异物，常用螯合剂、乙二胺四乙酸 EDTA 来处理。由于 EDTA 可软化根管壁的牙本质，过氧化脲有杀菌作用，本剂是根管的有效润滑剂和清洁剂，有助于药物更深的渗透至牙本质内。

119. 萌出的额外牙应及时拔除，以有利邻近恒牙的顺利萌出并减少恒牙的错位。

125. 急性龈乳头炎典型的表现为牙龈乳头充血水肿。

126. 乳酸杆菌与龋损的形成有关。

127. 第一恒磨牙最适宜做窝沟封闭的年龄是 6～7 岁。

128. 急性根尖周炎在浆液期初期时，患牙牙根发胀，咬紧舒服。

129. 隐裂牙涉及牙髓后，髓室底常有隐裂，故干髓治疗不宜选用。其他答案都是适用的处理方法。注意题目是否定问题。本题考查的知识点是牙隐裂的治疗。

130. 牙本质敏感症主要表现为激发痛。以机械刺激最为显著。

132. 复合树脂修复的禁忌证与隔离和咬合等因素有关，即：①不能有效隔离治疗区者；②如果所有的咬合都位于修复体上时；③深度磨耗或磨牙症患者；④修复体延伸至根面时。

133. 聚羧酸锌粘固剂对牙釉质和牙本质都有较大的黏着力，对牙髓的刺激性较小，但不能刺激修复性牙本质的形成。聚羧酸锌粘固剂在唾液中的溶解度大于磷酸锌粘固剂。可作为良好的垫底材料。

134. 氢氧化钙对牙髓的刺激性小，可促进修复性牙本质的生成。强碱性，有一定的抗菌、抗炎性能。有良好的隔垫性，但不能隔绝电的传导。溶于唾液，溶解度是垫底材料中最大者。

135. 意外穿髓处理：根据患者的年龄、牙位、穿髓孔的大小选择直接盖髓术或进行根管治疗。

136. 釉质发育不全病因：①遗传因素；②严重营养障碍；③内分泌失调；④婴儿和母体的疾病；⑤局部因素。重度磨耗不属于釉质发育不全的病因。

137. 在牙齿发育期间，由于全身疾病、营养障碍或严重的乳牙根尖周感染，导致的釉质结构异常称为釉质发育不全。

138. 氟斑牙多见于恒牙，发生在乳牙者甚少，程度亦较轻。这是由于乳牙的发育分别在胚胎期和哺乳期，胎盘对氟有一定的屏障作用。母亲乳汁中的氟含量较稳定，并不因母体摄氟量高而增高。

139. 氟牙症最理想的预防方法是改善水源，降低氟摄入量。

140. 四环素牙内脱色法能有效地去除原来结合在牙本质中的四环素，明显降低荧光水平，临床效果非常满意。对因职业关系，迫切要求美观而又不伴有釉质缺陷者，可试用此法。它的缺点是使活髓牙变成死髓牙。近期疗效虽可靠，其远期疗效尚待观察。

141. 四环素牙外脱色法一个疗程共 5～8 次。

A3/A4 型题

11. (1) 确定牙髓的活力或生活状态是诊断牙髓病的一个非常关键的步骤，对牙髓炎的诊断则更依赖牙髓活力温度测试的结果。

(2) 逆行性牙髓炎诊断：①患者有长期牙周炎病史。②近期出现牙髓炎症状。③患牙未查及引发牙髓病变的牙体硬组织疾病。④患牙有严重的牙周炎表现。根据题干所述考虑为逆行性牙髓炎。逆行性牙髓炎是由牙周炎症引起的牙髓组织感染。

第十三章 牙周病学

【答案】

A1/A2 型题

1. C	2. D	3. B	4. C	5. C	6. D	7. C
8. D	9. E	10. E	11. B	12. C	13. D	14. B
15. D	16. E	17. D	18. D	19. E	20. E	21. D
22. E	23. C	24. D	25. E	26. A	27. C	28. C
29. E	30. E	31. D	32. D	33. B	34. A	35. E
36. C	37. D	38. E	39. C	40. D	41. E	42. C
43. E	44. A	45. C	46. B	47. E	48. B	49. C
50. A	51. E	52. B	53. C	54. C	55. C	56. E
57. E	58. C	59. E	60. E	61. C	62. B	63. E
64. E	65. D	66. B	67. E	68. B	69. D	70. B
71. C	72. B	73. B	74. D	75. D	76. A	77. C
78. E	79. E	80. A	81. B	82. E	83. A	84. A
85. E	86. E	87. A	88. E	89. C	90. D	91. A
92. C	93. A	94. E	95. D	96. B	97. E	98. E
99. D	100. C	101. E	102. C	103. C	104. E	

B1 型题

1. (1) A (2) A (3) A   2. (1) E (2) A (3) C
3. (1) C (2) A   4. (1) B (2) D (3) A
5. (1) D (2) A

A3/A4 型题

1. (1) C (2) D (3) D   2. (1) A (2) D (3) E
3. (1) B (2) A (3) E   4. (1) E (2) B (3) E
5. (1) C (2) C (3) D   6. (1) B (2) D (3) E
7. (1) B (2) C (3) C (4) B 8. (1) E (2) E

【解析】

A1/A2 型题

1. 龈上洁治术的最主要目的是清除龈上牙石和菌斑。龈上洁治主要是去除龈缘附近及以上的牙石和菌斑。

2. 由菌斑微生物引起的慢性牙周炎是临床最常见的牙周炎表现。

3. 能产生白细胞毒素的牙周致病微生物是伴放线放线杆菌（Aa）。Aa 产生对高温和蛋白质敏感的白细胞毒素。

4. 诊断牙周炎的关键指标是真性牙周袋形成。真性牙周袋形成意味着牙周炎病变的确立。

5. 慢性龈炎时牙龈的炎症表现为探诊后出血。探诊出血是牙龈炎症的首要表现之一。

6. 增生性龈炎的直接病因是牙菌斑。牙石、不良修复体、不良卫生习惯及龋洞属于局部促进因素。

7. 牙周炎的程度划分：①轻度：牙龈有炎症和探诊出血，牙周袋≤4mm，附着丧失 1 ~ 2mm，X 线牙片显示牙槽骨吸收不超过根长的 1/3。可有口臭。②中度：牙周袋≤6mm，附着丧失 3 ~ 4mm，X 线牙片显示牙槽骨吸收超过根长的 1/3，但不超过根长的 1/2。牙齿可有轻度松动，多根牙的根分叉区可有轻度病变，牙龈有炎症和探诊出血，也可有脓。③重度：牙周袋 > 6mm，附着丧失≥5mm，X 线牙片显示牙槽骨吸收超过根长的 1/2，多根牙有根分叉区病变，牙多有松动。炎症明显或已发生牙周脓肿。

9. 急性龈乳头炎的主要病因是由于食物嵌塞、不恰当地使用牙签、充填体的悬突和不良修复体的边缘等机械物理刺激造成的，不会伴有牙槽骨吸收。

10. 急性坏死性溃疡性龈炎（ANUG）病因：①过去一致认为本病是由于梭状芽孢杆菌和螺旋体的混合感染，但是这两种微生物在正常口腔菌斑中也能见到，所以本病要求有局部抵抗力降低的组织和宿主。②原有牙龈炎、牙周炎为基础，使病变处厌氧的梭状芽孢杆菌和螺旋体大量繁殖，致病力增强。③心身因素与本病的发生有关。患者常由于学习和工作繁忙，睡眠不足，过度疲劳，或有精神刺激而引发。其机制可能是通过增强皮质激素的分泌和自主神经的影响改变了牙龈血液循环，使局部抵抗力下降。④一些营养不良或全身性消耗性疾病，如恶性肿瘤、急性传染病、血液病、严重的消化功能紊乱等易诱发本病。艾滋病患者也常有类似本病的损害，应引起高度重视。⑤大部分患者有大量吸烟史。吸烟可使牙龈小血管收缩，白细胞功能减弱，从而加重牙龈病变。

14. 急性坏死性溃疡性龈炎（ANUG）是Vincent 1898 年首次报告的，故又称文森龈炎。

15. 妊娠期龈炎的最根本的病因是牙菌斑。妊娠期龈炎只是妊娠时性激素水平的变化，导致牙龈对局部刺激的反应加强。牙石、不良修复体、不良卫生习惯和妊娠等属于局部促进因素。

16. 急性根尖周炎的治疗，首先应开髓引流，打开髓腔，拔除根髓，保证根管通畅，使炎症渗出物从根管得到引流。

18. 妊娠期龈炎的龈下菌斑中优势菌为中间普氏菌，该菌的数量及比例随妊娠月份和血中孕酮水平的升高而变化。

19. 健康的牙龈在刷牙或轻探龈沟时均不引起出血。患龈炎时，用钝头探针轻探龈沟即可引起出血，即探诊后出血。在龈炎的早期或患牙的炎症主要局限于龈沟壁上皮一侧时，牙龈表面炎症不明显，但探诊后仍有出血。这对龈炎的早期诊断很有意义。

21. 艾滋病患者免疫功能低下，可合并急性坏死性溃疡性龈炎或坏死性溃疡性牙周炎。

22. 最新研究指出，服药剂量、服药时间、血清和唾液中的药物浓度及服药的种类与长期口服苯妥英钠引起的药物性牙龈增生的程度无关，而口腔卫生状况直接与牙龈增生程度相关。

28. 菌斑染色阳性百分率至少达到20%以下，可认为菌斑基本被控制。

31. 牙龈增生与创伤无关。

34. ANUG 患者首次就诊时，可以清除大块的牙石，一般不能做彻底的洁治。治疗时，局部使用氧化剂冲洗；口腔卫生指导；全身药物和支持治疗；同时对全身性因素进行矫正和治疗。

36. 牙周疾病的始动因子是牙菌斑微生物膜。牙菌斑微生物膜是口腔中不能被水冲去或漱掉的细菌性斑块，是由基质包裹的相互黏附或黏附于牙面、牙间或修复体表面的质软而未矿化的细菌性群体。

38. 牙周炎的发展是一个连续过程。①始发期：龈沟区的沟内上皮与结合上皮周围表现为急性渗出性炎症反应。②早期病变：结合上皮周围白细胞增多，上皮下结缔组织内出现大量淋巴细胞浸润，主要为 T 细胞。结合上皮开始增殖。③病损确立期：结合上皮及袋壁上皮内仍有较多的中性粒细胞，上皮下可见大量淋巴细胞浸润，主要为 B 淋巴细胞。结合上皮继续向根方增殖，形成牙周袋。此期并无明显的牙槽骨吸收破坏，是临床治疗的关键时期。④进展期：结合上皮继续加深，形成深牙周袋。牙槽骨吸收破坏明显，破骨细胞极为活跃。临床出现典型的牙周溢脓、牙齿松动等牙周炎症状。

41. 按其患牙的分布可分为局限型和广泛型。新分类法规定局限型侵袭性牙周炎的特征为：局限于第一恒磨牙或切牙的邻面有附着丧失，至少波及两个恒牙，其中一个为第一磨牙，其他患牙不超过两个。广泛型侵袭性牙周炎的特征为：广泛的邻面附着丧失，侵犯第一磨牙和切牙以外的牙数在 3 颗以上，比局限型侵袭性牙周炎病变程度更重。

42. ANUG 常见于男性吸烟青壮年或全身健康状况较差的患者。

52. 急性龈乳头炎的患者可有自发的胀痛，有时表现为自发痛和中等程度的冷热刺激痛，牙可有轻度叩痛及明显的探触痛，但是一般没有明显的夜间疼痛。

53. 药物性牙龈增生的发病特点是牙龈增生常发生于全口牙龈；前牙区较重；增生的牙龈表面可呈分叶状或桑葚状。一般不发生在无牙区，拔牙后增生的牙龈组织可以自行消退。

57. 妊娠期龈炎患者龈袋冲洗常用的药物是1% 过氧化氢液，一般不主张应用抗生素，以免影响胎儿发育。

64. 牙髓治疗过程中或治疗后造成的牙周病变不少见。如根管壁侧穿或髓室底穿通、髓腔或根管内封入烈性药（砷制剂、戊二醛、塑化液、干髓剂等），均可通过根分叉区或根管侧支伤及牙周组织。

66. 牙周炎与牙龈炎最根本的标志是结合上皮根方迁移，形成附着丧失。因此本题的最佳答案为 B。

71. 牙龈纤维瘤病一般于恒牙萌出后即可发生牙龈逐渐广泛增生，因此其最不可能的诊断是牙龈纤维瘤病。

73. 慢性龈缘炎的牙龈炎症一般局限于游离龈和龈乳头，严重时波及附着龈，炎症以前牙区为主，也可波及全口牙，牙龈松软光亮。但是牙龈炎症以下前牙区最为显著。

75. 该患者如果诊断为急性坏死溃疡性龈炎，其典型的临床表现为牙龈乳头变平，表面有白色假膜。牙齿松动及深的牙周袋都是牙周炎的表现，而非牙龈炎表现。

76. 本病例牙周状况尚可，CI-S：1，无龈下牙石沉积，仅近中存窄而深的牙周袋，X 线片也未提及牙槽骨水平吸收。由于 $\underline{5|}$ 临床症状右上后牙牙齿自觉浮出、伸长，咬合疼痛等又属于急性根尖周炎的症状，近中舌面可见银汞充填物，X 线片示：$\underline{5|}$ 根尖区阴影与牙槽嵴相连，呈烧瓶状。因此近中形成窄而深的牙周袋很可能是根尖病变的脓液向牙周引流而形成。因此答案是 A（根尖病变引起牙周病变）。此类型的共同特点是：①牙髓无活力或活力异常；②牙周袋和根分叉区病变局限于个别牙或牙的局部位；③与根尖病变相连的牙周骨质破坏，呈烧瓶形，邻牙的牙周基本正常或病变轻微。

84. 本病例由于 $\overline{8|}$ 既有牙周炎的症状，牙龈探诊出血，PD：6~9mm，GR：1~2mm，TM：Ⅱ度，X 线摄片检查示牙槽骨吸收达根长 2/3。又有急性牙髓炎的症状，冷热刺激痛、夜间痛、放射状疼痛 3 天等。因此应考虑最合适的诊断是牙周 - 牙髓联合病变。

86. 采集病史，应考虑鉴别急性龈乳头炎、遗传性牙龈纤维瘤病、药物性牙龈增生、妊娠期龈炎及周炎等，因而应该仔细询问吸烟史、使用牙签史、家族史、妊娠史和长期服用药物史。

87. 增生性龈炎的牙龈增生不超过牙冠的 1/3；遗传性牙龈纤维瘤病牙龈增生覆盖牙龈的 2/3 以上。而慢性牙周炎和牙龈瘤没有全口牙龈增生表现。结合肾移植病史和增生情况最可能的诊断为 A（药物性牙龈增生）。

89. 本病例全口牙龈缘处有明显的鲜红的宽约 2mm 的红边，极易出血，应考虑线性牙龈红斑。因此务必提高警惕，排除患有艾滋病的可能性。

90. 最符合急性坏死性溃疡性龈炎的典型临床表现。疱疹性龈口炎一般有全身症状，且有疱疹表现，没有典型的龈缘呈虫蚀状。

91. 上颌窦炎疼痛为持续性胀痛，患侧的上颌前磨牙、磨牙可同时受累而致二、三颗牙有叩痛。上颌窦前壁可有压痛，同时患者可伴有头痛、鼻塞、脓涕等上呼吸道感染的症状。

93. 叩诊是检查根尖周病患牙的基本方法。叩诊必须先叩正常牙，后叩患牙。而其他干扰答案都是违反叩诊要求的。该题考的知识点是根尖周病的诊断。

94. 导致药物性牙龈增生的药物为苯妥英钠、心痛定（硝苯地平）和环孢素。

95. 慢性龈炎的可疑致病菌有：粘性放线菌、内氏放线菌、微小消化链球菌、黄褐二氧化碳嗜纤维菌、牙龈二氧化碳嗜纤维菌。

96. 根分歧感染的病例中，有 1/3 来源于牙周袋。根分叉病变一旦成立并暴露于牙周袋内时，该处菌斑控制和牙石清除十分困难。

97. 牙龈炎是由牙齿表面牙菌斑引起的牙龈软组织非特异性炎症，多由于不注意口腔卫生，细菌感染引起。

98. ①单纯、短期的𬌗创伤不会引起牙周袋，也不会引起或加重牙龈的炎症；②𬌗创伤会增加牙的动度，但动度增加并不一定是诊断𬌗创伤的唯一指征；③自限性牙松动在没有牙龈炎症的情况下，不造成牙周组织的破坏。在牙周炎的治疗中，消除炎症是第一位的。

99. 垂直性嵌塞的原因大致可分为以下 3 个方面：①两邻牙失去正常的接触关系。②来自对𬌗牙的楔力或异常的𬌗力。③由于邻面和𬌗面的磨损而使食物外溢道消失，致使食物被挤入牙间隙。造成垂直型食物嵌塞的主要原因之一是接触点消失或异常。

100. 沉积在临床牙冠，直接可看到的牙石称为龈上牙石，呈黄色或白色。龈上牙石易沉积于上颌第一磨牙颊面和下前牙舌面，因为它们分别与腮腺导管开口和舌下腺导管口相对。龈上牙石的矿化成分来源于唾液，上前牙唇面、邻面和下前牙唇面不被唾液浸泡，不易形成牙石，上颌双尖牙颊面距离唾液腺导管开口较远且刷牙时容易清洁，不容易形成牙石。

101. 龈沟液的液体成分主要来源于血清。牙龈健康者只有极少量龈沟液。牙龈炎症明显时，龈沟液量明显增多。龈沟液中的免疫球蛋白与口腔防御功能有关，具有抗特异性致病菌的作用。白细胞是龈沟液中的重要防御细胞。

102. 用标准的 25g 力探诊，在健康状态下探针可进入结合上皮，有炎症时探针会超过结合上皮，进入炎症区达健康结缔组织冠方。

103. 氯己定溶液是一种广谱抗菌剂，使用 0.12% ~ 0.2% 的溶液，每天 2 次，每次 10ml，含漱 1 分钟，可以抑制菌斑形成。氯己定的化学结构稳定，毒性小，长期使用不易形成耐药菌株或造成对人体的损害。其主要缺点是长期使用会使牙面、舌背和树脂类修复体的表面着色；有苦味，并使味觉短时改变。

104. 白血病牙龈病损病理变化为牙龈上皮和结缔组织内充满密集的幼稚白细胞，偶见正常的中性粒细胞、淋巴细胞和浆细胞的灶性浸润。结缔组织高度水肿变性，胶原纤维被幼稚白细胞所代替。毛细血管扩张，血管腔内可见血栓形成，并可见组织坏死。

B1 型题

1. 妊娠期龈炎虽然有内在的激素变化促进炎症的发展，但是它的直接病因还是牙菌斑。

5. 急性坏死溃疡性龈炎多发生于青壮年；增生性龈炎多发生于青少年：11 ~ 18 岁。

A3/A4 型题

3. 由于该患者有癫痫病史，会经常服用抗癫痫药。因此患者最可能的诊断是药物性牙龈增生。

5. 现代人体力劳动少，摄取脂肪与糖类的量较多，肥胖者增多，造成糖尿病发生的概率就相应增加，处理上述患有糖尿病的牙周炎患者时，就诊时间应尽量安排在早餐及服药后 1.5 小时，治疗过程中还应观察有无低血糖出现。治疗时还应减轻其疼痛和紧张心情，因为内源性肾上腺素的分泌可能增加对胰岛素的需求。

6. 牙龈坏死性溃疡，被覆假膜，伴有自发性出血及腐败性口臭都是急性坏死性溃疡性龈炎的特征性临床表现。急性坏死性溃疡性龈炎主要致病微生物是梭状杆菌、螺旋体和中间普氏菌。

8. (1) 龈乳头炎的典型症状包括疼痛、出血、牙龈红肿。食物嵌塞造成对龈乳头的压迫及食物发酵产物的刺激可引起龈乳头的炎症。

(2) 急性龈乳头炎治疗：①去除局部刺激因素；②消除急性炎症；③彻底去除病因。患牙邻面接触区恢复不良导致食物嵌塞，引起急性龈乳头炎，应拆冠重做。

第十四章　儿童口腔医学

【答案】

A1/A2 型题

1. E	2. D	3. B	4. C	5. B	6. D	7. E
8. D	9. D	10. D	11. D	12. D	13. B	14. A
15. D	16. D	17. B	18. D	19. B	20. D	21. A
22. D	23. D	24. E	25. C	26. B	27. C	28. C
29. C	30. A	31. D	32. C	33. B	34. E	35. C
36. D	37. D	38. D	39. E	40. C	41. D	42. E
43. D	44. C	45. A	46. A	47. B	48. B	49. E
50. A	51. C	52. C	53. C	54. B	55. C	56. A
57. B						

B1 型题

1. (1) E (2) A　　　　2. (1) C (2) A
3. (1) C (2) B (3) B (4) D

A3/A4 型题

1. (1) D (2) D　　　　2. (1) B (2) B

【解析】

A1/A2 型题

4. 牙菌斑的形成是复杂的动态过程，最初阶段是获得性膜的形成。获得性膜是唾液的蛋白或糖蛋白及其他一些成分选择性黏附在牙表面形成的无细胞、均质状的生物膜。获得性膜使大量细菌黏附于牙面，首先是球菌，以后是杆菌、丝状菌等。细菌牢固地附着于获得性膜之后，细菌与细菌间进一步黏附可产生聚集，在局部可增至若干层，最后形成菌斑。从获得性膜形成到一定量的细菌黏附和聚集在牙面，经过2天牙菌斑初步成形。此时菌斑质地松散，其中以链球菌为主。2天以后菌斑内细菌数迅速增多，除链球菌外，丝状菌和厌氧菌数增加，细菌密度增大，渗透性降低，菌斑深处呈厌氧状态。位于深层的丝状菌垂直排列，呈栅栏状结构，扩大了细菌附着面积。一般认为5~7天菌斑成熟，细菌数量、种类都趋稳定。

6. 年轻恒牙的牙根形成一般在牙萌出后的2~3年。

7. 急性假膜型念珠菌口炎可发生于任何年龄的人，但以新生婴儿最多见，发生率为4%，又称新生儿鹅口疮或雪口病。病损可发生于口腔黏膜的任何部位。新生儿鹅口疮多在出生后2~8日内发生，好发部位为颊、舌、软腭及唇。损害区黏膜充血，有散在的色白如雪的柔软小斑点，如帽针头大小，不久即相互融合为白色或蓝白色丝绒状斑片，并可继续扩大蔓延至扁桃体、咽部、牙龈。早期黏膜充血较明显，故呈鲜红色与雪白的对比。而陈旧的病损黏膜充血消退，白色斑片带淡黄色。斑片附着十分紧密，稍用力可擦掉，暴露红的病损黏膜及轻度出血。

8. 30%的艾滋病患者首先在口腔出现症状。临床症状：①线形牙龈红斑（LGE）：龈缘处明显的鲜红的红边，宽2~3mm，在附着龈上可呈淤斑状，极易出血，对常规治疗不敏感。②坏死性溃疡性龈炎（NUG）：与非HIV感染者相似，但病情较重，病势较凶。③坏死性溃疡性牙周炎（NUP）：HIV感染者中发生率4%~10%，骨吸收和附着丧失重，甚至有死骨形成。

12. 透明质酸酶是一种蛋白水解酶，能特异性地分解细胞外基质成分透明质酸，其作用是协助细菌在组织内播散，是细菌致病的毒力因子之一，又称扩散因子。

16. 非附着性龈下菌斑位于附着性龈下菌斑的表面，为结构较松散的菌群，直接与龈沟上皮或袋内上皮接触，主要为革兰阴性厌氧菌。

18. 第一恒磨牙萌出时间最早，窝沟深，形态复杂，口腔自洁和清洁作用差。

19. 来自于牙髓的感染是乳牙根尖周病最主要的病源，其次是牙齿遭受外力损伤，以及牙髓治疗过程中药物或充填材料使用不当。

20. 超过1周岁仍未见第一颗乳牙萌出，超过3周岁乳牙尚未全部萌出称为乳牙迟萌。

24. 乳牙龋病以上颌乳切牙、下颌乳磨牙多见，其次是上颌乳磨牙、上颌乳尖牙，下颌乳尖牙和下颌乳切牙较少。

29. 根尖诱导进步的评价标准包括：根尖周病变消失，牙根延长，根尖未完全形成或形成极不规则。根端闭合属于根尖诱导成功的评价标准之一。

31. 急性根尖周炎的应急处理如下：建立髓腔引流（开髓，清除髓室和根管内感染坏死组织，开放髓腔）；切开排脓；全身应用抗菌药物。

44. 根据该患牙的临床检查结果可以诊断为病理性牙体吸收，是牙髓变性的一种。

46. 因乳牙根尖孔粗大，副根管多，根尖周组织疏松，根尖周病早期症状不明显，就诊时病变多较严重，相当一部分是出现急性牙槽脓肿或间隙感染之后方才就诊。

47. 戊二醛固定特性良好，作用缓慢，刺激性小，术后根髓可保持良好活力，不易发生根管内吸收，故近年认为，戊二醛糊剂更适宜于乳牙断髓术。

48. 由于年轻恒牙的牙体硬组织硬度比成熟恒牙差，弹性、抗压力及抗曲挠力亦低，故制备洞形时，宜用金刚砂车针减速切削，以减少牙质发生裂纹。

52. 恒牙一般在牙根形成 2/3 左右时开始萌出，萌出后牙根继续发育，于萌出后 2~3 年牙根才达到应有的长度，3~5 年根尖才发育完成。

53. 婴儿出生后不久，偶见牙龈上出现针头大小的白色突起，称为上皮珠，俗称马牙，可自行脱落。牙齿早萌指牙齿萌出的时间超前于正常萌出的时间，而且萌出牙齿的牙根发育不足根长的 1/3。极松的早萌牙自行脱落容易误吸入气管。

54. 早萌乳牙多见于下颌乳中切牙。

56. 奶瓶龋表现为好发于上颌乳切牙的唇面，而在下颌乳切牙却无龋齿。

57. 磷酸锌水门汀粘固时 pH 为 3.5，由于酸性状态对牙髓有刺激作用，活髓牙不宜使用。

A3/A4 型题

2.（1）浅龋洞底位于牙釉质层。中龋探查洞壁感质软，探及牙釉质牙本质界处轻度敏感。去净腐质后，洞底位于牙本质浅层。深龋探诊洞底超过牙本质中层，位于牙本质深层，但去净腐质后不露髓。对牙髓炎的诊断则更依赖牙髓活力温度测验的结果。

（2）药物治疗：主要适用于龋损面广泛的不易制备洞形的浅龋或环状龋。金属预成冠修复：适用于牙体缺损广泛，难以获得抗力形和固位形者；牙颈部龋蚀致窝洞无法制备龈壁者；一个牙同时多个牙面龋坏。乳牙中龋大面积龋坏，首选金属预成冠修复。

第十五章 口腔黏膜疾病

【答案】

A1/A2 型题

1. B	2. D	3. A	4. A	5. D	6. D	7. B
8. C	9. A	10. E	11. A	12. A	13. C	14. C
15. E	16. D	17. E	18. D	19. D	20. B	21. B
22. B	23. E	24. E	25. A	26. D	27. D	28. B
29. C	30. B	31. C	32. E	33. E	34. C	35. A
36. E	37. D	38. C	39. B	40. D	41. C	42. C
43. C	44. D	45. A	46. D	47. E	48. B	49. A
50. D	51. C	52. C	53. D	54. E	55. C	56. D

B1 型题

1.（1）A（2）C（3）B（4）E（5）D
2.（1）E（2）B（3）C（4）D

A3/A4 型题

1.（1）C（2）E（3）D（4）C
2.（1）D（2）D（3）A（4）C
3.（1）C（2）B
4.（1）C（2）B（3）C（4）D
5.（1）D（2）E（3）D（4）B
6.（1）D（2）E（3）A

【解析】

A1/A2 型题

2. 创伤性溃疡：①压疮性溃疡：由持久的非自伤性机械刺激造成，多见于老年人。口腔内可见残根、残冠或不良修复体的存在，溃疡深，可达到黏膜下层，边缘略隆起，色灰白，疼痛不明显。②Bandar 溃疡：婴儿吮吸拇指、奶嘴、玩具等硬物引起，固定发生于硬腭。双侧翼沟处黏膜表面，成双侧对称分布，溃疡表浅，婴儿哭闹。③Riga－Fede 溃疡：专指发生于儿童舌腹部的溃疡。过短的舌系带和过锐的新萌出的中切牙长期摩擦，引起舌系带溃疡。④自伤性溃疡：好发于青少年，多因性情好动造成。常因有下意识咬唇、咬颊或用铅笔尖、竹筷等尖锐物刺颊脂

垫等不良习惯，而引起相应部位的溃疡。溃疡较深，长期不愈，基底略硬或有肉芽组织，疼痛不明显。

3. 疱疹性龈口炎多发于幼儿。

4. 舌下肉阜为下颌下腺的开口。舌下皱襞为舌下腺小管的开口部位。

5. 复发性阿弗他溃疡是最常见的口腔黏膜病，常可分为轻型、重型和疱疹样阿弗他溃疡，溃疡圆形或椭圆形，中央凹陷，基底不硬，周边有约 1mm 的充血红晕带，表面覆有浅黄色假膜，灼痛感明显，好发于角化程度较差的区域，如唇、颊、舌黏膜。角化程度高的龈、硬腭部较少发生。本病具有复发性和自限性，一般病程为 1～2 周，但重型可长达月余甚至数月。本病不累及口周皮肤。

9. 口唇疱疹常在口唇黏膜处出现成簇针头大小的小疱，自觉有轻度烧灼感，历时一周左右可自愈，亦可反复发作。诱发的刺激因素很多，包括阳光、局部机械损伤，特别是轻度发热，如感冒等。

10. 根据本例中的临床表现以及长期吸烟史，最可能的诊断为斑块状白斑，口腔白斑病属于癌前病变，一部分口腔白斑病可转化为癌，但是对于该病首先应该做的是卫生宣教及去除刺激因素，如戒烟、禁酒，少吃烫、辣食物，去除残根、残冠、不良修复体等；对于有癌变倾向的病损类型、部位，应定期严密复查，如有增生、硬结、溃疡等改变时才应手术切除活检。

13. 口腔白斑病根据临床表现可分为均质型与非均质型两大类。均质型白斑可表现为斑块状、皱纹纸状等，非均质型白斑可表现为颗粒状、疣状及溃疡状，而斑纹状白色病损则出现于口腔扁平苔藓中。

14. 假菌丝和孢子是念珠菌的特点。

15. 根据本例中的多数散在小溃疡的临床表现，发病部位多为非角化黏膜，未见有皮肤及其他部位损害，以及多次的复发史，最可能的诊断为疱疹样阿弗他溃疡。

16. 激素一般不用于病毒治疗。

18. 口腔扁平苔藓病损表现为由小丘疹连成的线状白色、灰白色花纹，周围可充血、糜烂。根据病损形态可分为网状型、环状型、条纹型、斑块型、丘疹型、水疱型、糜烂型、萎缩型，而极少出现突破基底膜甚至浅肌层的溃疡性表现。

19. 游走性舌炎又称地图舌，是一种浅表性非感染性炎症。

20. 口腔扁平苔藓的基本病损为小丘疹连成的线状白色或灰白色的花纹，可组成网状、树枝状、环状或半环状等多种形状，也可表现为白色斑块状，病损周围可有充血、糜烂、溃疡、萎缩和水疱等表现。

23. 口腔扁平苔藓是一种常见的慢性口腔黏膜皮肤疾病，其发病机制尚未完全明确，目前的研究表明，其发病与精神因素、免疫因素、内分泌因素、感染因素、自身免疫和遗传有关。

30. 念珠菌性口角炎的特征是常为两侧罹患，口角区的皮肤与黏膜发生皲裂，邻近的皮肤与黏膜充血，皲裂处常有糜烂和渗出物，或结有薄痂，张口时疼痛或溢血，念珠菌性口角炎多发生于儿童、身体衰弱患者和血液病患者。年长患者的口角炎多与咬合垂直距离缩短有关，口角区皮肤发生塌陷呈沟槽状，导致唾液由口角溢入沟内，故常呈潮湿状态，有利于真菌生长繁殖。儿童在寒冷干燥的冬季，因口唇干裂继发的念珠菌感染的口角炎也较常见，唇周皮肤呈干燥状并附有细的鳞屑，伴有不同程度的瘙痒感。应注意这种以湿白糜烂为特征的真菌性口角炎与其他几种类型的口角炎的区别：维生素 B_2 缺乏症引起的口角炎常伴有舌炎、唇炎、阴囊炎或外阴炎；细菌性口角炎多单发于一侧口角，细菌培养阳性。

31. 慢性非特异性唇炎是不能归入各种有特殊病理变化或病因的唇炎，病程迁延，反复发作。可能与某些温度、化学、机械性长期持续刺激因素有关，如寒冷、干燥、舔唇、咬唇、烟酒、烫食等。与精神因素也有关。

33. 复发性阿弗他溃疡常被分为轻型、重型和疱疹样阿弗他溃疡，其中重型阿弗他溃疡又称复发性坏死性黏膜腺周围炎或腺周口疮。Bednar 溃疡是婴儿吮吸拇指或过硬的橡皮奶头所引起，固定发生于硬腭、双侧翼沟处黏膜表面，呈双侧对称分布，是一种创伤性溃疡，而不属于复发性阿弗他溃疡的类型之一。

37. 颗粒状白斑又称颗粒 - 结节状白斑，颊黏膜口角区多见。本型白斑多数可查到白色念珠菌感染。

44. 活体组织病理学检查是诊断的金标准。

45. 取口腔黏膜区假膜、脱落上皮等标本，置于载玻片上，滴入 10% KOH 溶液，微加热以溶解角质，光镜观察，可见折光性强的芽生孢子和假菌丝。

48. 口腔白斑病的治疗首先是除去刺激因素，如戒烟、禁酒、少吃烫、辣食物，除去残根、残冠、不良修复体等；其次，对于非充血、糜烂、溃疡的病损可以口服或外用维生素 A 类的药物；最后，对于有癌变倾向的病损类型、部位，如出现增生、硬结等改变时，应及时手术切除。因此，硝酸银烧灼不能用于口腔白斑病的治疗。

51. 本例中根据患者的年龄性别特征、左右对称性发生的病损以及典型的组织病理学特征，应诊断为口腔扁平苔藓。

52. 慢性增殖性念珠菌病组织学检查，可见到轻度到中度的上皮不典型增生，若高龄患者发生慢性增殖性念珠菌病，应提高警惕，争取早期活检，以明确诊断。

53. 急性假膜型念珠菌性口炎损害区黏膜充血，有散在的色白如雪的柔软小斑点。急性红斑型念珠菌性口炎临床表现为黏膜上出现外形弥散的红斑，以舌黏膜多见，严重时舌背黏膜呈鲜红色并有舌背乳头萎缩。黏膜红斑是由于上皮萎缩加上黏膜充血所致。慢性红斑型念珠菌病黏膜呈亮红色水肿，或有黄白色的条索状或斑点状假膜。慢性增殖型念珠菌病呈结节状或颗粒状增生，或为固着紧密的白色角质斑块。口腔扁平苔藓口腔黏膜损害主要特征为珠光白色丘疹或条纹。白纹可交织成网状。

54. 单纯疱疹病毒传染方式主要为直接经呼吸道、口腔、鼻、眼结膜、生殖器黏膜或破损皮肤进入人体。

55. 口腔单纯疱疹病毒呈球形，病毒核衣壳为由 162 个壳微粒组成的立体对称 20 面体，直径约为 120nm。

56. 复发性口腔溃疡具有周期性、复发性和自限性的特征。

B1 型题

1. 菌状舌乳头炎可表现为菌状乳头肿胀、充血、灼热、疼痛不适，肿胀的菌状乳头明显突起。地图舌常伴有沟纹舌，两者关系尚不清楚。萎缩性舌炎可由多种全身性疾病引起，除黏膜表面的舌乳头萎缩消失外，舌上皮全层以及舌肌都可萎缩变薄，全舌色泽红绛光滑如镜面，故又称镜面舌。正中菱形舌炎是发生在舌背人字沟前方呈菱形的炎症样病损，局部色红、舌乳头缺如，可表现为光滑型和结节型两种。毛舌是舌背丝状乳头过度伸长和延缓脱落形成的毛发状损害，可呈黑、褐、白、黄、绿等多种颜色。

2. 血管神经性水肿为一种急性局部反应性黏膜皮肤水肿，发病机制为Ⅰ型变态反应，特点是突发性局限性水肿，但消退亦较迅速。光化性唇炎是过度日光照射引起的唇炎，分急性和慢性两种，急性光化性唇炎以水肿、水疱、糜烂、结痂和剧烈瘙痒为主要特征；慢性光化性唇炎以黏膜增厚、干燥、秕糠样白色鳞屑为主要特征。腺性唇炎是以唇口缘及唇部内侧的唇腺增生肥大，下唇肿胀或偶见上、下唇同时肿胀为特征的唇炎，唇部可见针头大小结节，中央凹陷，有黏液样物质排出。肉芽肿性唇炎可累及上、下唇，但上唇较多，肿胀局部柔软，有垫褥感，无痛，无瘙痒，压之无凹陷性水肿，可见纵行裂沟，呈瓦楞状。

A3/A4 型题

2. 根据本例中的发病部位，中心凹陷的糜烂区域，周围可见放射状排列白色短条纹的特征性临床表现，最可能的诊断应为盘状红斑狼疮。该病除了口腔病损以外，还可出现皮肤病损，最常见的部位是头面部，初始为皮疹，呈持久性圆形或不规则形的红色斑，稍隆起，边界清楚，表面有毛细血管扩张和灰褐色附着性鳞屑覆盖。盘状红斑狼疮是一种自身免疫性疾病，而不是变态反应性疾病，因此可以采用的辅助检查不包括过敏试验。盘状红斑狼疮的病理表现为上皮过度角化或不全角化，粒层明显，角化层可有剥脱，有时可见角质栓，棘层萎缩变薄，有时可见上皮钉突增生、伸长，基底细胞显著液化变性，上皮与固有层之间可形成裂隙和小水疱，基底膜不清晰，固有层毛细血管扩张，血管内可见玻璃样血栓，淋巴细胞散在浸润，结缔组织内胶原纤维玻璃样变、水肿、断裂，而固有层淋巴细胞带状浸润则是口腔扁平苔藓的组织病理学表现之一。

4. 本例中根据患者的年龄特征，左右对称的白色网状条纹的典型临床表现，应考虑诊断为口腔扁平苔藓。口腔扁平苔藓还具有上皮角化不全、基底层液化变性以及固有层有密集的淋巴细胞呈带状浸润的特征性组织病理学表现，因此为了确诊，可进行组织病理检查。口腔扁平苔藓的发病机制与精神因素、内分泌因素、免疫因素、感染因素、遗传因素等都有一定关系，但吸烟刺激并未参与其发病机制。除了以上典型的组织病理学表现，口腔扁平苔藓还可出现颗粒层明显，棘层肥厚，上皮钉突不规则延长，呈锯齿状，基底细胞排列紊乱，基底膜界限模糊不清，有时可见上皮下疱、胶样小体，但核分裂象较少见。

第十六章　口腔颌面外科学

A1/A2 型题

1. D	2. C	3. A	4. B	5. D	6. E	7. C
8. D	9. E	10. A	11. B	12. A	13. A	14. E
15. D	16. B	17. E	18. D	19. D	20. E	21. C
22. B	23. B	24. A	25. E	26. D	27. C	28. E
29. E	30. A	31. B	32. D	33. A	34. D	35. D
36. D	37. E	38. E	39. B	40. C	41. C	42. B
43. D	44. C	45. E	46. A	47. E	48. E	49. C
50. B	51. B	52. D	53. C	54. E	55. B	56. C
57. D	58. C	59. E	60. C	61. E	62. D	63. B
64. D	65. A	66. C	67. A	68. D	69. E	70. B
71. B	72. E	73. E	74. B	75. E	76. D	77. B
78. C	79. B	80. E	81. D	82. E	83. E	84. D
85. B	86. C	87. D	88. D	89. B	90. B	91. A
92. B	93. C	94. D	95. B	96. B	97. A	98. A
99. D	100. B	101. E	102. A	103. C	104. D	105. B
106. D	107. C	108. C	109. A	110. D	111. C	112. B
113. D	114. D	115. A	116. E	117. E	118. E	119. E
120. A	121. B	122. E	123. E	124. D	125. B	126. C
127. B	128. C	129. E	130. C	131. B	132. D	133. A
134. B	135. A	136. C	137. D	138. E	139. A	140. B
141. C	142. B	143. B	144. D	145. D	146. C	147. E
148. D	149. E	150. B	151. E	152. C	153. C	154. A
155. B	156. B	157. E	158. A	159. A	160. C	161. E
162. D	163. D	164. D	165. D	166. C	167. E	168. E
169. E	170. E	171. E	172. C	173. C	174. C	175. B
176. B	177. C	178. E	179. A	180. C	181. C	182. E
183. A	184. D	185. D	186. E	187. E	188. E	189. D
190. E	191. E	192. E	193. B	194. E	195. C	196. C
197. E	198. B	199. A	200. E	201. D	202. B	203. D
204. B	205. B	206. A	207. B	208. D	209. B	210. D
211. E	212. C	213. B	214. D	215. A	216. D	217. E
218. E	219. A	220. A	221. D	222. C	223. D	224. D
225. B	226. B	227. B	228. B	229. D	230. E	231. B
232. D	233. D	234. B	235. D	236. C	237. E	238. C
239. B	240. D	241. C	242. E	243. E	244. C	245. C
246. D	247. C	248. D	249. A	250. D	251. E
252. B	253. A	254. E	255. C	256. A	257. C
258. B	259. E	260. C	261. D	262. B	263. D
264. A	265. C	266. D	267. E	268. C	269. B
270. A	271. E	272. C	273. B	274. E	275. B
276. D	277. D				

B1 型题

1. (1) A (2) B (3) C
2. (1) E (2) A (3) B
3. (1) B (2) D (3) C
4. (1) D (2) E
5. (1) E (2) A
6. (1) D (2) E
7. (1) C (2) A
8. (1) E (2) C
9. (1) A (2) B (3) C
10. (1) A (2) C (3) B
11. (1) E (2) D
12. (1) A (2) E (3) E
13. (1) D (2) A (3) B
14. (1) A (2) D (3) B (4) C
15. (1) A (2) B
16. (1) E (2) A (3) B
17. (1) B (2) E
18. (1) D (2) A (3) C
19. (1) A (2) A (3) B
20. (1) C (2) A (3) B
21. (1) C (2) B

A3/A4 型题

1. (1) A (2) D (3) E (4) E
2. (1) A (2) C
3. (1) C (2) C
4. (1) D (2) E
5. (1) C (2) C (3) D
6. (1) B (2) C
7. (1) B (2) C (3) A
8. (1) A (2) E (3) D
9. (1) B (2) D (3) E
10. (1) A (2) C
11. (1) B (2) C (3) C
12. (1) E (2) D (3) C (4) C
13. (1) C (2) D
14. (1) A (2) B (3) C
15. (1) A (2) C (3) D (4) A

【解析】

A1/A2 型题

1. 唇腭裂属于多基因遗传。

2. 颌骨骨折伴发脑脊液鼻漏时不应进行鼻腔冲洗，协助引流。脑脊液鼻漏时禁止进行鼻腔填塞和冲洗，以免引起颅内感染。

3. 毛细血管型血管瘤中，与皮肤表面平且面积大者称为葡萄酒斑状血管瘤。

4. 麻醉的是上牙槽后神经而非上牙槽中神经。

5. 无菌创口的处理原则：①无菌创口不论有无组织缺损，均应争取作组织整齐与严密的缝合；有组织缺损者可采取皮瓣转移和植皮的方法解决。对术后有可能发生感染的、疑有污染或术后渗血较多的创口，应放置 24~48h 的引流物，如无效腔过大或渗出较多，应延长引流时间至 72h 以上（有时需要更换一次引流物）。②无菌创口除为拔除引流物及怀疑已有感染者外，一般不轻易打开敷料观察，以避免污染。对确需打开者，也应遵循无菌原则。③面部严密缝合的创口可早期暴露，并及时以 3% 过氧化氢和 4% 硼酸及 95% 酒精混合液清除渗出物，切忌渗出物凝聚、结痂、成块，造成感染或影响创口愈合。④面部的无菌创口一般可早期拆线，张力过大或有手术特殊要求者除外。由于面部血液循环丰富，生长力强，可在术后 5 天开始拆线；颈部缝线可在术后 7 天左右拆除；光刀手术的创口，拆线时间应推迟至术后 14 天。

6. 骨性牙颌面畸形是一种复杂的畸形，但不包括颌骨上某一解剖部位。其他几项都属于牙𬌗面畸形。

8. 为了避免损伤面神经和防止肿瘤扩散或种植，腮腺包块不主张简单切除或切取活检。

9. 以下情况应视为拔牙的禁忌证：①有近期（6 个月内）心肌梗死病史者。②近期心绞痛频繁发作。③心功能 III~IV 级或有端坐呼吸、发绀、颈静脉怒张、下肢水肿等症状。④心脏病合并高血压，血压 ≥180/100mmHg。⑤有三度或二度 II 型房室传导阻滞、双束支阻滞、阿 – 斯综合征史者。

10. 普鲁卡因的麻醉效果确切，价格低廉，毒性和副作用小。普鲁卡因的穿透性和弥散性差，故不适用于表面麻醉。临床上常以 2% 普鲁卡因溶液用神经阻滞麻醉，0.5%~1.0% 普鲁卡因用于浸润麻醉，一次用量以 0.8~1.0g 为限。

12. 骨结合即指种植体 – 骨界面的结合。种植体具有良好的生物相容性，植入后与骨组织紧密贴合，在基本不受力的情况下度过"愈合期"，同时在义齿修复时应保证种植体合理的受力的方向和大小，即形成骨结合。

13. 智齿冠周炎的局部治疗很重要。每日可

用 1%~3% 过氧化氢溶液及生理盐水或其他灭菌溶液冲洗盲袋，然后点入 3% 碘甘油。

19. 舍格伦综合征一般指干燥综合征，是一个主要累及外分泌腺体的慢性炎症性自身免疫病。其唇腺活检主要表现为腺小叶内淋巴、浆细胞浸润、腺实质萎缩、导管扩张、导管细胞化生。与大唾液腺不同的是，肌上皮岛罕见。需要注意的是，唇腺也是除舍格伦综合征以外免疫性疾病的靶组织之一，故在类风湿性关节炎、系统性红斑狼疮时，亦可出现类似表现，诊断时应紧密结合临床。

20. 一般血压控制在 180/100mmHg 以下方可拔牙，即使术中血压有上下波动，也是 10~20mmHg 范围内。

22. 面部唯一可活动的骨骼是下颌骨。

25. 黏液囊肿是口腔颌面部的常见病变，无上皮衬里者被称为"外渗性黏液囊肿"；有上皮衬里者被称为"潴留性黏液囊肿"。

30. 丁卡因的化学结构为酯类，又名地卡因或潘托卡因。丁卡因易溶于水，穿透性强。临床上主要用作表面麻醉。麻醉作用较普鲁卡因强 10~15 倍，毒性较普鲁卡因大 10~20 倍。临床上常以 2% 丁卡因溶液用于表面麻醉。

31. 恶性淋巴瘤对放射线敏感。

32. 碘酊用于口腔内消毒剂的浓度是 1%。

35. 术区常用消毒药物：①碘酊：消毒颌面颈部为 2%，口腔内为 1%，头皮部为 3%。碘过敏者禁用。②氯己定液：皮肤消毒浓度为 0.5%，口腔内及创口消毒浓度为 0.1%。③碘伏：含有效碘 0.5% 的碘伏溶液可用于皮肤、手及口腔黏膜的术前消毒。④75% 酒精：属中效消毒剂，常与碘酊先后使用。

37. 用肥皂液刷洗手和臂时，浸泡范围应在肘部以上 10cm。

41. 面神经主要分支：①颞支：分布于额肌、眼轮匝肌、耳前肌和耳上肌，损伤后可出现同侧额纹消失。②颧支：支配眼轮匝肌、颧肌及提上唇肌。颧支损伤后眼睑不能闭合。③颊支：支配口周围肌上组，颊支损伤可出现鼻唇沟变浅或消失、鼓腮无力、上唇运动力减弱或偏斜以及食物积存于颊部。④下颌缘支：支配口周围肌下组，损伤可出现患侧口角下垂和流口水。⑤颈

支：分布于颈阔肌。

44. 单侧唇裂手术最合适的年龄为 3～6 个月，体重达 6～7kg。双侧唇裂手术最合适的年龄为 6～12 个月。

48. 腺样囊性癌最常见于腭部小涎腺及腮腺，其次为下颌下腺，发生于舌下腺的肿瘤，多为腺样囊性癌。肿瘤易侵入血管，造成血行性转移，转移部位以肺为最多见。

51. 多形性腺瘤发生于大唾液腺者最常见于腮腺，其次为下颌下腺，舌下腺极少见。发生于小涎腺者以腭部为最常见。

55. 昏迷的患者可采用俯卧位，额部垫高，使口鼻悬空，有利于唾液外流和防止舌后坠。一般患者可采取侧卧位或头侧向一侧，避免血凝块及分泌物堆积在口咽部。

57. 上颌神经为感觉神经，穿圆孔进入翼腭窝。

71. 颜面部的恶性黑色素瘤，常在色素痣的基础上发生，主要是由交界痣或复合痣中的交界痣成分恶变而来；口腔内的恶性黑色素瘤常来自黏膜黑斑。

72. 对放射线不敏感的肿瘤应以手术治疗为主，手术前后可给以化学药物作为辅助治疗，这类肿瘤如骨肉瘤、纤维肉瘤、恶性黑色素瘤等。

73. 本题 B、C、D 选项易排除。A、E 选项容易混淆。导管样结构少见，提示本题正确答案应是 E 肌上皮瘤。此外软骨样组织亦很少出现在肌上皮瘤中，也是两者的鉴别要点。

77. 有的肿瘤病程虽较长但有局部浸润，其生物学行为介于良恶性之间者称为"临界瘤"，如涎腺多形性腺瘤、成釉细胞瘤等。

79. 沃辛瘤又名腺淋巴瘤，或乳头状囊腺瘤，其发生与淋巴结有关，为胚胎发育时期淋巴结内的腮腺腺体组织发生肿瘤变。

87. 三叉神经的三条神经干分别称为眼神经、上颌神经和下颌神经，前二支为感觉神经，后者（第三支）为混合性神经，含大的感觉根和小的运动根。

91. 脓肿为局限性化脓性炎症，主要由金黄色葡萄球菌引起，这些细菌可产生毒素使局部组织发生溶解坏死，金黄色葡萄球菌可产生血浆凝固酶，使渗出的纤维蛋白原转变成纤维素，因此病变较局限，金黄色葡萄球菌具有层粘连蛋白受体，使其容易通过血管壁而产生迁徙性脓肿。疖是毛囊、皮脂腺及周围组织的脓肿。痈由多个疖融合，在皮下脂肪、筋膜组织形成许多相互沟通的脓肿。

95. 穿刺抽出脓液为脓肿最明确的诊断。

98. 血肿炎症机化期：骨折后断端及其周围形成血肿，伤后 6～8h，骨折端血肿凝成血块，由于血供中断，致部分软组织和骨组织发生坏死，引起无菌性炎症反应。继而血肿机化形成肉芽组织，逐渐演变为纤维结缔组织，使骨折端成为纤维连接。这一过程约在骨折后 2 周完成。

103. 良性肿瘤是指无浸润和转移能力的肿瘤。恶性肿瘤多呈浸润性生长。

105. 最能有效证明贝尔面瘫患者是否有膝状神经节损伤的检查方法是 Schirmer 试验。即泪液检查，检查是否有泪腺分泌障碍。

110. 颌骨发育畸形属于先天性的。

116. 颈动脉体瘤可扪及搏动感。

119. 舌癌常发生早期颈淋巴结转移，且转移率较高。其原因为具有丰富的淋巴管和血液循环加以舌的机械运动频繁。

121. 拔牙绝对禁忌证如下。①粒细胞减少症患者：中性粒细胞低于 $1\times10^9/L$。②原发性血小板减少性紫癜：血小板计数低于 $50\times10^9/L$。③血友病：血友病患者第 VIII 因子水平在正常的 30% 以下。④急性白血病：白细胞数低于 $1.0\times10^9/L$。

123. 骨纤维异常增殖症是较具有特征的骨病变，其 X 线表现也有一定的特点，多为边界不清的毛玻璃样阴影，有时与骨化纤维瘤难以鉴别，但与其他骨病变在 X 线表现上较易区分。

124. 海绵状血管瘤临床表现：①好发于颊、颈、眼睑、唇、舌或口底部；②位置深浅不一，如果位置较深则皮肤或黏膜颜色正常，表浅病损则呈现蓝色或紫色；③边界不太清楚，扪之柔软，可以被压缩，有时可扪到静脉石。

126. 上颌骨骨折临床上多见横断性骨折，也可见发生于腭中缝的纵行骨折。Le Fort 按骨折线的高低位置，将横断性骨折分为 3 型。①Le Fort I 型骨折：又称上颌骨低位骨折或水平骨折，骨折线从梨状孔下方，牙槽突上方，向两侧水平延伸至上颌翼突缝。②Le Fort Ⅱ型骨折：又称上颌骨中位骨折或锥形骨折，骨折线自鼻额缝向两侧横过鼻梁、眶内侧壁、眶底和颧上颌缝、再沿上颌骨侧壁至翼突。③Le Fort Ⅲ型骨折：又称上颌骨高位骨折或颧弓上颌骨骨折。骨折线自鼻额缝向两侧横过鼻梁，眶部，经颧额缝向后达到翼突形成颅面分离，使面中部拉长和凹陷。此型骨折多伴有颅底骨折或颅脑损伤，出现耳、鼻出血或脑脊液漏。

128. 恶性淋巴瘤的治疗应首选化疗加放疗。

131. 颜面及颌骨周围存在较多相互连通的潜在性筋膜间隙，其间含疏松的蜂窝结缔组织，形成感染易于蔓延的通道，加之颜面部血液循环丰富，鼻唇部静脉又常无瓣膜，致使在鼻根至两侧口角区域内发生的感染易向颅内扩散而被称为颌面部的"危险三角区"。

135. 临床创口分类中包括无菌创口、污染创口、感染创口。

137. 波动试验是临床上诊断浅表脓肿的主要方法。对于深部脓肿，一般很难查到波动感，但压痛点比较清楚，按压脓肿区的表面皮肤常出现不能很快恢复的凹陷性水肿；也可用穿刺法或借助 B 型超声、CT 等辅助检查协助诊断。

140. 刃厚皮片又名表层皮片，包含表皮层和很薄一层真皮最上的乳头层。厚度 0.2 ~ 0.25mm。其优点包括存活力强，抗感染力强，供皮区不形成瘢痕。其缺点包括收缩大，极易挛缩，质地脆弱，不耐摩擦和负重，色素沉着严重。

145. 三叉神经痛以面部三叉神经一支或几支分布区内突发的短暂剧痛为特点。疼痛以面颊，上、下颌或舌最明显；口角、鼻翼、颊部和舌等处最为敏感，轻触即可诱发，故有"触发点"或"扳机点"之称。疼痛可引起反射性面肌抽搐，口角牵向患侧，并有面红、流泪和流涎，称痛性抽搐。严重者洗面、刷牙、说话、咀嚼等都可诱发，以致不能做这些动作。每次发作时间仅数秒钟至 2 分钟，突发突止。

150. 拔牙后医嘱：①压迫棉卷 30min 后弃去。②拔牙当日不要刷牙或漱口。③拔牙术后2h 后可进食，食物不宜过热，勿用拔牙侧咀嚼，勿用舌舔伤口，更不宜反复吸吮。

152. 中厚皮片：①别名：Blair 皮片。②组成：表皮层和一部分真皮层。③厚度：0.35 ~ 0.80mm。④分类：薄中厚皮片和厚中厚皮片。⑤特点：收缩较小，极易挛缩，质地柔软，耐摩擦和负重，色素沉着也轻微。

156. 中央性颌骨骨髓炎分为急性期和慢性期。①急性期：骨髓炎初期，病员自觉病变区牙有剧烈疼痛，可向半侧颌骨或三叉神经分支区放射。受累区牙松动，有伸长感，不能咀嚼。炎症继续发展，可见受累部位牙龈明显丰满、充血，有脓液从松动牙的龈袋溢出；继之，骨板破坏，骨膜溶解后，脓液由口腔黏膜和面部皮肤溃破。②慢性期：常在发病 2 周以后由急性期转为慢性期，炎症逐渐向慢性期过渡，并进入死骨形成及分离阶段。肿胀及疼痛明显减轻，口腔内及颌面部皮肤形成多数瘘孔，大量炎性肉芽组织增生，触之易出血，长期排脓，有时从瘘孔排出死骨片；有时可由于下颌骨的病理性骨折，出现咬合错乱与面部畸形。

158. 化脓性颌骨骨髓炎病原菌以金黄色葡萄球菌为主，其次为溶血性链球菌、肺炎球菌、大肠埃希菌等。临床以混合性感染多见。

161. 口腔医师在确定拔牙适应证时首先应考虑的是患牙是否能够保存。

163. 化疗最严重的不良反应是骨髓抑制。其他不良反应有消化道反应。

165. 由口角两侧至鼻根区的三角区，称为面部的危险三角区。

184. 唇裂多见于上唇，是由于球状突和上颌突未联合或部分联合所致。

186. 牙源性角化囊肿是典型的牙源性囊肿，其特点之一是较易复发，原因是囊壁薄，可能存在多个病灶、多囊、囊壁上有子囊等。这是角化囊肿有别于其他颌骨囊肿的主要特点之一。

190. 良性肿瘤的主要治疗方法是手术治疗。

191. 高分化黏液表皮样癌：①呈无痛性肿块，生长缓慢。肿瘤体积大小不等，边界可清或不清，质地中等偏硬，表面可呈结节状。②腭部及磨牙后区的高分化黏液表皮样癌，有时可呈囊性，表面黏膜呈浅蓝色。③肿瘤常无包膜或包膜不完整，与周围腺体组织无明显界限。④很少出现面瘫症状。⑤高分化黏液表皮样癌如手术切除不彻底，术后可以复发。⑥很少发生颈淋巴结转移，血行性转移更为少见，患者术后生存率较高，预后较好。低分化型肿瘤生长较快，常伴疼痛。边界不清楚，呈弥散性，与周围组织有粘连，腮腺肿瘤常累及面神经，淋巴结转移率较高，且可出现血行性转移。术后易于复发，换后预后较差。高分化型较低分化型常见。

198. 多形性腺瘤处理不当很易复发，间质丰富型相对较易复发。造成复发的原因与肿瘤的病理性质有关：①包膜常不完整，或在包膜中有瘤细胞，甚至在包膜以外的腺体组织中也可有瘤细胞存在；②肿瘤的包膜与瘤体之间黏着性较差，容易与瘤体相分离，如采用剜除术则包膜很容易残留。手术中肿瘤破裂，往往造成种植性复发，种植性复发的肿瘤常为多发性结节。

204. 治疗三叉神经痛的首选药为卡马西平。

210. "Z"成形术常用于：①延长两点间的距离，松解条索状的直线瘢痕挛缩，如颈部、腋部、肘部、手指间等的瘢痕挛缩和蹼状瘢痕。②鼻孔、耳孔等部位狭窄的整形。③眼、鼻、口周、耳等移位组织的复位。④改正某些创口的直线缝合，预防因直线瘢痕造成的瘢痕挛缩。

214. 吸入性窒息的急救：应立即行气管切开术，通过气管导管，充分吸出进入下呼吸道的血液、分泌物及其他异物，解除窒息。

218. 关节囊扩张伴关节盘附着松弛：（1）致病因素：①可由翼外肌功能亢进发展所致；②也可由于开口运动过度或急性前脱位后关节韧带撕裂未经适当治疗所致。（2）临床特征：关节结构松弛，开口度过大，呈半脱位，有的甚至为复发性关节脱位。由于开口过大，常伴有慢性关节滑膜炎。

221. 牙齿拔除后，牙槽骨在愈合中有一个自行修复和改建的过程，这个过程大约需要1~3个月的时间。因此，拔牙后出现的骨尖在术后1个月内还有可能被改建和吸收，应嘱患者自己按摩促进吸收。如果术后1~3个月骨尖仍未消失，影响义齿修复，可考虑手术修整。故本题答案为D。该试题属基本知识题，考核考生对拔牙创愈合过程的掌握。

222. 颌面部创伤伴脑震荡的典型表现是患者有逆行性遗忘。

223. 妊娠期妇女可拔牙的时间段为妊娠第4、5、6个月期间。妊娠第1、2、3个月期间拔牙易引起流产，妊娠第7、8、9个月期间拔牙易引起早产。

224. 不属于心脏病拔牙绝对禁忌证的是完全性右束支传导阻滞。拔牙的绝对禁忌证有：6个月内有过心肌梗死或频繁心绞痛、心功能Ⅲ~Ⅳ级、严重心律失常等。

228. 脑震荡表现为一过性的脑功能障碍，主要症状是受伤当时立即出现短暂的意识障碍，可为神志不清或完全昏迷，常为数秒或数分钟，一般不超过半小时。

229. 多房型成釉细胞瘤：分房大小相差悬殊，成群排列，相互重叠，房隔为骨性或纤维性。

232. 黏膜血疱又称创伤性血疱，常因为过烫饮食或咀嚼大块干硬食物与吞咽过快而擦伤黏膜，引起血疱，也可因外力挫伤或误咬颊舌黏膜造成血疱。本例中根据明确的急食史，以及单侧发生的血疱，最可能的诊断应为黏膜血疱。

239. 混合瘤又称多形性腺瘤，为无痛性肿块，生长缓慢，常无自觉症状，肿瘤呈球状或椭圆形，表面结节状，质中等硬度，周界清楚。腺淋巴瘤又称Warthin瘤，与混合瘤鉴别点包括：多见于男性，尤其是年龄40岁以上男性中老年人。肿瘤位于腮腺后下极，肿块有时大时小消长史，肿瘤呈圆形或卵圆形，表面光滑，很少有结节，质地较软，有弹性感。

241. 骨纤维异常增殖症是一种病因不明的非肿瘤性、错构性发育疾病又称骨纤维结构不良。好发于青少年，30岁左右停止发育。其特征是正常骨组织被纤维骨组织所代替。主要临床表现为受累颌骨隆起、变形、面部不对称、牙移位或松动。部分患者可有疼痛，可合并感染。X线表现分为3大类：①透射性改变又称囊样型：可表现为单囊性圆形、卵圆形或不规则形密度减低区，具有硬化边缘或表现为单囊性密度减低区无硬化边缘或表现为多囊性密度减低区，类似于巨细胞瘤或成釉细胞瘤；②阻射性改变：包括橘皮样型（表现为橘皮样或指纹印样）、毛玻璃型（病变区域灰度均匀一致，呈毛玻璃样）及硬化型（表现为均匀无结构的致密影）；③透射及阻射混合性改变：同时存在透射性及阻射性改变。

260. 面神经损害部位定位：①茎乳孔以外：面瘫。②鼓索与镫骨肌神经之间：面瘫+味觉丧失＋涎腺分泌障碍。③镫骨肌与膝状神经节之间：面瘫＋味觉丧失＋涎腺分泌障碍＋听觉改变。④膝状神经节：面瘫＋味觉丧失＋涎腺、泪腺分泌障碍＋听觉改变。⑤脑桥与膝状神经节之间：除面瘫外，感觉与分泌功能障碍一般均较轻；如损害影响听神经时，尚可发生耳鸣、眩晕。⑥核性损害：面瘫＋轻度感觉与分泌障碍，但往往影响外展神经核而发生该神经的麻痹，若损害累及皮质延髓束时可发生对侧偏瘫。

263. 活体组织病理学检查是诊断的金标准。

264. 根据本例的临床表现及辅助检查结果，应考虑义齿性口炎，即慢性红斑型念珠菌性口炎，可以选用 2%～4% 碳酸氢钠溶液、0.05% 甲紫溶液、0.2% 氯己定溶液（洗必泰）、5 万～10 万 U/ml 制霉菌素溶液含漱及清洗义齿基托组织面。

269. 单侧完全性唇裂：单侧上唇至鼻底完全裂开。Ⅰ度唇裂：仅限于红唇部分的裂开。Ⅱ度唇裂：上唇部分裂开，但鼻底尚完整。Ⅲ度唇裂：整个上唇至鼻底完全裂开。隐性唇裂：即皮肤和黏膜无裂开，但其下方的肌层未能联合或错位联合，致裂侧出现浅沟状凹陷及唇峰分离等畸形。

270. 眶下间隙感染：脓肿形成后，眶下区可触及波动感，口腔前庭、龈颊沟处常有明显肿胀、压痛，极易扪及波动。翼下颌间隙感染：口腔检查见翼下颌皱襞处黏膜水肿，下颌支后缘稍内侧可有轻度肿胀、深压痛。颞下间隙感染：仔细检查可发现颧弓上、下及下颌支后方微肿，有深压痛，伴有不同程度的开口受限。颊间隙感染：常见源于上、下颌磨牙的根尖周脓肿或牙槽脓肿穿破骨膜，侵入颊间隙。在颊部皮下或黏膜下的脓肿，病程进展缓慢，肿胀及脓肿的范围较为局限。但感染波及颊脂垫时，病情发展迅速，肿胀范围波及整个颊部。颞间隙感染：肿胀范围可仅限于颞部或同时有腮腺咬肌区、颊部、眶部、颧部等区域的广泛肿胀。

271. 锐性分离用于精细的层次解剖或分离粘连坚实的瘢痕组织，使用的器械为手术刀和手术剪。此法对组织损伤小，动作要求细巧、准确，一般应在直视下进行。

272. 颞下颌关节检查：①面形与关节动度检查；②咀嚼肌检查；③下颌运动检查；④咬合关系检查。胸锁乳突肌检查不属于颞下颌关节检查。

273. 碘酊：杀菌力强，但刺激性较大，故在不同部位使用不同浓度，如消毒颌面颈部为 2%，口腔内为 1%，头皮部为 3%。

274. 外科引流的适应证：①感染或污染创口。无菌创口，特别是单纯整复手术，一般不放置引流。②渗液多的创口。③留有无效腔的创口。④止血不全的创口：对术中止血不彻底和凝血功能低下的患者，为防止血肿形成，也应放置引流。

276. 进针时，针尖与皮肤垂直，并使皮肤切口两侧进针间距等于或略小于皮下间距，才可达到满意效果。

277. 切口两侧进出针间距大于皮下间距，易造成皮肤创缘内卷；相反，进出针间距小于皮下间距则皮肤创缘呈现过度外翻。

B1 型题

19. 唇裂修复的目的是恢复上唇的正常生理功能及正常形态。咽成形术的适应证是腭咽闭合功能不全者或部分年龄大的患者。对伴有牙槽突裂或腭裂的患儿，唇裂修复后，由于唇肌生理运动，可以产生压迫作用，促使牙槽突裂隙逐渐靠拢，为以后的腭裂修复创造条件。

20. 皮样囊肿穿刺检查可抽出乳白色豆渣（或乳糜）样分泌物。根尖周囊肿穿刺可抽出草黄色囊液，在显微镜下可见到胆固醇晶体。牙源性角化囊性瘤大多可见黄白色角蛋白样（皮脂样）物质混杂其中。

21. 冷冻麻醉临床常用的药物是氯乙烷。临床上主要以 1%～2% 利多卡因溶液（含 1：100000 肾上腺素）用于口腔手术的阻滞麻醉。

第十七章　口腔修复学

【答案】

A1/A2 型题

1. E　2. E　3. B　4. D　5. C　6. A　7. C
8. A　9. D　10. D　11. E　12. E　13. E　14. B
15. B　16. E　17. C　18. B　19. A　20. A　21. B
22. E　23. D　24. E　25. E　26. E　27. B　28. E
29. E　30. C　31. D　32. B　33. B　34. B　35. B
36. B　37. B　38. C　39. E　40. A　41. B　42. E
43. D　44. E　45. E　46. E　47. A　48. E　49. E
50. C　51. E　52. B　53. E　54. E　55. E　56. B
57. C　58. C　59. D　60. D　61. A　62. E　63. B
64. D　65. E　66. C　67. B　68. C　69. A　70. D
71. D　72. D　73. C　74. B　75. C　76. E　77. C
78. B　79. B　80. D　81. E　82. B　83. E　84. A
85. B　86. D　87. A　88. D　89. E　90. C　91. A
92. A　93. D　94. C　95. B　96. D　97. E　98. E
99. C　100. A　101. C　102. C　103. B　104. B　105. D
106. E　107. D　108. C　109. B　110. B　111. D　112. A
113. A　114. D　115. E　116. B　117. D　118. D　119. E
120. B　121. E　122. D　123. D　124. C　125. A　126. E
127. D　128. E　129. E　130. D　131. A　132. D　133. C
134. E　135. E　136. A　137. E　138. A　139. D　140. B
141. D　142. A　143. B　144. E　145. E　146. E　147. A
148. C　149. D　150. C　151. E　152. B　153. A　154. D
155. C　156. D　157. A　158. D　159. D　160. E　161. D
162. D　163. A　164. C　165. C　166. D　167. E　168. B
169. B　170. E　171. B　172. A　173. B　174. D　175. E
176. A　177. E　178. D　179. B　180. D　181. B　182. B
183. C　184. C　185. B　186. C　187. C　188. C　189. E
190. C　191. E　192. B　193. E　194. E　195. D　196. C
197. D　198. C　199. E　200. D　201. C　202. D　203. A
204. A　205. E　206. D　207. C　208. E　209. C　210. E
211. E　212. D　213. A　214. E　215. E　216. E　217. B
218. A　219. A　220. C　221. B　222. B　223. D　224. B
225. C　226. A　227. E　228. E　229. E　230. E　231. D
232. B　233. A　234. C　235. A　236. B　237. C　238. E
239. B　240. E　241. E　242. D　243. E　244. E
245. E　246. C　247. C　248. E　249. E　250. A
251. C　252. D　253. B　254. D　255. C　256. E
257. C　258. B　259. B　260. C　261. C　262. A
263. E　264. E　265. E　266. D　267. B　268. B
269. C　270. C　271. D　272. E　273. B　274. C
275. B　276. E　277. D　278. D　279. C　280. D
281. C　282. E　283. D　284. E　285. C　286. A
287. C　288. D　289. C　290. E　291. B　292. E
293. A　294. E　295. E　296. B　297. E　298. E
299. A　300. A　301. B　302. D　303. E　304. C
305. D　306. E　307. A　308. B　309. D　310. D
311. B　312. D　313. A　314. A　315. B　316. D
317. B　318. D　319. C　320. A　321. C　322. C
323. A　324. E　325. C　326. C　327. C　328. D
329. D　330. C　331. C　332. B　333. D　334. E
335. C　336. B　337. C　338. C　339. C　340. B

B1 型题

1.（1）A（2）C
2.（1）A（2）C（3）D（4）C（5）D
3.（1）C（2）A（3）E（4）B（5）D
4.（1）A（2）B
5.（1）A（2）B（3）C（4）D（5）E
6.（1）E（2）C（3）D（4）B（5）A
7.（1）B（2）A（3）D（4）E
8.（1）A（2）B（3）D
9.（1）E（2）E（3）B（4）B
10.（1）B（2）A（3）E

A3/A4 型题

1.（1）C（2）C（3）D
2.（1）E（2）C（3）B（4）D（5）B
3.（1）E（2）C
4.（1）A（2）D（3）C（4）E（5）E
5.（1）D（2）D（3）B（4）D（5）D
6.（1）E（2）B（3）E（4）D（5）D
7.（1）B（2）D（3）C（4）D（5）D
8.（1）E（2）C

【解析】

A1/A2 型题

1. 卡臂尖起固位作用。

2. 铸造全冠的边缘应是 0.5mm 的无角肩台。

3. 金属基托的厚度是 0.5mm，金属基托边缘的厚度应为 1mm。

4. 需要增加基牙情形有：基牙冠根比不良；根外形结构不良；基牙倾斜；牙槽骨高度降低。

8. 单端桥的适应证为：缺牙间隙小，𬌗力不大，基牙牙根粗大，牙周健康，有足够的支持力。

9. 此种情况下不宜设计固定桥修复。

18. 藻酸盐印模材料存在凝溢和渗润现象，室温放置或浸泡在水中都会发生变形，正确的处理方法是用潮湿的纸巾包裹于塑料袋中密封。

24. 主承托区的骨组织上覆盖着高度角化的复层扁平上皮，其下有致密的黏膜下层附着，故能承受咀嚼压力。

25. 制作嵌体的材料应使用机械性能优良的金属材料和耐磨性能较好的瓷材料与复合树脂。自凝塑料耐磨性能差，不宜用作嵌体修复的材料。

27. 轴面最大周径线在嵌体中不存在，只存在于全冠的预备中。

32. 邻沟深 1mm，由龈端向切端逐渐变浅，与唇面切 2/3 平行，位置在邻面应该尽量靠颊侧。

36. 模型石膏的固化是半水石膏向二水石膏晶体转变的过程。调和速度过快，则会产生过多的结晶中心，使晶体的生长相互挤压，产生膨胀；同时由于晶核数多，晶体细小，材料的强度也相应降低；另外过快的调拌还会带进气泡降低强度。

51. 采集病史时，应当查询最初出现症状的时间、确切的部位、生长速度以及最近是否突然加速生长。遇到可疑症状，应抓住不放，不要忽视病员的任何一个主诉。此外还应询问病员的年龄、职业和生活习惯。过去有无损伤史、炎症史、家族史以及接受过何种治疗等。

59. 简化口腔卫生指数（OHI－S）只检查 6 个位点。

61. 增加基牙数目后，来自桥体的𬌗力得以分散，相对减轻了各个基牙的负担。增加基牙的位置应在支持和固位力弱的一侧，尽量使两端基牙承受的𬌗力较为接近，并最好将单端固定桥改为双端固定桥。

62. 部分冠可作为牙位正常且间隙较小的固定桥的固位体。

64. 需使义齿固位体呈面支持式，因此多个基牙应合理分散。

66. 青少年恒牙根尖孔尚未发育完全，应先制作暂时冠，待根尖封闭后再行固定修复。

67. 牙隐裂综合征是一种𬌗创伤。下颌牙患牙隐裂综合征的概率最高，因为牙冠高度低并且向舌侧倾斜，导致非垂直咬合受力。银汞 MOD 充填导致的牙体缺损大大增大了牙裂开的可能。3/4 冠包住了牙尖，所以隐裂的可能较小。

82. 在一定的限度内，增加钉的数目会增加固位作用，但钉数目增加的同时会使牙本质发生裂纹的可能性增加，钉间牙本质量减少和修复体的强度降低，故原则上用尽可能少的固位钉获得最佳固位。

86. 对于进行性牙周病的患者，应先处理牙周炎症。如不正确使用牙矫正技术，可能加重牙周炎症。

87. 双端固定桥又称完全固定桥，其两端都有固位体，固位体与桥体之间的连接形式为固定连接。

88. 颞下颌关节侧位片可以了解关节凹、髁突的外形以及髁突与关节凹的位置关系。

95. 热凝义齿基托材料加热固化时，材料发生聚合放出热量，因此加热升温不能过快，温度不能太高，否则基托中会产生许多气泡。因此临床应用时应将充填好的型盒放入室温水浴中，缓慢加热至沸腾，维持一段时间。

96. 为保证修复效果，应尽量保证 1.5 ~ 2mm 的牙本质肩领。

111. 包埋材料包埋蜡型后，其熔蜡温度应在铸造金属液相线下 500℃左右，合金的液相线温度为 920℃时，其熔蜡温度应在 420℃左右，它离石膏包埋料中石膏的分解温度（700℃）还有一段距离，因此应选用石膏包埋材料。

113. 藻酸盐印模材料中藻酸盐作为基质，它与交结剂（生石膏）反应生成海藻酸钙弹性体，赋予材料弹性。

114. 粘结固定桥牙体预备的固位形只起辅助固位作用。其主要依靠粘结力。

118. 开口度是指患者大张口时，上下中切牙切缘之间的距离。正常人的开口度为 3.7～4.5cm，低于该值表明有张口受限。开口型是指下颌自闭口到张大的整个过程中下颌运动的轨迹。正常的开口型下颌向下后方，左右无偏斜，正面观垂直向下。下颌最大侧方运动范围约为 12mm。

120. 接触设计的要点是：龈端与牙龈黏膜良好接触，无静压力，防止食物滞留；高度光滑，易清洁；生物相容性好；与邻牙协调。

121. 主诉是患者就诊的主要原因，也是患者要解决的主要问题，包括主要症状、部位及持续时间。

123. 在局部可摘义齿中设计间接固位体主要是起稳定作用。

124. 颌位关系记录是指用𬌗托来确定并记录在患者面下 1/3 的适宜高度和两侧髁突在下颌关节凹生理后位时的上下颌位置关系。当下颌髁突位于关节凹居中偏后，而周围组织不受限的生理后位时称正中关系位。有天然牙列的正常𬌗者，正中𬌗位位于正中关系位的前 1mm 范围内或两位一致。

130. MMA 是甲基丙烯酸甲酯，是牙托水的主要成分；HEMA 是甲基丙烯酸 β-羟乙酯，它是牙本质粘结剂中的一种成分；TEGDMA 是二甲基丙烯酸三甘醇酯，它是复合树脂、粘接材料中的稀释剂；Bis-GMA 是二甲基丙烯酸双酚 A 缩水甘油酯，常作为复合树脂、粘接材料的基质；BPO 是过氧化苯甲酰，是室温化学固化材料中的引发剂。

132. Kennedy 分类的补充原则：最后部缺牙区决定分类。

135. 确定颌位关系时，如果患者误做了前伸咬合，而又未被及时发现，戴义齿时下颌回到正中咬合位置，就会出现下颌义齿后退现象。表

现为上下前牙水平开𬌗，垂直距离升高。如果仅有很小范围的后退，可适当调改有关的牙尖即可。若后退的范围较大，必须返工重做。

136. 塑料基托厚度一般约 2mm；铸造金属基托厚度约 0.5mm，边缘可厚至 1mm。

146. 咬合力与义齿的稳定有关。

148. 上颌磨牙的根管中，腭侧根管最长最粗，形态较规则，易于获得桩核冠所需的固位形与抗力形，并且易于获得共同就位道。

152. 半固定桥的应力缓冲作用现已受到质疑。当桥体受力时，两端基牙受力不如双端固定桥均匀；当基牙受力时，活动端连接的基牙也有可能出现应力集中的现象，所以 A 选项不准确。

153. 蜡制做蜡型过程中材料中会产生应力，由于应力不能立刻释放，放置过程中会缓慢释放导致蜡型变形，因此蜡制成蜡型后应冷却固定主要是为了防止应力松弛变形。

154. Kennedy 根据牙列缺损者缺牙间隙所在部位，结合可摘局部义齿鞍基与余留天然牙的关系，将牙列缺损分为四类。第一类：双侧缺隙位于余留牙的远中，即双侧远中游离缺失。第二类：单侧缺隙位于一侧余留牙的远中，即单侧远中游离缺失。第三类：缺隙位于牙弓一侧，缺隙前后均有余留牙，即单侧非游离缺失。第四类：单个越过中线的缺隙，位于所有余留牙的近中。

159. 牙周储备力又被称为牙周潜力，是指在正常咀嚼运动中，固定桥所承受的力几乎全部由基牙承担，即基牙要承担自身的力和分担桥体的力。基牙的这种承担额外力的能力是固定桥修复的生理基础。咀嚼食物力大约只为牙周组织所能支持力量的一半，而在牙周组织中尚储存有另一半的支持能力，即牙周储备力。

162. 由于根管治疗过程中对根尖周的局部刺激，多伴有根尖周炎症，因此桩冠修复应在根管治疗 1 周后进行为好。

169. 固定桥的基牙牙槽骨吸收不能超过根长的 1/3；必须选用牙槽骨吸收较多的牙作基牙时，应该增加基牙数。

170. 暂时粘固剂应该容易从基牙上去除，否则会影响最终修复体的准确就位和最终粘固效果。

177. 邻 V 洞应在𬌗面做成鸠尾，防止修复

体水平移动，鸠尾的形状大小根据𬌗面形态而定，要能起到扣锁的固位作用，又不削弱余留牙体组织的抗力形，其宽度应为前磨牙颊舌尖宽度的 1/2，磨牙颊舌尖宽度的 1/3。其过窄容易折断，过宽则牙尖易折裂。

186. 正常情况下牙周膜面积由大到小的顺序是上颌牙 6734512 及下颌牙 6734521，可作为基牙选择的参考。

195. 铸造金属全冠可用于各种牙体缺损的修复。金属全冠可通过连接体与桥体相连接，是固定桥与基牙形成一个功能整体，并使固定桥获得固位，因此 D 选项错误。

198. 义齿磨光面与水平力量有关，是使义齿保持稳定的表面。

211. 牙体修复是一种生物性治疗技术，修复的过程中必须考虑牙体及其支持组织的生物学特性，严格遵循保存治疗原则。

220. 造成铸造全冠就位困难的原因不包括间隙涂料涂得过厚。石膏代型磨损，修复体组织面会形成支点，影响就位；蜡型蠕变变形导致全冠变形也会影响就位；牙颈部肩台不整齐，铸造冠缘过长，可能在冠边缘形成支点，影响就位。间隙涂料涂得过厚可能会导致冠固位力差。

222. 粘固剂与被粘物体的结合力有机械嵌合力、范德华力、静电引力和化学结合力，产生这些结合力的必要条件是粘固剂能在被粘物表面铺展开（即浸润），否则它们之间不可能形成有效的结合。

226. 加压可使预成型体结合紧密并排除气泡，预成型体适当放大是为了补偿烧结时的收缩。

232. 解剖印模法：不采用肌功能整塑，用于对颌牙列；功能印模法：采用肌功能整塑，更真实地反映口腔组织情况，有较好的边缘伸展。

238. 癫痫发作可能导致义齿的误吞误咽。

242. 患者家庭成员有关类似疾病属于家族史。口腔专科病史：包括开始发病的时间、原因、发展进程以及曾接受过的检查和治疗。对牙缺失的患者还应了解缺失原因及时间。牙周病所造成的牙缺失的修复预后较差，因为其骨组织对义齿的支持能力较弱且吸收较快。

246. 如制备倒凹将使嵌体制作后无法取出。

249. 邻面板的作用是防止义齿脱位，增强义齿固位，防止食物存积，利于美观。

251. 基牙选择十分重要，应充分考虑基牙自身条件以及牙周组织健康状况。

255. 该类型义齿的后缘应位于磨牙后垫的 1/2 ~ 2/3。

257. 后腭杆应位于腭隆突之后，颤动线之前。

262. 液态金属经注道注入型腔，冷却凝固时发生收缩，导致铸件比实际的要小，影响修复体的精确性。铸造包埋料有一定的膨胀可补偿这种收缩。

276. 外伤性牙折伴牙周膜撕裂伤时若要行桩冠修复，根管治疗后应至少观察 1 周。

279. 高嵌体是指覆盖并高于𬌗面，用于恢复患牙咬合关系的嵌体类型。其固位主要靠钉洞固位，可用于后牙，也可用于前牙舌面，所以 C 是错误的。

286. 患者重度深覆𬌗，下颌运动以铰链开闭式为主，其侧方运动成分少，因此对此类患者需采用牙尖斜度大的解剖式牙，以利于提供对食物的切割功能。

288. 第一磨牙所受𬌗力最大，设计第二磨牙的单端固定桥，超越了基牙承受的限度，引起牙周组织炎症，基牙疼痛，此时必须拆除固定桥，重作修复设计。

293. 银汞与牙体组织无黏结性，因此如果牙尖折裂发生，一边的牙尖会折断。但是树脂与牙体组织有较强的黏结性，所以牙尖发生折裂时会把更多的牙体组织一起损伤，缺损会更大，折裂面到龈下的概率也会更高，因而更不利于修复。

294. 戴全口义齿后患者出现恶心的原因不包括咬合力过大。上颌义齿基托后缘过度伸展刺激软腭是导致恶心最常见的原因。义齿基托与组织不贴合，有唾液刺激黏膜；咬合不平衡，前伸𬌗干扰，义齿后端翘动刺激黏膜均可以引起恶心；垂直距离过高也会有恶心。恶心与咬合力大小无关。

296. 天然牙列存在时，上、下颌的关系依赖于上、下牙列尖窝交错的接触而得到保持。此时患者两侧髁突处于关节凹中的生理后位。若全

口义齿的垂直距离过低时，患者戴入义齿并咬合时，下颌髁突会明显向后上方移位

302. 此缺损不是龋坏。在尖牙咬合面上的龋坏发病率极小，并且牙体颜色无异常。酸性腐蚀不可能只有局部缺损。刷牙损伤一般不在咬合面，并不会在咬合面上产生半圆形的缺损，只会造成牙龈萎缩和楔缺。外伤损伤的缺损面一般不光滑。随年龄的增长与其他牙无异，可以推理出 3|3 的自然磨耗使原先的尖牙保护𬌗变成了组牙功能𬌗。所以只有 3|3 有较大的磨耗，而且缺损面光滑，颜色无异常，无疼痛都是自然磨耗的临床表现。

305. 咀嚼压力大导致咬合痛，检查时未发现黏膜有明显改变，可能是由于正中关系不正确等咬合因素使义齿摩擦造成的，而不是由于义齿基托组织面局部压迫造成的，因此需要进行适当的选磨调𬌗，而不能用局部缓冲的方法解决。

313. 21|12 缺失，3|3 作基牙，缺牙的牙周膜面积总和大于基牙的牙周膜面积之和，此时必须增加基牙数量。但临床实践证明，如果牙弓较平，而尖牙的牙根长大，牙周组织健康，3|3 作为 21|12 缺失的固定桥修复基牙是可行的。因此，在临床上作固定桥设计时，除了对基牙与缺失牙的牙周膜面积进行计算外，还必须根据缺牙区间隙大小、缺牙部位、牙弓形态、咬合关系和基牙的健康状况等具体条件加以综合分析，来确定基牙数目。

315. 儿童牙齿容易移动，但一般仅向近中移动或倾斜。牙体局部缺失会导致食物嵌塞并影响正常牙体清洁，所以龋发病率会增大。

316. 患者为年轻人，应尽量选择固定修复。1 残根位于龈下 2mm，直接桩核冠修复将无法形成足够的牙本质肩领，修复远期效果不理想。因此将残根根管治疗后，用正畸方法将残根牵引至平齐龈缘或者龈缘以上，可以获得更稳定的冠根比，同时可以提供更美观的正常的牙冠长度。

324. 第一磨牙受力大，因此单端桥设计是禁忌的。

326. 固定义齿桥体刚性不够时会产生桥挠曲反应。

327. 对于重度伸长且没有对颌牙的第三磨牙，可以考虑拔除。

336. 有些嵌体覆盖并高于𬌗面，用以恢复患牙咬合关系者被称为高嵌体。按嵌体覆盖牙面的不同分为：①单面嵌体：如𬌗面嵌体、颊面嵌体、邻𬌗面嵌体等。②双面嵌体：如近中𬌗嵌体、远中𬌗嵌体、颊𬌗嵌体、舌𬌗嵌体等。③多面嵌体：如邻𬌗舌嵌体、颊𬌗舌嵌体等。

337. 牙体缺损的影响：可出现牙髓组织充血、炎性变甚至变性坏死。牙体缺损累及邻面，会破坏正常的邻接关系，引起食物嵌塞，从而导致局部牙周组织炎症。患牙和邻牙可发生倾斜移位，影响正常咬合关系，形成创伤𬌗。牙体缺损可直接对功能、美观、发音和心理状态等产生影响。

338. 刃状边缘缺点是边缘位置难确定。斜面边缘仅限于金属材料。凹槽和深凹槽的边缘设计可能形成无基釉边缘。直角肩台边缘磨牙多。带斜坡肩台的边缘磨牙多且向根端延伸。

339. （1）藻酸盐类：印模表面清晰度和尺寸稳定性较差，质量不佳。（2）琼脂类：表面清晰度好、亲水、价格低廉。但尺寸稳定性差，组成成分 80% 以上为水，在空气下很快脱水变形。（3）硅橡胶类：①缩合型硅橡胶，又称 C 型硅橡胶，表面清晰度良好，尺寸稳定性一般。②加成型硅橡胶，又称 A 型硅橡胶，是目前临床使用最广泛的一种橡胶类印模材料。表面清晰度及尺寸稳定性优异。（4）聚醚橡胶类：表面清晰度和尺寸稳定性均优异。

340. 粘结力的大小受以下因素影响：①粘结力与粘结面积成正比。在同样情况下，粘结面积大，粘结力就强。②粘结力与粘固剂的厚度成反比。③粘固剂的稠度应适当，过稀过稠都影响粘结力。特殊处理如粘结面喷砂可增加修复体粘结力。

B1 型题

3. 固定桥粘固后短期内出现咬合疼痛，多为早接触点引起创伤性牙周膜炎，经过调𬌗处理，疼痛会很快消失。固定桥粘固后使用一段时间出现咬合疼痛，应检查牙齿松动度，并拍摄 X 线片，确定是否是创伤性牙周炎或是根尖周炎。

5. 卡环臂进入倒凹一般为 0.5 ~ 0.75mm，铸造卡环一般安放在倒凹区的深度为 0.25 ~ 0.5mm，𬌗支托厚度一般为 1 ~ 1.5mm，塑料基托一般要求厚度为 2mm，金属基托要求厚度为 0.5mm。

8. Ⅰ型观测线近缺牙区的倒凹区小，非倒凹区大，而远缺牙区的倒凹区大，非倒凹区小。Ⅱ型观测线与Ⅰ型观测线相反，近缺牙区的倒凹区大，而非倒凹区小。Ⅲ型观测线在近缺牙区或远离缺牙区均离𬌗面近，离龈方远，故倒凹区均大，非倒凹区均小。

A3/A4 型题

2. 支承线指起支点作用的𬌗支托连线，不存在长短与否的问题。联合卡环为铸造法制作而成。

4. 唇颊沟加深术和牙槽嵴重建术可以增高牙槽嵴，从而达到较好的修复效果。松软牙槽嵴的产生多由于长期使用不合适的义齿，解决方法可考虑手术切除松软牙槽嵴后重新修复。

5. 若患者诉大张口或下颌左右晃动时义齿脱落，检查时喙突有压痛，则是由于上颌义齿后部颊侧基托太厚，影响喙突运动。

8.（1）三臂卡环：多用于牙冠外形好，无明显倾斜的基牙。对半卡环：用于前后有缺隙、孤立的前磨牙或磨牙上。连续卡环：多用于牙周夹板，放置在两个以上的余留牙上。当患者口腔前庭的深度不足时或基牙下存在软组织倒凹时不宜使用 RPI 卡环组，可应用 RPA 卡环组。

（2）回力卡环：常用于后牙游离端缺失的末端基牙（前磨牙）。间隙卡环：是用于非缺隙侧单个基牙上的三臂卡环。连续卡环：多用于牙周夹板，放置在两个以上的余留牙上。杆型卡环：适用于后牙游离缺失的末端基牙。

第十八章　口腔颌面医学影像诊断学

【答案】

A1/A2 型题

1. E　2. C　3. A　4. A　5. B　6. D　7. C
8. B　9. C　10. E　11. B　12. C　13. B　14. C
15. A　16. B　17. D　18. D　19. E　20. D　21. D

B1 型题

1.（1）D（2）B（3）A

【解析】

A1/A2 型题

1. 慢性根尖周炎诊断时，必须伴有根尖周骨质吸收形成，即 X 线片表现为根周低密度透射影。X 线检查为确诊的依据。

2. 根分叉病变依病变程度分级如下。① Ⅰ度：从牙周袋内能探到根分叉的外形，但不能水平探入分叉内，X 线片上看不到改变。② Ⅱ度：根分叉区的骨质吸收仅限于颊或舌侧，但未相通，X 线片显示此区仅有牙周膜增宽，或骨质密度降低。③ Ⅲ度：病变波及整个根分叉区，根尖牙槽骨全部吸收，探针可通过，但仍有牙龈覆盖，X 线片可见该区骨质消失呈透射影。④ Ⅳ度：根间骨隔完全破坏，且牙龈退缩而使病变的根分叉区完全开放而能直视，X 线片所见与Ⅲ度相似。

3. 急性唾液腺炎、流行性腮腺炎禁做唾液腺造影。

4. 牙骨质与牙本质在根尖片上无明显区别。

5. 新骨形成最早在 6 天即开始出现。4 周末时新骨即充满拔牙创，但要到 3 个月后才能完全形成骨组织。3~6 个月后 X 线片上可见到正常的骨结构。

6. 曲面断层片可以较好地观察下颌骨多发性骨折。

7. 根尖周肉芽肿的典型 X 线表现为早期根尖区牙周间隙增宽，病程长、肉芽肿大者则呈现根尖区界限清楚的圆形透射影像，周围有薄层阻射的硬密质骨白线，无密质骨白线。

8. 唾液腺良性肿瘤造影的特征性表现是导管移位，呈抱球状。是由于导管系统受压移位所致。

9. 下颌横断殆片显示下颌体和牙弓的横断面影像，常用于检查下颌骨体骨部有无膨胀、下颌骨体骨折移位以及观察下颌下腺导管阳性结石等，不能用于牙周炎检查。

10. 骨纤维异常增殖症是较具有特征的骨病变，其 X 线表现也有一定的特点，多为边界不甚清的毛玻璃状，有时与骨化纤维瘤难以鉴别，但与其他骨病变在 X 线表现上较易区分。

11. 根尖片分角线投照技术：①患者端坐，头部稳定；②放置胶片感光面于被检牙舌腭侧，竖放；③胶片在口内与被检牙冠相靠贴，但未与长轴平行，球管的放置（X 线片中心线）需倾斜一定角度，使其与牙长轴和胶片交角的分角线垂直。

12. 颞下颌关节侧斜位可显示关节凹、关节结节、髁突及关节间隙，常用于检查髁突骨折、脱位、先天畸形、肿瘤以及颞下颌关节疾病等，此片关节间隙变化能反映出关节盘的病变以及关节盘与髁突的关系。正常情况下，关节间隙宽约 2mm，上间隙较宽，后间隙次之，前间隙最窄。

13. 华特位片主要用来观察鼻窦、眼眶、颧骨和颧弓，亦可观察上颌骨。上颌骨骨折时了解骨折部位、上颌窦情况以及颧骨和颧弓有无伴发骨折，华特位是最佳选择，其余上颌前部殆片、许勒位片、颅底位片、曲面体层片等均不能对上颌骨骨折作出最好诊断。

14. 成釉细胞瘤在 X 线片上可表现出单房型、圆形或卵圆形，骨质膨胀，骨密质消失，邻牙被推移位或脱落。但最典型表现是呈多房型，房差悬殊，边缘呈切迹状，牙根呈锯齿状吸收。

15. 唾液腺造影技术用于检查涎腺的慢性炎症、肿瘤、涎瘘以及唾液腺周围组织病变是否已侵入腺体与导管，并决定病变位置和性质。就目前观点来说涎腺造影技术用于涎腺慢性炎症、涎瘘、舍格伦综合征最好。涎腺肿瘤用 B 超或 CT 检查与诊断更确切，对于急性炎症应视为禁忌证，因易引起感染扩散，同时造影操作会给患者增加痛苦。

16. 右侧下颌化脓性中央性颌骨骨髓炎，X 线片上出现骨质破坏表现约在发病后 2～4 周。一般在发病 2～4 周，进入慢性期，颌骨已有明显破坏之后，X 线检查才有诊断价值。

17. 智齿拔除需从临床检查估计软组织阻力，从牙片估计硬组织阻力。

18. 慢性阻塞性腮腺炎主要是根据临床表现及腮腺造影来诊断。腮腺造影可见主导管、叶间、小叶间导管部分狭窄、部分扩张，呈腊肠样改变。

19. 中央性颌骨癌好发于下颌骨，特别是下颌磨牙区。患者早期无自觉症状，以后可以出现牙痛、局部疼痛，并相继出现下唇麻木，此时应及时行 X 线摄片检查。X 线片早期表现为病损局限于根尖区骨松质之内，呈不规则虫蚀状破坏；以后才破坏并浸润骨密质。

21. 牙釉质是机体中钙化程度最高和最坚硬的组织，X 线片显示的影像密度最高。牙本质围绕牙髓构成牙的主体，X 线影像密度较牙釉质稍低。牙骨质被覆于牙根表面，是一层很薄的组织，在 X 线片上所显示的密度与牙本质不易区别。牙髓腔内含牙髓软组织，X 线片上显示为密度低的影像。牙槽是上、下颌骨包绕牙根的突起部分，在 X 线片上显示的密度较牙低。

B1 型题

1. 下颌前部殆片用于观察下颌颏部有无骨折及炎症、肿瘤等病变引起的骨质变化。下颌横断殆片可显示下颌骨体及下牙弓的横断面影像，常用于观察下颌骨骨折时颊舌向移位情况、下颌下腺导管阳性结石等。下颌骨侧斜位片用于检查下颌骨体部、下颌支及髁突的病变。上颌骨骨折 X 线检查首选华特位片。曲面体层片可以观察颌骨骨折、畸形、肿瘤等多种病变，及时发现错颌潜在原因。

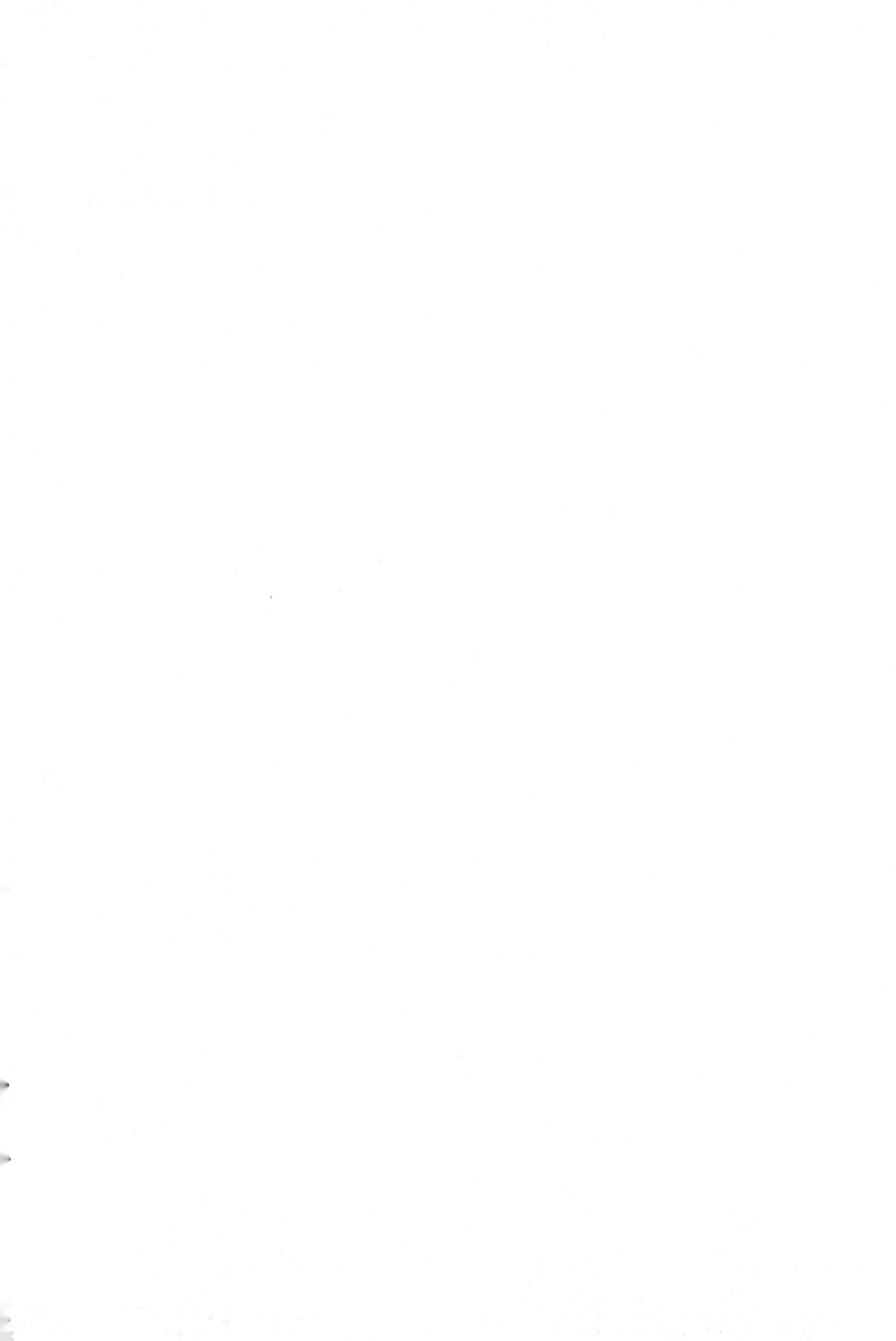